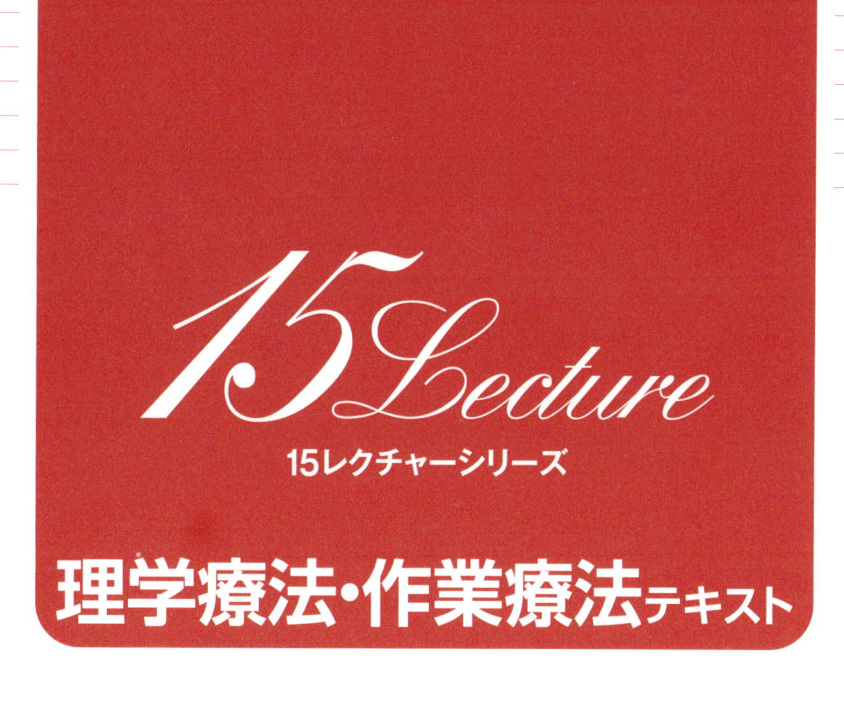

運動学実習

総編集
石川　朗
神戸大学生命・医学系保健学域
種村留美
神戸大学生命・医学系保健学域

責任編集
小島　悟
北海道医療大学リハビリテーション科学部理学療法学科
小林麻衣
晴陵リハビリテーション学院理学療法学科

中山書店

総編集——石川　朗　神戸大学生命・医学系保健学域
種村留美　神戸大学生命・医学系保健学域

編集委員（五十音順）——石川　朗　神戸大学生命・医学系保健学域
木村雅彦　杏林大学保健学部理学療法学科
小島　悟　北海道医療大学リハビリテーション科学部理学療法学科
小林麻衣　晴陵リハビリテーション学院理学療法学科
玉木　彰　兵庫医療大学大学院医療科学研究科病態運動学分野内部障害研究室

責任編集——小島　悟　北海道医療大学リハビリテーション科学部理学療法学科
小林麻衣　晴陵リハビリテーション学院理学療法学科

執筆（五十音順）——金子秀雄　国際医療福祉大学福岡保健医療学部理学療法学科
小島　悟　北海道医療大学リハビリテーション科学部理学療法学科
小林麻衣　晴陵リハビリテーション学院理学療法学科
佐藤香緒里　金城大学大学院総合リハビリテーション学研究科総合リハビリテーション学専攻
中村宅雄　北海道医療大学リハビリテーション科学部理学療法学科
中村充雄　札幌医科大学保健医療学部作業療法学科作業療法学第一講座
永井宏達　兵庫医療大学大学院医療科学研究科病態運動学分野神経障害領域
森沢知之　順天堂大学保健医療学部理学療法学科

15レクチャーシリーズ
理学療法・作業療法テキスト

刊行のことば

本15レクチャーシリーズは，医療専門職を目指す学生と，その学生に教授する教員に向けて企画された教科書である．

理学療法士，作業療法士，言語聴覚士，看護師などの医療専門職となるための教育システムには，養成期間として4年制と3年制課程，養成形態として大学，短期大学，専門学校が存在しており，混合型となっている．どのような教育システムにおいても，卒業時に一定水準の知識と技術を修得していることは不可欠であるが，それを実現するための環境や条件は必ずしも十分に整備されているとはいえない．

これらの現状をふまえて15レクチャーシリーズでは，医療専門職を目指す学生が授業で使用する本を，医学書ではなく教科書として明確に位置づけた．

学生諸君に対しては，各教科の基礎的な知識が，後に教授される応用的な知識へどのように関わっているのか理解しやすいよう，また臨床実習や医療専門職に就いた暁には，それらの知識と技術を活用し，さらに発展させていくことができるよう内容・構成を吟味した．一方，教員に対しては，オムニバスによる講義でも重複と漏れがないよう，さらに専門外の講義を担当する場合においても，一定水準以上の内容を教授できるように工夫を重ねた．

具体的に本書の特徴として，以下の点をあげる．

- 各教科の冒頭に，「学習主題」「学習目標」「学習項目」を明記したシラバスを掲載する．
- 1科目を90分15コマと想定し，90分の授業で効率的に質の高い学習ができるよう1コマの情報量を吟味する．
- 各レクチャーの冒頭に，「到達目標」「講義を理解するためのチェック項目とポイント」「講義終了後の確認事項」を記載する．

15レクチャーシリーズが，医療専門職を目指す学生とその学生たちに教授する教員に活用され，わが国における理学療法・作業療法の一層の発展にわずかながらでも寄与することができたら，このうえない喜びである．

2010年9月

総編集を代表して　石川　朗

15レクチャーシリーズ
理学療法・作業療法テキスト
運動学実習

序　文

『運動学』では，筋骨格系の構造・機能と関節運動，姿勢保持や歩行，運動学習，運動を継続するためのエネルギー供給機構から身体運動の仕組みを学習してきました．本書『運動学実習』では，これらの知識をもとに，実際の身体運動を分析することを通じて，その仕組みについてさらに理解を深めていくことが学習のねらいとなります．

各章のテーマは次のように構成しています．Lecture 1から7までは四肢，脊柱・体幹における体表解剖と関節運動を学習します．紙面の制約上，体表解剖は臨床場面で触診する機会が多い骨や筋の触診を中心にまとめています．Lecture 8と9では，身体運動を引き起こす力源である筋が発揮する力とそのはたらきについて学習します．Lecture 10と11では，さまざまな姿勢のなかで立位姿勢に焦点をあて，姿勢アライメントやその制御の仕組みについて学習します．Lecture 12から14までは日常生活における基本動作を取り上げ，力学の視点における動作分析手法を学習します．Lecture 15では，ヒトが運動を継続するために必要なエネルギー供給の仕組みと運動耐容能の評価方法を学習します．そして，巻末にはレポートの書き方とプレゼンテーションのしかたを解説しています．運動学実習の授業では，実習を行ったのちに結果をまとめてレポートを提出することがしばしば求められます．また，実習結果をまとめて他者に伝えるという手段においてはプレゼンテーションも有効です．授業のなかでレポート作成やプレゼンテーションをする機会がありましたら，是非参考にしてください．

各章は講義と実習からなっています．講義では，実習に臨むにあたって必要な事前知識をまとめています．実習内容の理解を深めるために，予めそれらの事項について十分に自己学習し，実習に臨むことをお勧めします．実習は，運動学での学習内容のうち基本的なものとし，各教育機関において学生が取り組みやすい実習課題を設定しています．

本書を通して，運動学で修得した知識の理解をさらに深め，理学療法士や作業療法士が得意とする対象者の動きを診ることへの興味・関心を高める一助となれば幸いです．

2016年7月

責任編集を代表して　小島　悟

15レクチャーシリーズ
理学療法・作業療法テキスト／運動学実習

目次

LECTURE 9 筋活動

11

REPORT& PRESENTATION

レポート，プレゼンテーション

15レクチャーシリーズ　理学療法・作業療法テキスト

運動学実習

シラバス

一般目標	『運動学』で修得した知識をもとに，体表からの視診・触診を通して，正常な関節構成体の構造と機能を確認する．また，さまざまな身体運動・動作を運動学的に分析することを通じて，身体運動・動作の特徴やその仕組み，さらには運動学的計測手法について理解することをねらいとする．なお，観察を中心とした動作分析ならびに病態に関する動作分析は『臨床運動学』でとりあげる．

回数	学習主題	学習目標	学習項目
1	下肢帯および下肢の機能解剖	下肢帯および下肢を構成する組織を体表からとらえる	骨・筋の触察
2	下肢帯および下肢の関節運動	講義 下肢における各関節運動の運動学的特徴を理解する 実習 下肢の関節運動における二関節筋の影響，股関節内旋可動域における大腿骨前捻角の影響，膝関節における終末強制回旋運動を確認する．足アーチを観察する	関節運動の観察，関節可動域に影響を及ぼす要因，足アーチの観察
3	上肢帯および上肢の機能解剖	上肢帯および上肢を構成する組織を体表からとらえる	骨・筋の触察
4	上肢帯および上肢の関節運動（1） ——肩甲帯・肩関節	講義 肩甲帯における各関節運動の運動学的特徴を理解する 実習 肩甲上腕リズムを計測する．肩関節内外旋角度を計測し，肩関節ポジションによる変化を確認する	関節運動の観察，関節可動域に影響を及ぼす要因，種々の日常生活動作に必要な上肢関節の可動域
5	上肢帯および上肢の関節運動（2） ——肘関節・前腕・手関節・手指	講義 肘関節・前腕・手関節・手指の運動における運動学的特徴を理解する．手の把持機能を理解する．手のアーチを理解する 実習 カパンジーの手の模型を作製する．手関節肢位の変化による握力発揮の違い，テノデーシスアクション（腱固定作用）による手関節角度の変化を確認する．対象物の形状に応じた把握時の手のかたちを分析する	手のアーチの観察，関節運動とその可動域に影響を及ぼす要因，種々の把持の観察
6	頭頸部・体幹の機能解剖	頭頸部ならびに体幹を構成する組織を体表からとらえる	骨・筋の触察
7	脊柱・体幹の関節運動	講義 脊柱・体幹における運動学的特徴を理解する 実習 座位における骨盤前後傾に伴う脊柱の動き，安静立位における骨盤の傾き，体幹前屈時および前屈位から安静立位までの体幹後屈時の骨盤の動き，立位での股関節屈曲時の骨盤の動きを確認する	脊柱の運動と可動域計測，脊柱の彎曲の観察
8	筋力	講義 関節トルクの概念を理解する．関節トルクに影響を及ぼす要因を理解する 実習 膝関節トルクを計測し，運動方向による違い，レバーアームによる違いを確認する．肘関節屈曲角度と肘関節屈曲トルクの関係を確認する．遠心性・等尺性・求心性収縮時の膝関節伸展トルクを計測し，筋の収縮特性を理解する．関節運動速度の違いが膝関節伸展トルクに及ぼす影響を確認する	関節トルクの概念と計測方法，関節トルクと関節角度・筋収縮様式・関節運動速度との関係

回数	学習主題	学習目標	学習項目
9	筋活動	講義 筋電図の概念を理解する．筋活動と発揮筋力の関係を理解する．筋電図の解析内容を理解する 実習 筋活動量と発揮筋力の関係，肢位の違いによる筋活動の変化（上肢・下肢）を確認する．立ち上がり動作における筋活動のタイミングを理解する	筋電図，基本的な筋電図の計測方法，筋活動と筋収縮の関係，身体動作時の筋活動計測
10	姿勢（1） ——静止姿勢	講義 人体の重心位置の算出方法を理解する．立位姿勢のアライメント評価方法を理解する．支持基底面と重心の関係からみた姿勢の安定性を理解する 実習 直接法と間接法を用いて身体重心を計測する．安静立位姿勢のアライメントを評価する．身体重心位置と支持基底面の関係（直立位からの体幹前傾姿勢）を確認する	身体重心の測定（直接法と間接法），安静立位姿勢のアライメント評価，立位姿勢の身体重心位置と支持基底面との関係
11	姿勢（2） ——姿勢制御	講義 重心動揺計の概念と検査項目を理解する．安静立位時の重心動揺と影響を及ぼす要因を理解する．種々の立ち直り・バランス反応を理解する 実習 感覚入力の違いによる立位時重心動揺の影響を確認する．立位で外乱を加えた際の立ち直り・バランス反応を観察する	重心動揺計，重心動揺計の計測方法，感覚入力と立位時重心動揺，立位姿勢における立ち直り・バランス反応の観察
12	生体力学	講義 動作時の重心の求め方とその速度，加速度を理解する 実習 立ち上がり動作における重心線と支持基底面の関係，スクワット動作の加速度と床反力の関係を確認する	身体動作時の重心および重心の加速度算出，身体動作時の床反力計測
13	動作分析	講義 動画を用いた動作分析方法を理解する．動画を用いた歩幅や速度，関節角度の求め方を理解する 実習 歩行速度が歩幅や下肢関節角度に及ぼす影響を確認する	ビデオカメラを用いた身体動作の分析
14	歩行	講義 機器を用いた歩行分析方法を理解する．正常歩行の運動学的特徴を理解する 実習 歩行の距離・時間因子を計測する．三次元動作解析装置，床反力計を用いて歩行分析を行う	歩行の時間・距離因子，下肢関節運動，床反力計測，下肢関節モーメント
15	呼吸と循環	講義 運動時の呼吸・循環応答を理解する．運動負荷試験の手法と運動耐容能の指標を理解する 実習 6分間歩行テスト，漸増シャトルウォーキングテスト，心肺運動負荷試験を実施する	エネルギー基質と供給機構，運動時の呼吸・循環応答，運動負荷試験

15 レクチャーシリーズ　理学療法・作業療法テキスト

運動学

シラバス

一般目標	運動学は身体運動の仕組みに関する学問であり，運動障害を治療対象とする理学療法士や作業療法士にとって，その理論的基盤をなす重要な基礎科目である．このテキストでは，正常な運動とその仕組みに関する基礎知識を身につけるために，①筋骨格系の構造・機能と関節運動との関係，②力学原理に基づく運動の記述と解釈，③日常生活動作の基本となる姿勢保持と歩行の特徴，④運動技能を獲得するうえでの運動学習の理論的枠組み，⑤運動を継続するためのエネルギー供給機構について学習する．

回数	学習主題	学習目標	学習項目
1	生体力学	身体運動の記述と解釈に必要な力学の基礎知識を理解する	運動学（キネマティクス）と運動力学（キネティクス），並進運動と回転運動，力と力の合成・分解，力のモーメント，身体のてこ
2	運動器の構造と機能	可動関節の分類と関節運動の種類を理解する．筋の基本構造と機能を理解する	可動関節の分類，骨運動と関節包内運動，運動軸と運動面，骨格筋の構造，筋収縮機序，筋線維の種類，運動単位，筋の収縮様式とはたらき
3	肩複合体の運動学	肩複合体の構造と関節運動を理解する．肩複合体の関節運動における靱帯および筋の作用を理解する	肩複合体の構造，肩複合体の骨運動と関節包内運動，肩複合体の運動に関与する筋
4	肘関節・前腕の運動学	肘関節・前腕の構造と関節運動を理解する．肘関節・前腕の関節運動における靱帯および筋の作用を理解する	肘関節・前腕の構造，肘関節・前腕の骨運動と関節包内運動，肘関節・前腕の運動に関与する筋
5	手関節・手指の運動学	手関節・手指の構造と関節運動を理解する．手関節・手指の関節運動における靱帯および筋の作用を理解する．手のアーチを理解する	手関節・手指の構造，手関節・手指の骨運動と関節包内運動，手関節・手指の運動に関与する筋，手のアーチ
6	股関節の運動学	股関節の構造と関節運動を理解する．股関節の関節運動における靱帯および筋の作用を理解する	股関節の構造，股関節の骨運動と関節包内運動，股関節の運動に関与する筋
7	膝関節の運動学	膝関節の構造と関節運動を理解する．膝関節の関節運動における靱帯および筋の作用を理解する	膝関節の構造，膝関節の骨運動と関節包内運動，膝関節の運動に関与する筋
8	足関節・足部の運動学	足関節・足部の構造と関節運動を理解する．足関節・足部の関節運動における靱帯および筋の作用を理解する．足部のアーチとその役割を理解する	足関節・足部の構造，足関節・足部の骨運動と関節包内運動，足関節と足部の運動に関与する筋，足部のアーチ
9	脊柱・体幹の運動学Ⅰ	脊柱の構造と運動を理解する．頸椎の構造，頸部の運動と関与する筋の作用を理解する	脊柱の構造，脊柱の運動，頸椎の構造，頸部の骨運動と関節包内運動，頸部の運動に関与する筋
10	脊柱・体幹の運動学Ⅱ	胸郭の構造と運動，および胸郭の運動に関与する筋の作用を理解する．腰椎の構造，腰部の運動と関与する筋の作用を理解する	胸郭の構造，胸郭の運動と，胸郭の運動に関与する筋，腰椎の構造，腰部の骨運動と関節包内運動，腰部の運動に関与する筋
11	顔面と頭部の運動学	顎関節の構造と関節運動を理解する．顎関節の関節運動における筋の作用を理解する．顔面の表情に関わる筋の作用を理解する	顎関節の構造，顎関節の骨運動と関節包内運動，顎関節の運動に関与する筋，表情筋
12	姿勢	姿勢と姿勢制御に関連する用語を理解する．物体の力学的安定性を理解する．立位姿勢保持ならびに立位姿勢制御の仕組みを理解する	姿勢と姿勢制御，重心と支持基底面，安静立位姿勢とその保持，外乱動揺時の姿勢制御，姿勢制御における感覚機構，予測的姿勢制御
13	歩行	正常歩行の基本的特性を，運動学，運動力学，運動生理学的視点から理解する	歩行周期，距離・時間因子，身体重心移動，下肢関節運動，床反力と足底圧中心，筋活動，エネルギー消費
14	運動学習	運動学習の基本概念を理解する．運動学習の成果を左右する要因を理解する．運動学習の成果を測定する方法を理解する	運動学習の定義，3つの記憶システム，運動の学習段階，練習，学習の転移，動機づけ，フィードバック，パフォーマンスと運動技能
15	運動のためのエネルギー供給機構	アデノシン三リン酸（ATP）を再合成する仕組みを理解する．酸素を骨格筋に搬送する仕組みを理解する．運動時の呼吸・循環反応を理解する	エネルギー基質と代謝経路，酸素を搬送する仕組み，運動時の呼吸・循環反応

15 レクチャーシリーズ　理学療法・作業療法テキスト

臨床運動学

シラバス

一般目標	臨床運動学は臨床における運動学に関する学問であり，動作能力回復を図っていく理学療法士や作業療法士においては，日常生活活動におけるさまざまな動作が遂行可能となるメカニズムや，その条件などを力学的観点から学ぶ専門科目である．このテキストでは動作のメカニズムを理解するための①運動力学・生体力学の基礎知識と動作への解釈，②正常動作の生体力学的メカニズムとその解釈，③疾患特有の姿勢・動作と病態・障害像との関係，④疾患・障害別歩行分析のチェックポイントについて学習する．これらの学習を通して主な疾患・障害の姿勢動作分析とその記述が行えることを学習目標としている．

回数	学習主題	学習目標	学習項目
1	姿勢・動作を理解するための運動力学	理学療法・作業療法における動作分析の位置づけを学ぶ．動作・運動を分析する目的を理解する．力学的知識と神経系のしくみを学ぶ	動作分析の位置づけ，重力，自由落下，運動の法則，随意運動や姿勢・動作を制御する神経系システム
2	運動力学の基礎（1）——姿勢の生体力学	力学的視点で姿勢・動作をとらえることができるよう，その礎となる生体力学について理解する	重心，重心線，支持基底面，重力，床反力作用点，張力，重心と支持基底面の関係，重心加速度と力の関係，歩行速度と床反力の関係
3	運動力学の基礎（2）——動作の生体力学		てこ，モーメント，力積，運動量，力学的エネルギー，回転
4	姿勢と保持	姿勢の名称，重心と支持基底面の関係を学ぶ．異常姿勢についても学ぶ	各姿勢の名称．姿勢ごとの重心と支持基底面の関係．異常姿勢とその特徴（異常姿勢による影響）
5	正常動作（1）——起き上がり動作，寝返り動作と床からの立ち上がり動作	各動作について，重心と支持基底面，重力などのデータを参考に理解する．さらに歩行について，下肢関節角度，床反力，床反力と関節中心の位置，関節モーメントなどを理解し，それぞれの動作が行える条件を理解する	起き上がり動作，寝返り動作，床からの立ち上がり動作
6	正常動作（2）——椅子からの立ち上がり動作，歩行		椅子からの立ち上がり動作，歩行，歩行周期，距離・時間因子，歩行時関節角度，関節モーメント，床反力，ロッカー機能，歩行速度，歩幅，歩行率
7	高齢者の姿勢・動作の特徴と分析	加齢による身体の変化を理解し，高齢者の姿勢・動作の特徴を理解し，動作分析と記述ができる	老化，廃用症候群，老年症候群，高齢者の運動機能，立位姿勢，起き上がり動作，立ち上がり動作，歩行
8	脳血管障害後片麻痺の姿勢・動作の特徴と分析	片麻痺の病態と障害像を理解し，片麻痺患者の姿勢・動作の特徴を理解し，動作分析と記述ができる	片麻痺の病態，障害像，寝返り動作～歩行，階段昇降，車椅子移乗，補装具の使用
9	半側無視を有する脳血管障害後片麻痺の姿勢・動作の特徴と分析	半側無視の病態とその症状を理解する．半側無視を有する片麻痺患者の姿勢・動作の特徴を理解し，動作分析と記述ができる	半側無視の病態・症状，座位姿勢，立位姿勢，日常生活活動，補装具の使用
10	対麻痺・四肢麻痺の姿勢・動作の特徴と分析	対麻痺・四肢麻痺の損傷レベル別障害像を理解する．対麻痺者の姿勢・動作の特徴を理解し，動作分析と記述ができる	対麻痺・四肢麻痺の病態と障害像，寝返り動作・起き上がり動作，座位姿勢，床上移動，車椅子への移乗動作，車椅子操作，不全麻痺の動作
11	パーキンソニズムの姿勢・動作の特徴と分析	パーキンソン病の病態と障害像を理解する．パーキンソニズムの姿勢・動作の特徴を理解し，動作分析と記述ができる．病期の進行による動作の特徴を理解する	寝返り動作，起き上がり動作，立ち上がり動作，立位姿勢，方向転換，狭路歩行，歩行時の特徴（すくみ足，小刻み歩行，突進現象），階段昇降
12	運動失調の姿勢・動作の特徴と分析	小脳性運動失調の病態と障害像を理解する．運動失調の姿勢・動作の特徴を理解し，動作分析と記述ができる	寝返り動作，起き上がり動作，座位姿勢，立ち上がり動作，四つ這い移動，立位姿勢，歩行（ワイドベース，酩酊歩行，反張膝），方向転換，階段昇降
13	脳性麻痺の姿勢・動作の特徴と分析	脳性麻痺の病態と障害像を理解する．痙直型，アテトーゼ型脳性麻痺の姿勢・動作の特徴を理解し，動作分析と記述ができる	背臥位，寝返り動作，起き上がり動作，立ち上がり動作，四つ這い移動，歩行
14	変形性股関節症・膝関節症の術前・術後の姿勢・動作の特徴と分析	変形性股関節症・膝関節症の病態と障害像を理解する．術前および術後の姿勢・動作の特徴を理解し，動作分析と記述ができる	術前・術後での特徴や違い，寝返り動作～歩行，階段昇降
15	下肢切断・義足使用の姿勢・動作の特徴と分析	下肢切断・義足使用の病態と障害像を理解する．姿勢・動作の特徴を理解し，動作分析と記述ができる	義足使用者の立ち上がり動作・応用的動作，歩行

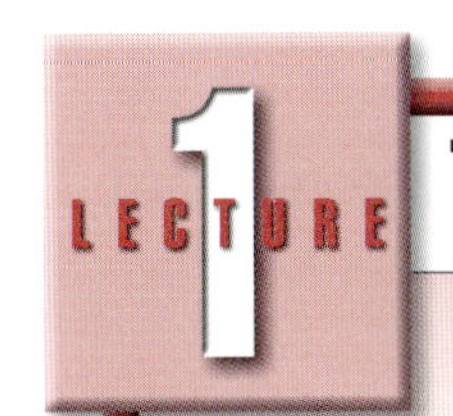

下肢帯および下肢の機能解剖

到達目標

・下肢帯および下肢を構成する組織のなかでランドマークとなる骨と表層の筋を触察し，その位置関係を理解する．
・下肢帯および下肢を構成する組織のなかでランドマークとなる骨と表層の筋を体表からとらえられるようになる．

この講義を理解するために

理学療法や作業療法における評価を適切かつ正確に実施するためには，骨や関節，筋などを正確に触察することが必要となります．この講義では下肢帯および下肢を構成する組織のうち，体表より触知可能な骨性ランドマーク，筋の触察方法を学びます．また，靱帯や血管についても触知可能な部位においては触察方法を学びます．

下肢帯および下肢の機能解剖を学ぶにあたり，以下の項目をあらかじめ確認・整理しておきましょう．

□ 骨のランドマークとなる部位の名称を確認する．
□ 筋の起始・停止について確認する．
□ 靱帯の付着部について確認する．

講義を終えて確認すること

□ 下肢帯および下肢の骨・筋の触察ができた．

講義

1. 骨性ランドマークとその触察

下肢帯および下肢の骨には，大腿骨，膝蓋骨，脛骨，腓骨，足根骨（距骨，踵骨，舟状骨，内側楔状骨，中間楔状骨，外側楔状骨，立方骨），中足骨，基節骨，中節骨，末節骨があり，体表より触察できる部位，評価として触察が必要な部位を以下にあげる．

1）大腿骨

大腿骨（femur）

（1）大転子

大腿外側より近位に向かって触察すると突起に触れ，そこが大転子である．股関節を内外旋させることで周囲の組織と区別がつけやすくなる．触察の際には被検者を背臥位とし，股関節を内旋させると大転子は前方へ移動し，外旋では後方へ移動するのが触知できる．

MEMO

ローザーネラトン線（Roser-Nelaton line）

股関節を45°屈曲位に保持した場合，上前腸骨棘と坐骨結節を結ぶ線をローザーネラトン線といい，その線上に大転子を確認することができる．通常の触察方法では判別しにくい場合，ローザーネラトン線を利用して触察をするとわかりやすい．

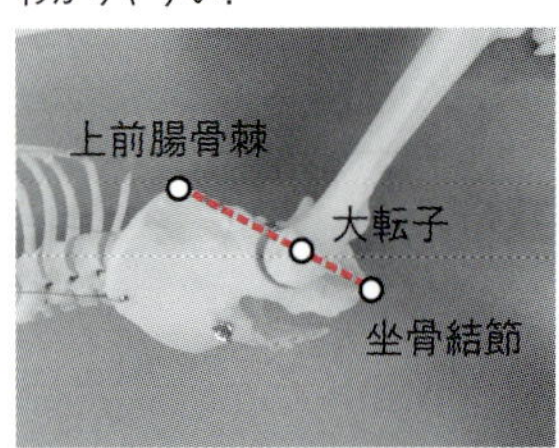

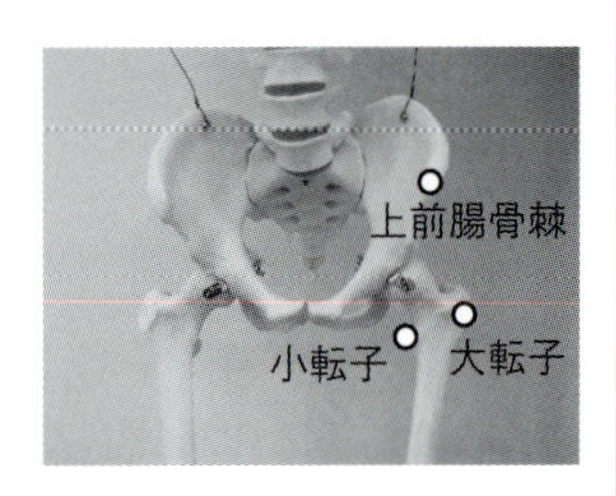

（2）大腿骨内側上顆

大腿骨内側上顆は，膝関節の大腿遠位内側の骨突出部である．触察は容易にすることができる．膝関節内側に手を当て，円を描くように圧迫を加えると掌に骨の突出を触察できる（**図1**）．大腿骨内側上顆は内側側副靱帯の付着部であり，膝関節の外反をすることで靱帯を触知できる部位でもある．

（3）大腿骨外側上顆

大腿骨外側上顆は，大腿遠位外側の骨突出部である．膝を屈曲位にすると触察しやすくなる（**図2**）．大腿骨外側上顆は外側側副靱帯が付着しているため，膝関節の内反で緊張する様子が触察できる．

2）膝関節

膝蓋骨（patella）

（1）膝蓋骨

膝蓋骨の触察は容易である．触察では膝関節を伸展位にする．膝蓋骨は遊離した種子骨であり，左右両方より挟み込むように膝蓋骨内外側に触れると触察しやすくなる（**図3**）．膝蓋骨の膝蓋靱帯付着部である膝蓋骨尖は，膝伸展位ではおおむね膝裂隙の高さと一致する．

（2）関節裂隙

膝関節を30〜45°程度屈曲位にて膝蓋骨下縁を触察し，そのまま外側へ指をずらすことで関節裂隙を触察することができる（**図4**）．大腿骨と脛骨のあいだの間隙であるが，実際には半月板や内外側側副靱帯があり触察が難しい．伸展位よりも屈曲位のほうが触察しやすい．

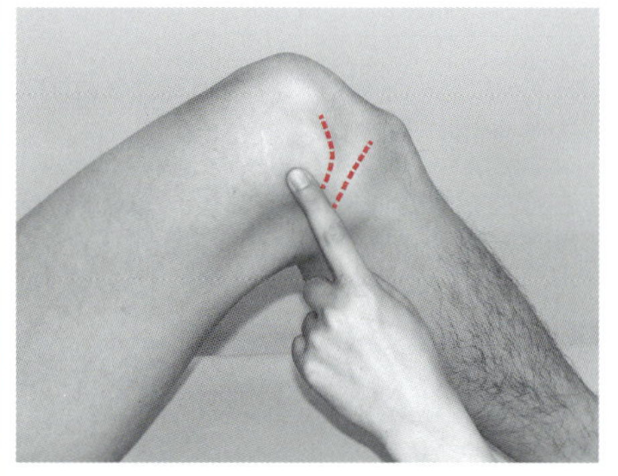

図1　大腿骨内側上顆

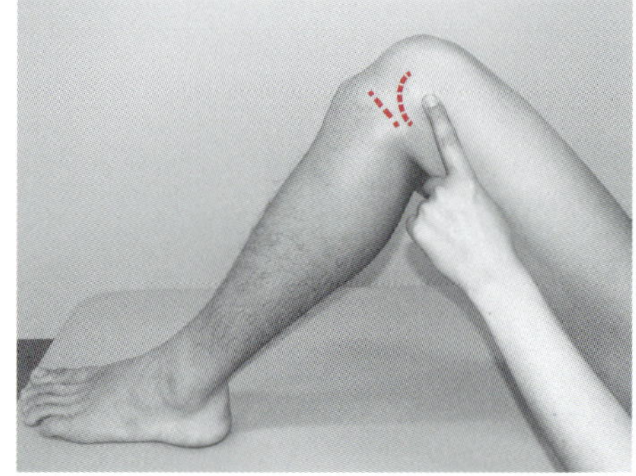

図2　大腿骨外側上顆

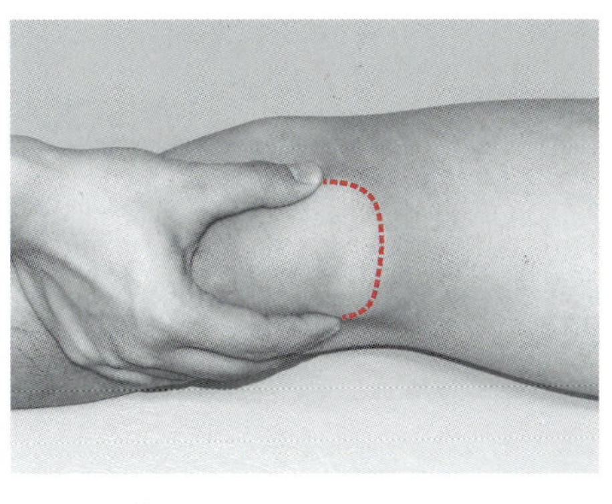

図 3　膝蓋骨

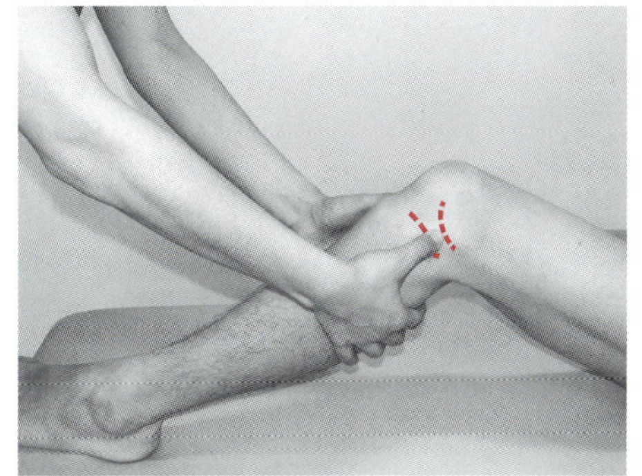

図 4　関節裂隙

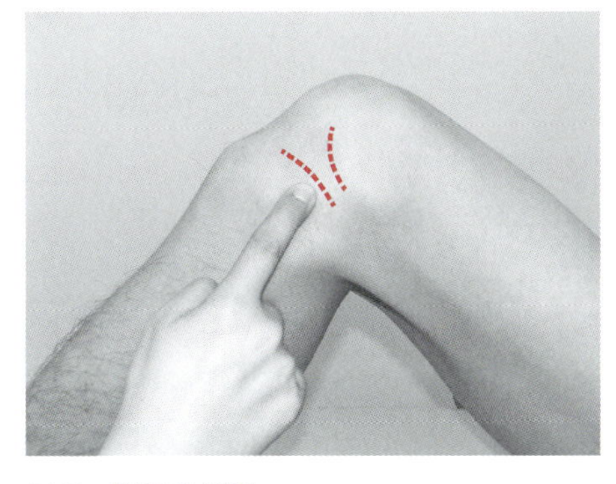

図 5　脛骨外側顆

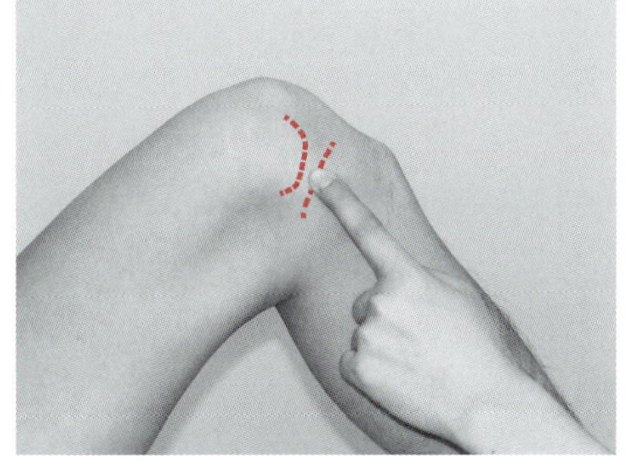

図 6　脛骨内側顆

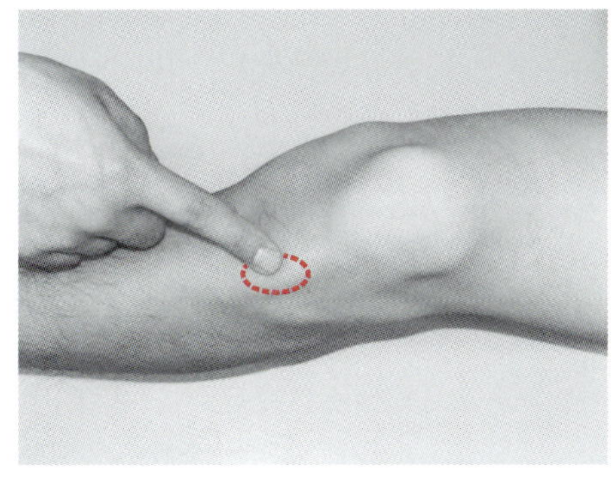

図 7　脛骨粗面

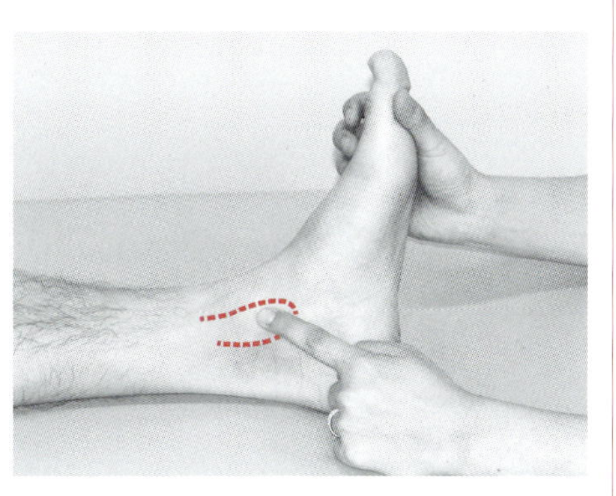

図 8　脛骨内果

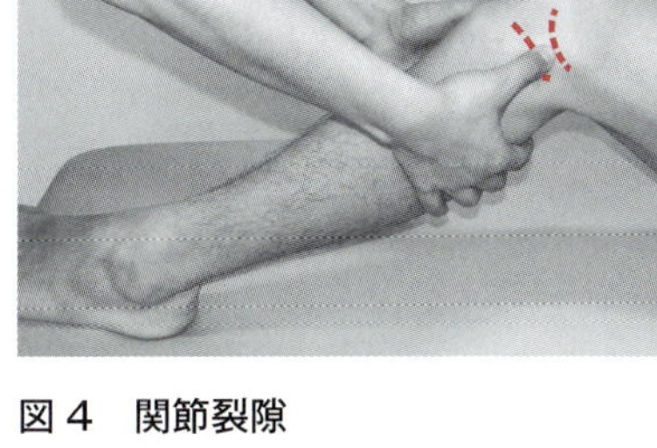

3）脛骨

脛骨（tibiae）

（1）脛骨外側顆

膝関節を屈曲 30～45° 程度で行う．膝裂隙を触察するように膝蓋骨下縁より外側へ指を滑らせる．裂隙より脛骨側へ指を滑らせると，後方へ続く平らな脛骨の関節面を触察でき，それが脛骨外側顆である（**図 5**）．指を滑らせる際に 1 横指程度で骨の突出が触知できるガーディー結節は，腸脛靱帯が付着する部位でもある．

MEMO
ガーディー（Gerdy）結節
脛骨にあるランドマークの一つで，腸脛靱帯の付着部である．

（2）脛骨内側顆

膝関節を屈曲 30～45° 程度で行う．膝裂隙を触察するように膝蓋骨下縁より内側へ指を滑らせる．裂隙より脛骨側へ指を滑らせると，平らな脛骨の関節面を触察でき，そこが脛骨内側顆である（**図 6**）．脛骨内側顆で触知しにくい部位があり，そこには内側側副靱帯が張っている．

（3）脛骨粗面

脛骨粗面は，膝蓋靱帯付着部であり，膝蓋靱帯を遠位にたどることで触知可能である（**図 7**）．比較的触知しやすい部位である．同部位は成長痛といわれているオスグッド病の圧痛部位でもある．

MEMO
オスグッド（Osgood Schlatter）病
大腿四頭筋の過度の収縮を繰り返すことにより膝蓋腱の脛骨付着部が慢性の機械的刺激を受けて発症し，運動時痛と付着部の膨隆が生じる[1]．

(4) 脛骨内果

触察の際には，脛骨の内側縁を遠位にたどり，最も突出した部位を探す．その部位が脛骨内果である（図8）．

4) 腓骨

(1) 腓骨頭

腓骨体外側縁を近位にたどると突出した部位が腓骨頭である（図9）．腓骨頭は大腿骨とは関節を形成しておらず，膝裂隙より1〜2横指遠位に位置している．外側側副靱帯の付着部でもあり，膝の内反で靱帯が緊張することが触知できる．

(2) 腓骨外果

触察の際には，腓骨の外側縁を遠位にたどり，最も突出した部位を探す．その部位が腓骨外果である（図10）．

5) 足根骨および足部の骨

(1) 踵骨隆起

踵骨隆起は，踵骨の最も突出した部位で下腿三頭筋の停止部でもある．アキレス腱を触知し，それを遠位にたどると踵骨の最突起部に当たり，そこが踵骨隆起である

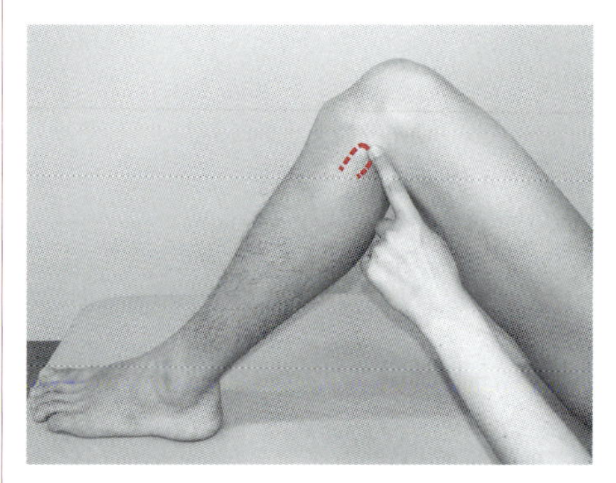

図9 腓骨頭

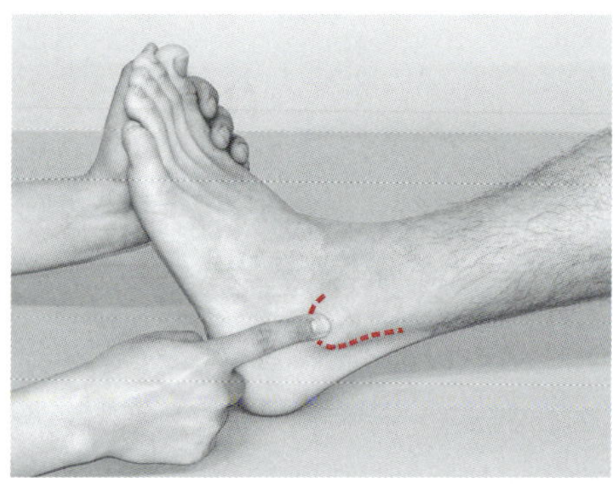

図10 腓骨外果

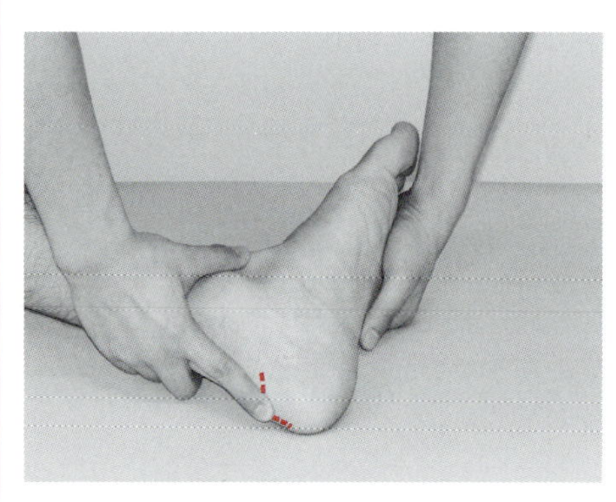

図11 踵骨隆起

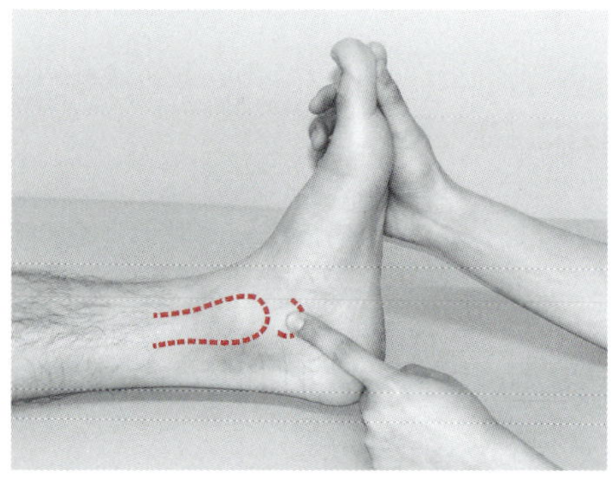

図12 載距突起

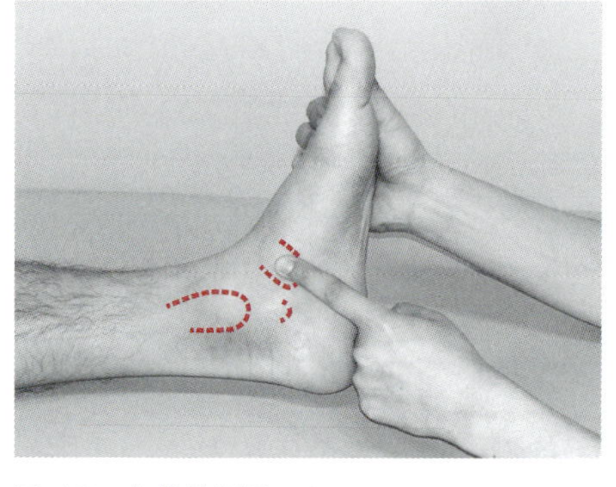

図13 舟状骨粗面

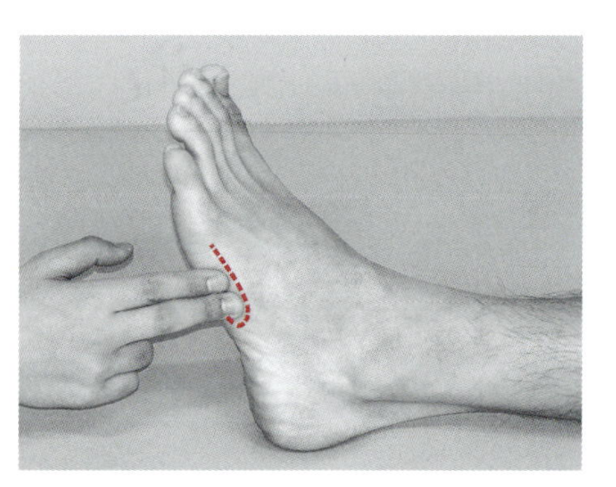

図14 第5中足骨底

MEMO

足部の構造

内側

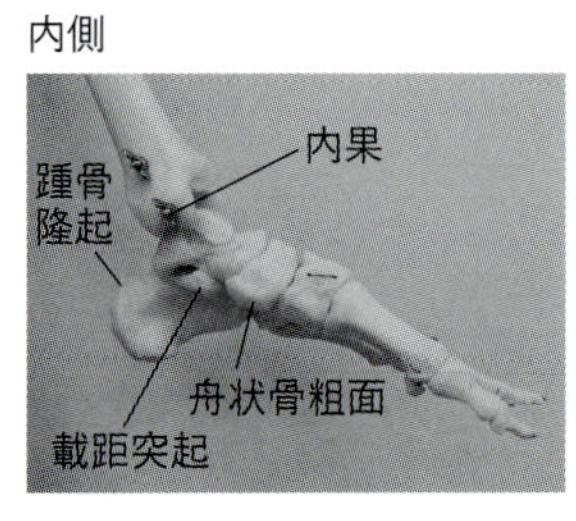

外側

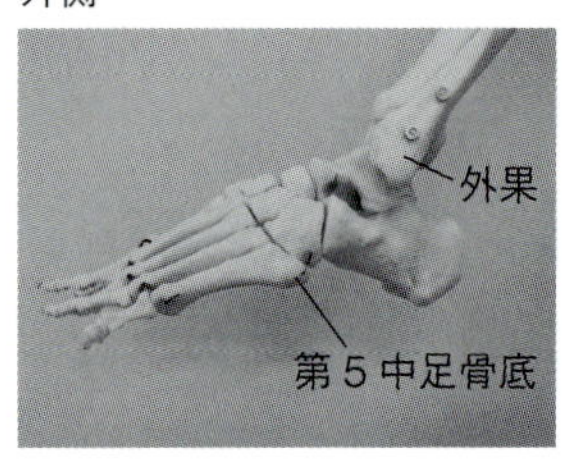

(**図 11**). 足関節を軽度背屈させると触察しやすくなる.

(2) 載距突起

載距突起は, 距骨下関節の踵骨側の関節面を構成する踵骨の突起であり, 触察の際には脛骨内果の約 1.5cm 下方で触れることができる (**図 12**).

(3) 舟状骨粗面

載距突起より約 1 横指程度前方のところで触れることができる舟状骨粗面には, 後脛骨筋が停止している (**図 13**).

(4) 第 5 中足骨底

短腓骨筋の停止部で, 触察は比較的容易である. 足部外側をたどると, 後下方へ突出する第 5 中足骨底を触察できる (**図 14**).

2. 筋の触察方法

股関節, 膝関節, 足関節, 足趾の運動に関する筋で, 体表より触察できる筋の触察方法を以下にあげる.

1) 股関節の運動にかかわる筋

(1) 縫工筋

縫工筋を触察する際には臥位もしくは座位となり, 股関節を屈曲・外転・外旋するように力を入れてもらい, 徒手抵抗を加えることで上前腸骨棘直下で筋に触れることができる (**図 15**).

(2) 大腿筋膜張筋

大腿筋膜張筋を触察する際には側臥位となり, 股関節を軽度屈曲・外転・内旋させ保持させる. 上前腸骨棘のやや外側に筋腹を触知できる (**図 16**).

(3) 大殿筋

大殿筋を触察する際は腹臥位となり, 膝関節を屈曲位とする. 膝を屈曲させることでハムストリングスの影響を取り除くことができるからである. 股関節を伸展するように指示し, 腸骨稜より起こる大殿筋を触察すると収縮する大殿筋を確認できる (**図 17**).

(4) 中殿筋

中殿筋を触察する際には側臥位となり, 膝関節伸展位, 股関節やや伸展位とし, その姿勢から外転運動を繰り返し行ってもらうと, 筋腹を触知することができる (**図 18**). 股関節を伸展位とする理由は, 大腿筋膜張筋の影響を除去するためである.

(5) 長内転筋, 恥骨筋

長内転筋を触察する際には背臥位となり, 股関節を軽度外転位とする. 手掌内に大腿直筋を包み込み, 指先を長内転筋へ向ける. 検査者は股関節を外転させ, 被検者に股関節の内転運動をするように指示する. 内転・外転を繰り返し, 長内転筋の緊張を変化させながら筋腹を触知する (**図 19**).

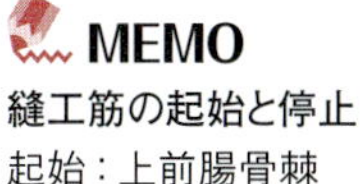

MEMO
縫工筋の起始と停止
起始：上前腸骨棘
停止：脛骨粗面内側 (薄筋, 半腱様筋と鵞足を形成)

MEMO
鵞足
鵞足は浅鵞足と深鵞足に分かれる. 浅鵞足は, 縫工筋, 薄筋, 半腱様筋の 3 筋の停止部で形成され, 深鵞足は半膜様筋で形成される. 脛骨の内側縁を触察しながら上方へと進めていくと 3 筋の停止部が触察できる. 最遠位から近位部に向けて, 半腱様筋, 薄筋, 縫工筋の順に腱組織に触れることができる.

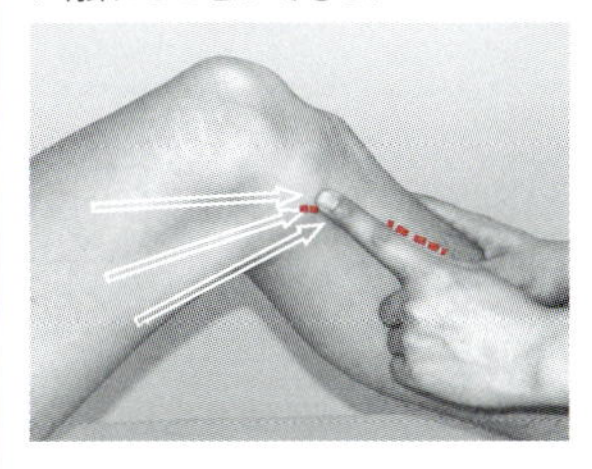

MEMO
大腿筋膜張筋の起始と停止
起始：上前腸骨棘
停止：腸脛靱帯を介してガーディー結節

MEMO
大殿筋の起始と停止
起始：腸骨稜, 仙骨, 尾骨, 後殿筋線
停止：殿筋粗面

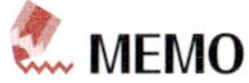

MEMO
中殿筋の起始と停止
起始：腸骨稜
停止：大転子

MEMO
長内転筋の起始と停止
起始：恥骨上枝
停止：大腿骨粗線内側唇

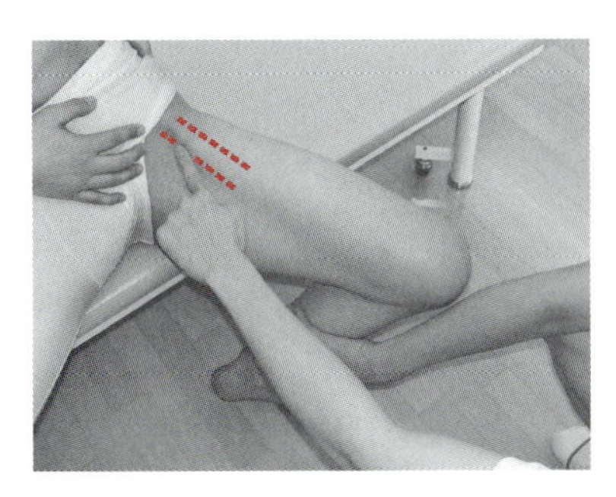

図 15　縫工筋

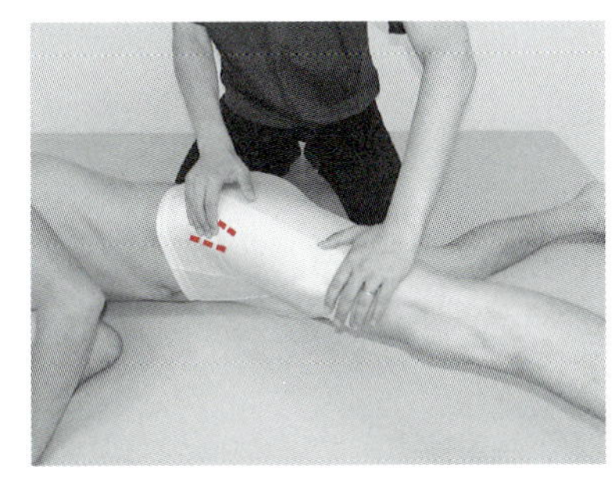

図 16　大腿筋膜張筋

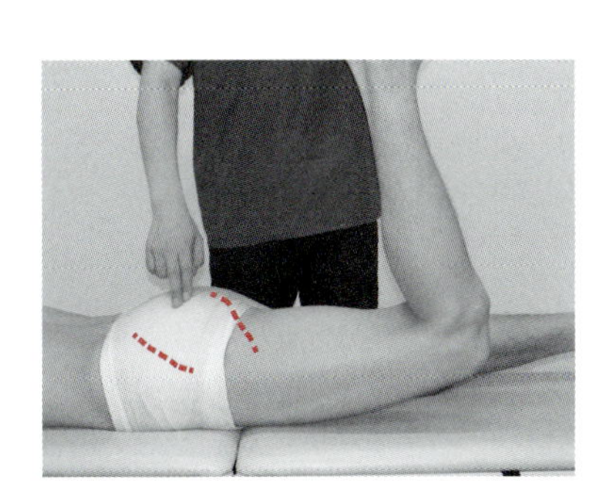

図 17　大殿筋

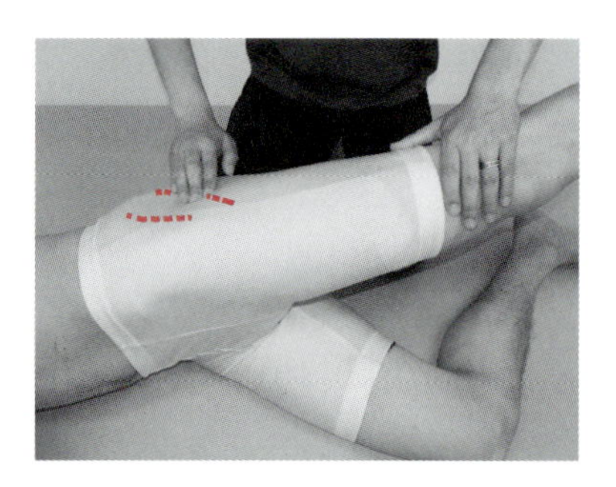

図 18　中殿筋

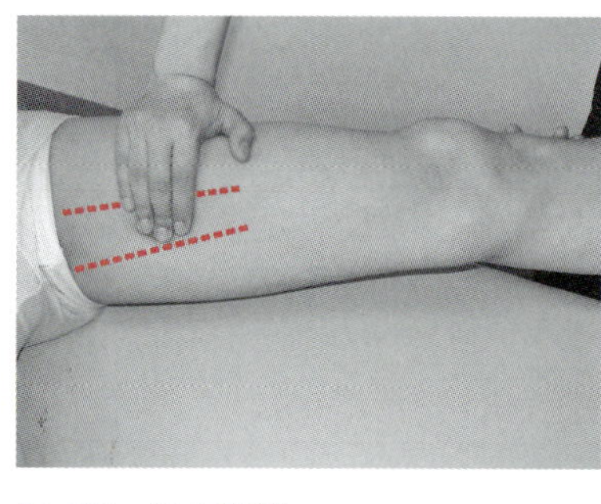

図 19　長内転筋

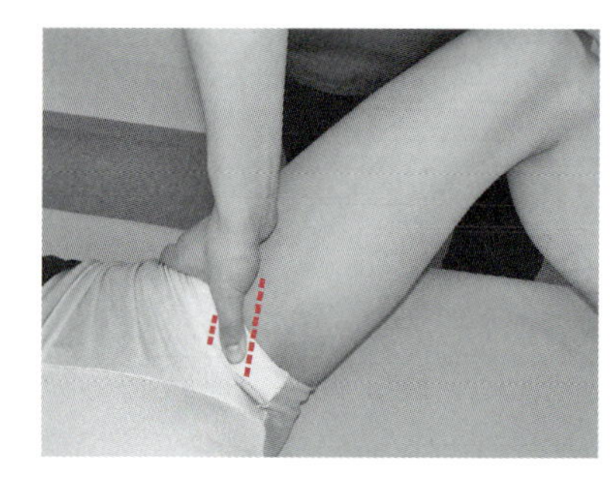

図 20　恥骨筋

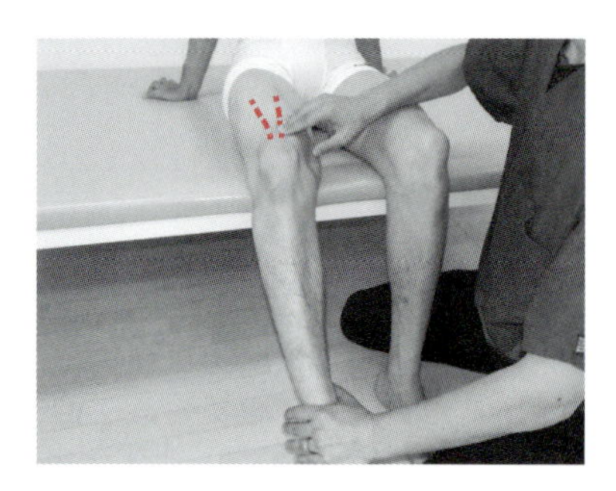

図 21　大腿直筋

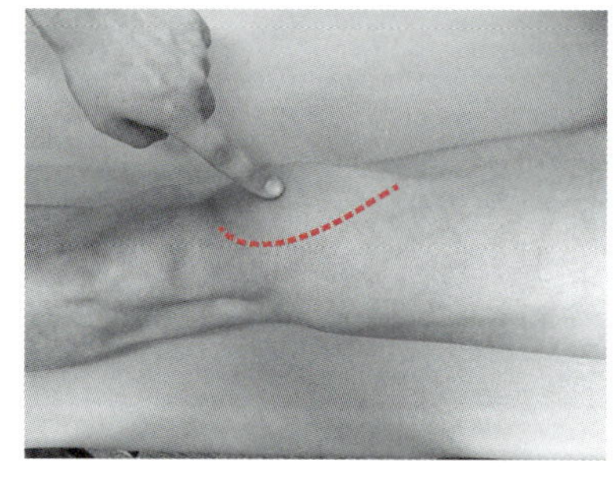

図 22　内側広筋

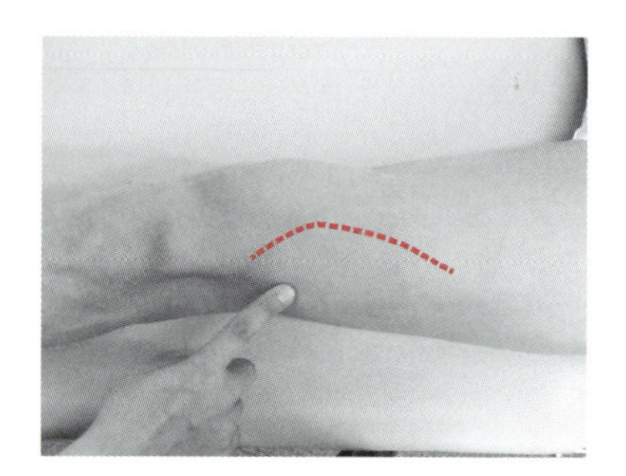

図 23　外側広筋

MEMO
恥骨筋の起始と停止
起始：恥骨櫛
停止：恥骨筋線

MEMO
大腿四頭筋の起始と停止
起始：〔大腿直筋〕下前腸骨棘，〔内側広筋〕粗線内側唇，〔外側広筋〕転子間線，粗線外側唇，〔中間広筋〕大腿骨前面
停止：脛骨粗面

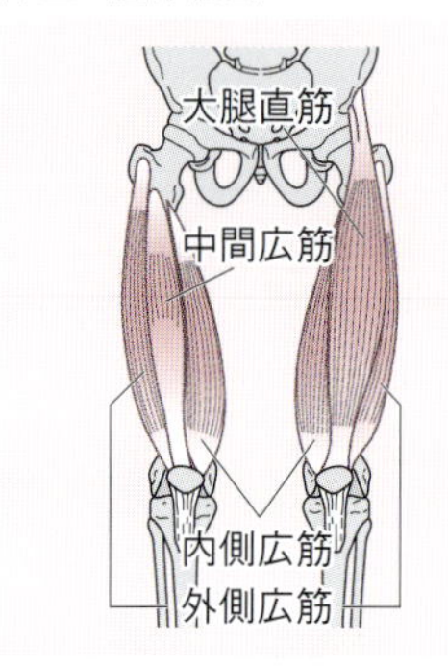

MEMO
大腿二頭筋の起始と停止
起始：〔長頭〕坐骨結節，〔短頭〕大腿骨粗線外側唇
停止：腓骨頭

恥骨筋の触察では臥位とし，最初に股関節を大きく外転させ，長内転筋を確認する．恥骨結合から上前腸骨棘にある鼠径靱帯を確認し，鼠径靱帯中央部から遠位へ走行する大腿動脈の拍動を触知する．大腿動脈と長内転筋のあいだに指を進め恥骨筋を触知する（図 20）．

2）膝関節の運動にかかわる筋

(1) 大腿四頭筋

大腿直筋，内側広筋，外側広筋，中間広筋は，大腿四頭筋と総称される．

大腿直筋の触察は，座位を開始肢位とし，下腿を下垂する．被検者に膝を伸展するように指示をし，検査者は抵抗を加える．膝蓋骨近位内側で内側広筋を触察し，そこから外側へ向けて指をずらすと硬い腱線維を感じる．大腿直筋の筋腹を触知する（図 21）．近位では膝を伸展運動させることで，下前腸骨棘部に緊張を感じることができる．

内側広筋の触察では膝伸展位とする．指を膝蓋骨上縁内側に当て，膝伸展運動を繰り返し実施するように指示することで，内側広筋の筋収縮を感じることができる（図 22）．

外側広筋では，内側広筋と同様の肢位とする．外側広筋の表層に腸脛靱帯が張っており，靱帯の緊張で触察しにくくなるため，股関節屈曲位（長座位）とすると触察しやすくなる．膝蓋骨上縁外側部よりやや近位部に指を当て，膝の伸展運動を指示することで，外側広筋の筋収縮を感じることができる（図 23）．

中間広筋は，大腿直筋の直下深層に位置し触察しにくい部位である．

(2) 大腿二頭筋

触察の際は腹臥位とし，膝関節屈曲を指示する．膝関節伸展方向へ抵抗をかけることで，腓骨頭近位部に腱の浮き上がりを確認できる．この浮き上がった腱が大腿二頭筋腱である．そのまま近位へ触察し，坐骨結節まで確認する（図 24）．

大腿二頭筋短頭は大腿二頭筋の長頭と区別するため，股関節を伸展位とすることで長頭の影響を少なくすることができる．膝関節屈曲位で伸展方向に抵抗を加えることで，腓骨頭より大腿骨外側に沿って指を滑らせると，大腿二頭筋短頭の筋緊張を感じることができる．

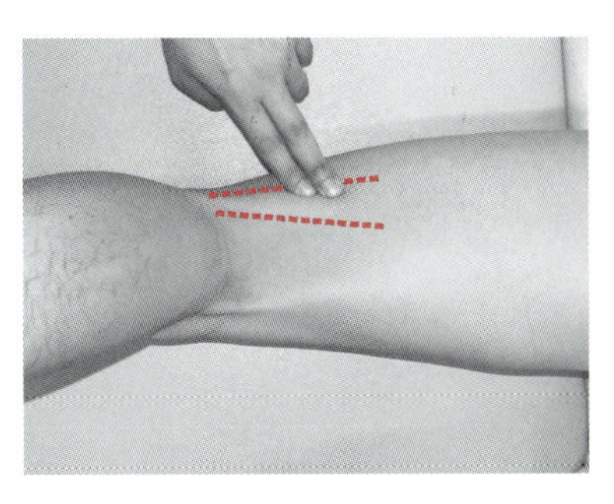

図24　大腿二頭筋

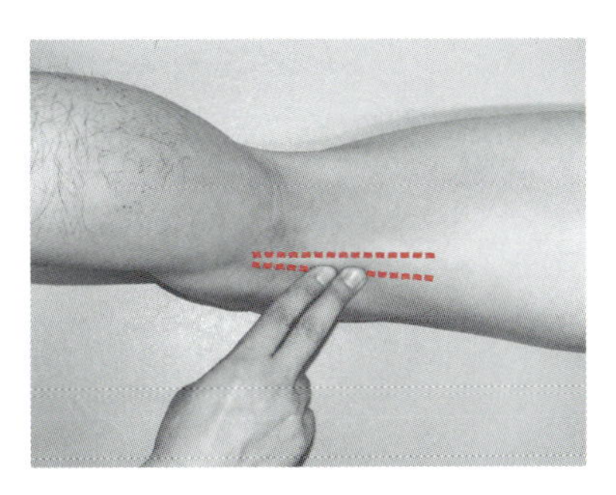

図25　半腱様筋

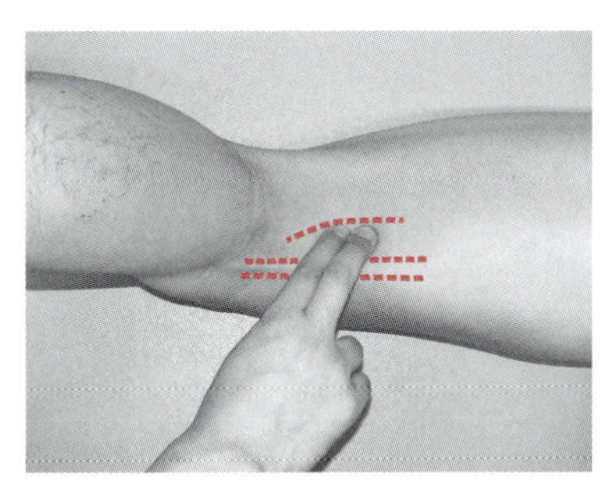

図26　半膜様筋

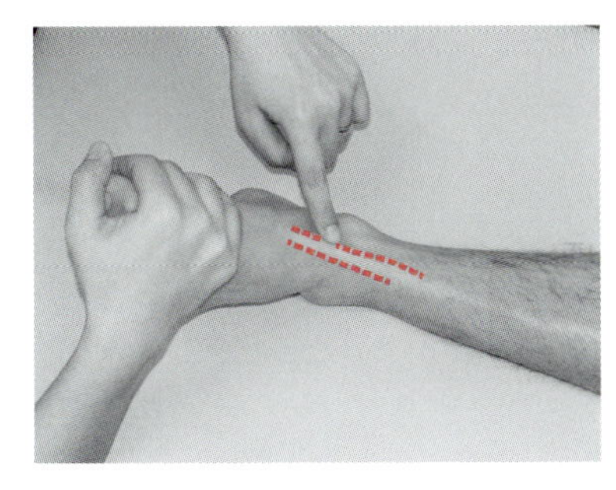

図27　前脛骨筋

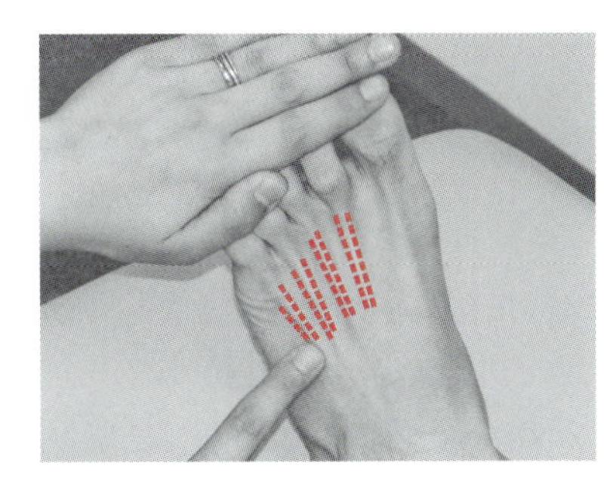

図28　長趾伸筋

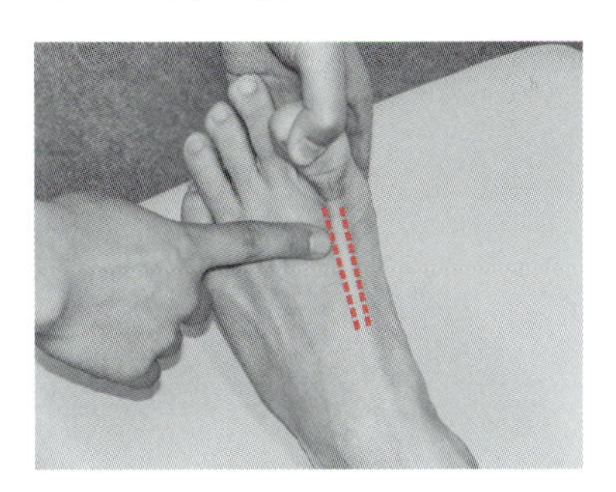

図29　長母趾伸筋

（3）半腱様筋，半膜様筋

半腱様筋および半膜様筋の触察の際には，腹臥位となり膝関節を屈曲するよう指示する．検査者は伸展方向へ抵抗をかけることで膝内側部に腱の浮き上がりを確認できる．浮き上がってきた腱が半腱様筋である（**図25**）．半膜様筋の触察は半腱様筋と同様に行う．半膜様筋は半腱様筋腱のやや内側に筋収縮を感じることができる（**図26**）．

3）足関節および足趾の運動にかかわる筋

（1）前脛骨筋

前脛骨筋を触察する際には，足関節を背屈させるように指示する．検査者は底屈方向に抵抗を加える．これによって足関節前面に前脛骨筋の腱が浮き上がる（**図27**）．抵抗を加える際，長趾伸筋の影響を避けるため，抵抗は近位部でかけるとよい．

（2）長趾伸筋

長趾伸筋を触察する場合は，おおむね前脛骨筋と同じである．被検者に足趾を伸展するよう指示し，検査者は足趾に抵抗を加え，長趾伸筋の腱線維が浮き上がることで触察可能である（**図28**）．

（3）長母趾伸筋

長母趾伸筋を触察する際は，被検者に母趾を伸展するよう指示し，検査者は母趾に抵抗を加えることで，長母趾伸筋腱の浮き上がりを確認する（**図29**）．浮き上がった長母趾伸筋腱を近位にたどり，腓骨外側縁近傍の筋腹まで触察を進める．

（4）下腿三頭筋

腓腹筋，ヒラメ筋からなる下腿三頭筋の触察の際には腹臥位とする．腓腹筋の触察は，足関節を底屈位で固定し，膝関節屈曲を指示すると，腓腹筋の内側頭と外側頭の筋腹を観察することができる（**図30**）．

ヒラメ筋の触察は，二関節筋である腓腹筋の影響を排除するため膝関節屈曲位を開始肢位とし，足関節を底屈するように指示する．その際，腓腹筋の緊張が入っていないことを確認する．腓腹筋内側頭，外側頭のあいだよりヒラメ筋の筋収縮を感じることができる．また，腓腹筋の両側でもヒラメ筋の筋収縮を感じることができる．

MEMO
半腱様筋，半膜様筋の起始と停止
起始：坐骨結節
停止：脛骨粗面内側（鵞足を形成）

MEMO
前脛骨筋の起始と停止
起始：脛骨外側面，下腿筋膜
停止：第1中足骨，内側楔状骨

MEMO
長趾伸筋の起始と停止
起始：脛骨外側顆
停止：第2〜5趾の中節骨と末節骨

MEMO
長母趾伸筋の起始と停止
起始：腓骨内側面
停止：母趾末節骨

MEMO
下腿三頭筋（腓腹筋，ヒラメ筋）の起始と停止
起始：〔腓腹筋〕大腿骨内側顆，外側顆，〔ヒラメ筋〕脛骨ヒラメ筋線
停止：踵骨隆起

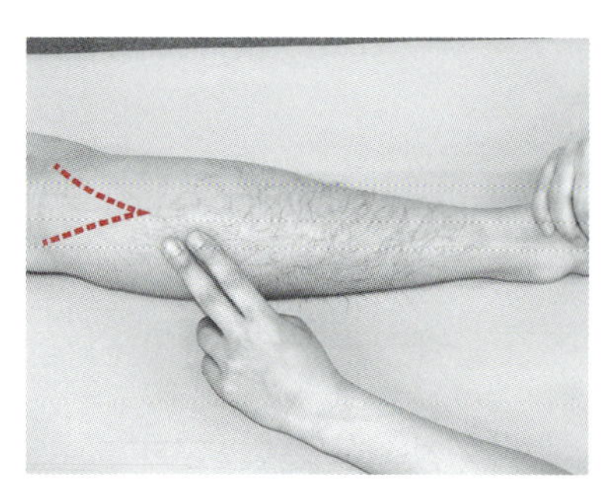
図 30　腓腹筋

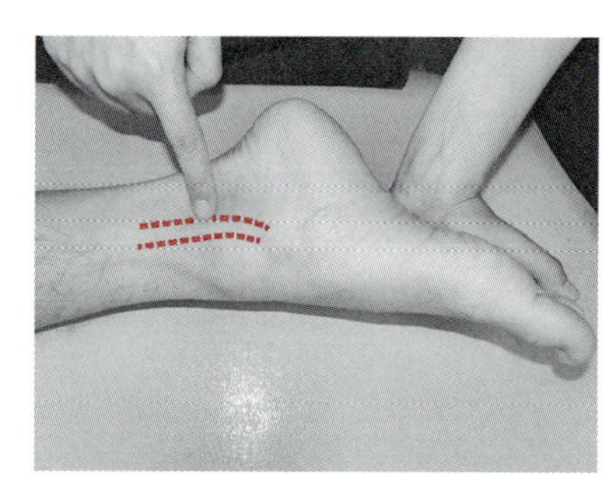
図 31　後脛骨筋

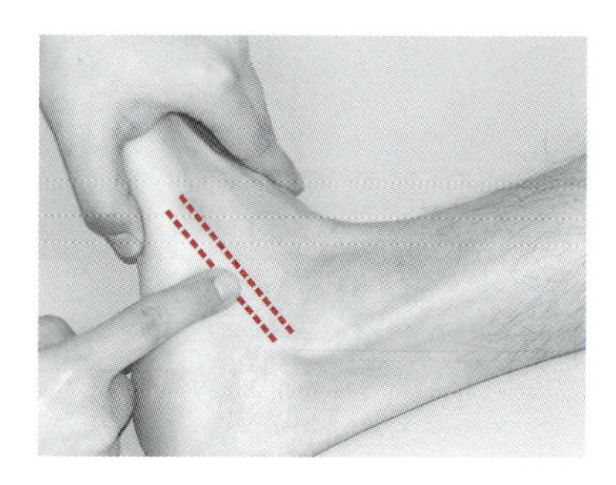
図 32　短腓骨筋

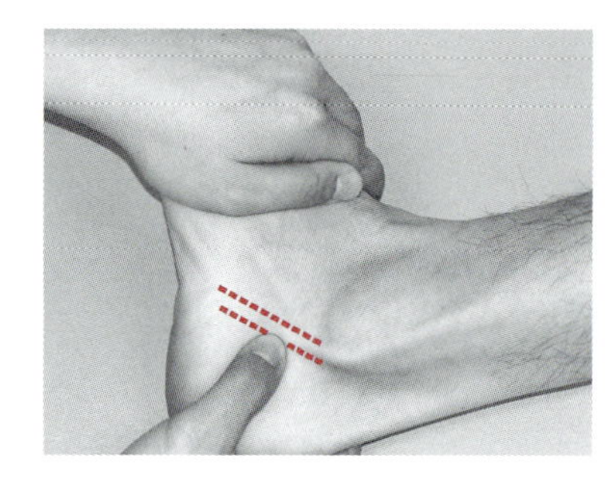
図 33　長腓骨筋

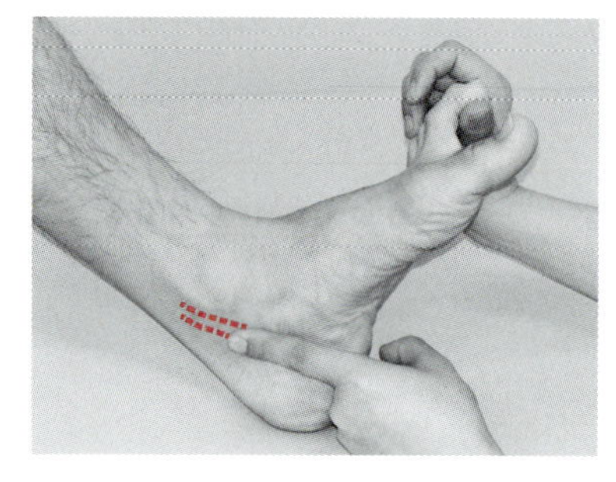
図 34　長趾屈筋

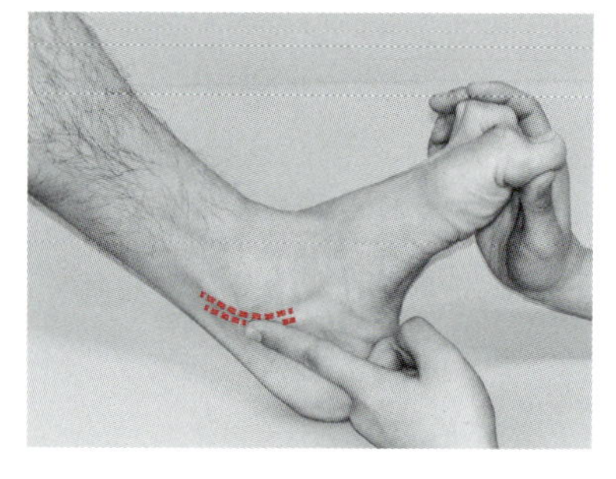
図 35　長母趾屈筋

MEMO
後脛骨筋の起始と停止
起始：下腿骨間膜
停止：舟状骨粗面，内側/外側/中間楔状骨

MEMO
短腓骨筋，長腓骨筋の起始と停止
起始：腓骨頭，腓骨外側面
停止：〔短腓骨筋〕第 5 中足骨粗面，〔長腓骨筋〕第 1 中足骨粗面，内側楔状骨

MEMO
長趾屈筋の起始と停止
起始：脛骨後面
停止：第 2～5 趾末節骨

MEMO
長母趾屈筋の起始と停止
起始：腓骨後面下 2/3
停止：母趾末節骨底

(5) 後脛骨筋

後脛骨筋を触察する際には，足関節を内がえしさせる．検査者は外がえし方向へ抵抗をかけながら，脛骨内果部から舟状骨粗面にかけて指を置く．筋収縮によって後脛骨筋の腱を感じることができる（**図 31**）．腱の緊張をたどりながら下腿の筋腹の収縮を感じることができる．

(6) 短腓骨筋，長腓骨筋

短腓骨筋および長腓骨筋の触察の際には，足部を外がえしするように指示する．内がえし方向へ抵抗を加えることで，足部外側に 2 筋の腱が触察できる．2 本の腱のうち，第 5 中足骨底に停止する短腓骨筋が遠位で触察でき（**図 32**），近位で長腓骨筋が触察できる（**図 33**）．

(7) 長趾屈筋，長母趾屈筋

長趾屈筋および長母趾屈筋の触察は，足関節レベルでは足関節背屈位，足趾を伸展させることで 2 筋の腱の緊張を触知することができる．その肢位より，母趾のみを屈曲させるよう指示をすると長母趾屈筋の収縮を感じ（**図 34**），4 趾を屈曲させるよう指示をすると長趾屈筋の収縮を感じることができる（**図 35**）．

■引用文献

1）寺山和雄ほか（監修）．標準整形外科．第 7 版．東京：医学書院；1999.

■参考文献

1）越智淳三．解剖学アトラス．第 3 版．東京：文光堂；1998.
2）森　於菟ほか．分担解剖学 第 1 巻．改訂第 11 版．東京：金原出版；1998.
3）伊藤　隆．解剖学講義．東京：南山堂；2004.
4）三井但夫ほか．新版岡島解剖学．東京：杏林書院；2002.
5）中村隆一ほか．基礎運動学．第 6 版．東京：医歯薬出版；2006.
6）Kapandji IA．カパンジー 関節の生理学　I 上肢．東京：医歯薬出版；2001.
7）Moen MH, et al. Risk factors and prognostic indicators for medial tibial stress syndrome. *Scand J Med Sci Sports* 2012；22（1）：34-39.

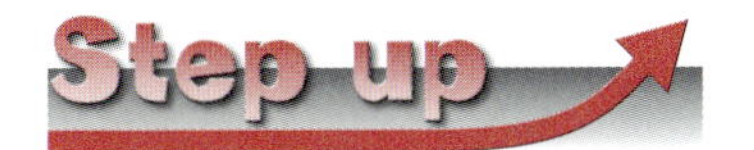

その他の組織の触察方法

1）靱帯

骨や筋肉以外の組織として，靱帯についても下肢帯および下肢で触知可能な部分の触察方法を説明する．

（1）外側側副靱帯

外側側副靱帯は，大腿骨外側上顆より腓骨頭に停止する円錐状の靱帯である．触察の際には大腿骨外側上顆と腓骨頭を触知し，そのあいだに指を当てる（図 1）．他動的に膝関節を内反させることで靱帯が緊張する様子が確認できる．

（2）内側側副靱帯

内側側副靱帯は，大腿骨内側上顆より脛骨内側顆へ停止する幅広の膜状靱帯である．外側側副靱帯と違い，内側側副靱帯は内側半月と結合している．触察の際は，膝関節を外反・外旋させることで靱帯が緊張する様子が確認できる（図 2）．

（3）前距腓靱帯

前距腓靱帯は足関節外側靱帯の一つで，足関節捻挫で損傷しやすい靱帯である．触察の際には足関節をやや底屈とし，腓骨外果の前縁を触る．その後足関節を内がえしの方向へ運動させ，靱帯を緊張させることで触知可能となる（図 3）．靱帯の緊張を触知できない場合は，靱帯の損傷を疑う．

（4）踵腓靱帯

踵腓靱帯は足関節外側靱帯の一つである．腓骨外果から踵骨への靱帯であるため，腓骨外果遠位端を触察する．踵部を回外させ，靱帯を緊張させることで触知可能である．踵腓靱帯はやや後下方へ走行しているため，腓骨外果よりやや後方へ指を滑らせながら触察を進めるとわかりやすい（図 4）．

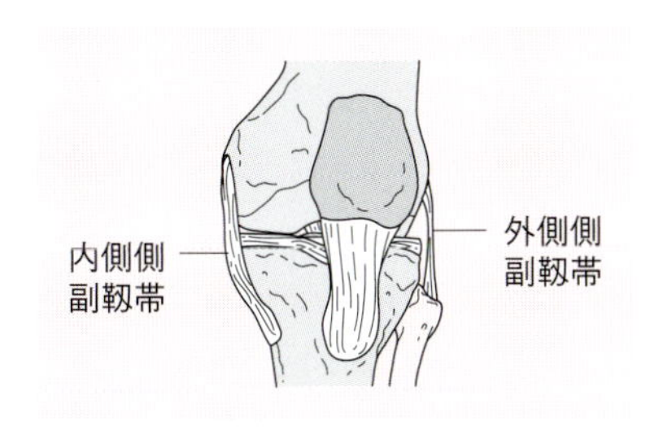

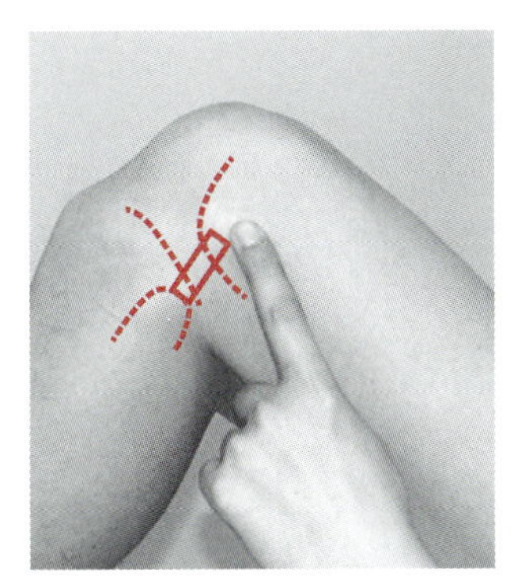

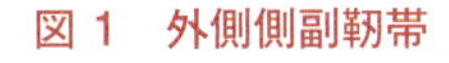
図 1　外側側副靱帯

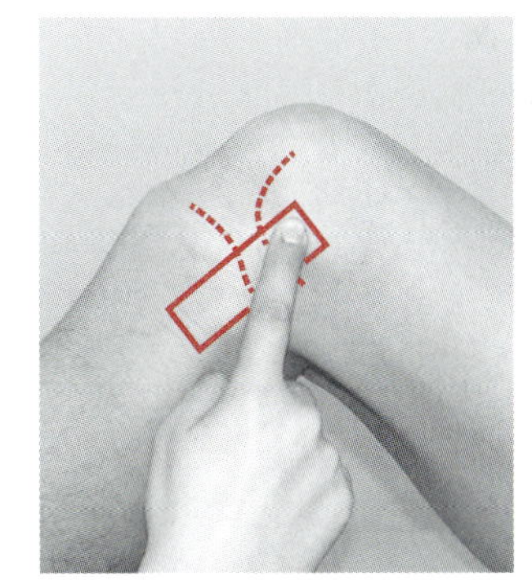

図 2　内側側副靱帯

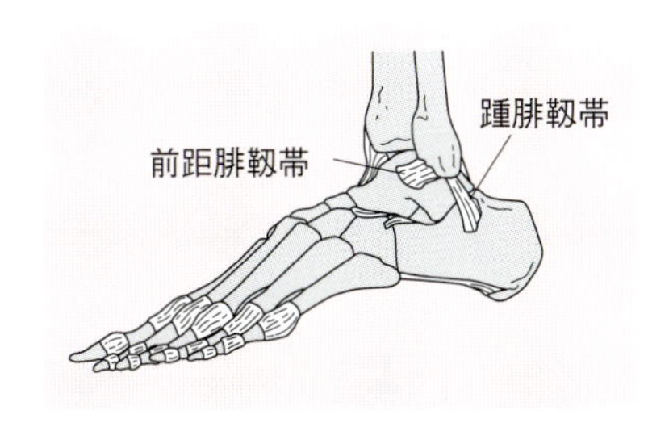

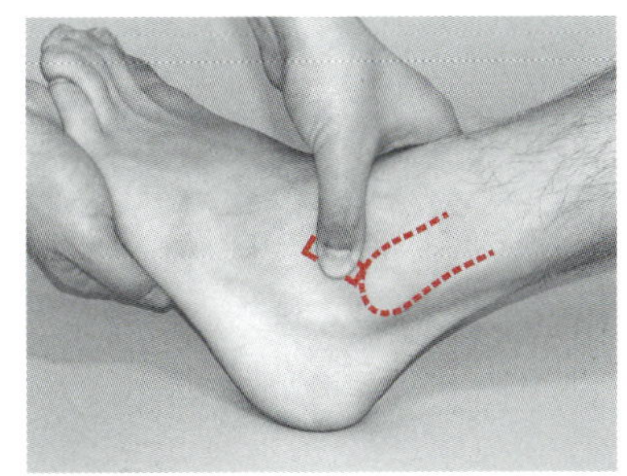

図 3　前距腓靱帯

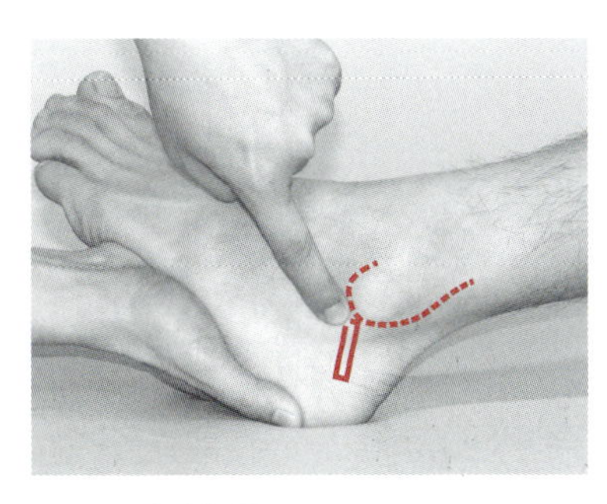

図 4　踵腓靱帯

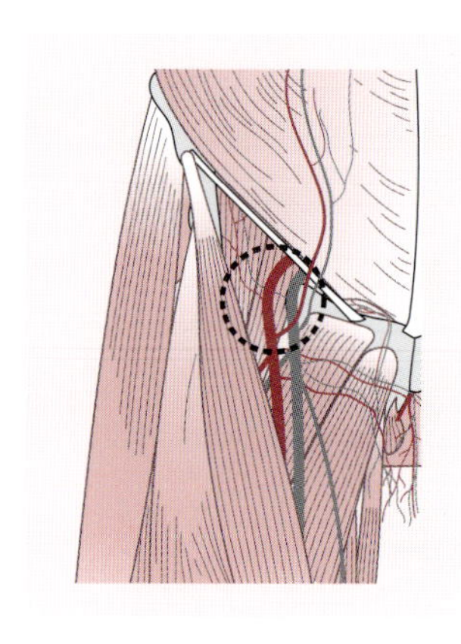

図５　大腿動脈

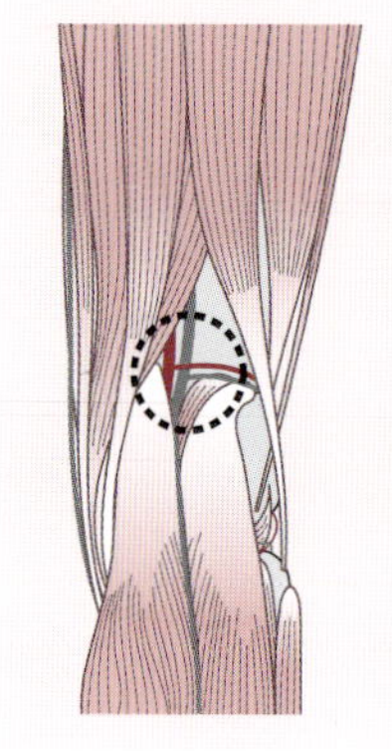

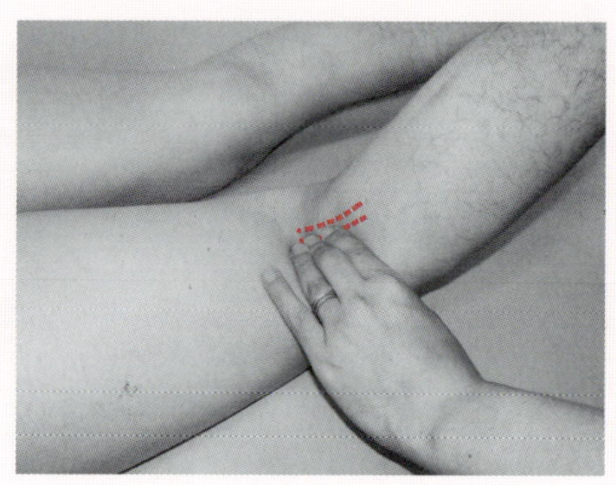

図６　膝窩動脈

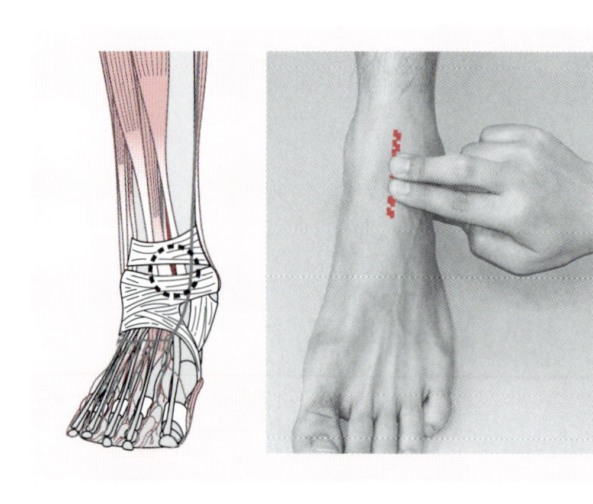

図７　足背動脈

2）血管

骨性ランドマークや筋，靱帯だけではなく，臨床上必要な触察として動脈があげられる．バイタルの計測や末梢循環の確認のために実施することが多い．ここでは下肢の動脈の触察位置についてその方法をあげる．

（1）大腿動脈

大腿動脈は，鼠径靱帯，長内転筋，縫工筋で囲まれた，スカルパ三角で触察可能である（図５）．

（2）膝窩動脈

膝窩動脈は，膝窩部で触察可能である．膝関節を屈曲位としたほうが触察しやすくなる．ハムストリングス，腓腹筋内外側頭で囲まれたひし形部で脈を触れることができる（図６）．

（3）足背動脈

足背動脈は，おおよそ上伸筋支帯と下伸筋支帯のあいだ，長趾伸筋腱と長母趾伸筋腱のあいだで触察可能である（図７）．足背動脈は，下肢の末梢循環を確認するために重要な動脈であり，特に糖尿病において末梢循環障害が生じるために触察することが多い．

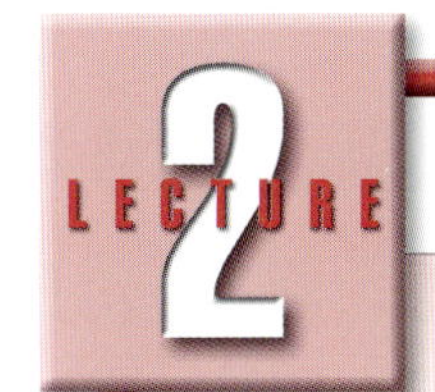

下肢帯および下肢の関節運動

到達目標

- 下肢の関節運動における骨形態や二関節筋の影響を理解する．
- 膝関節における終末強制回旋運動を理解する．
- 足部のアーチとアーチに影響を及ぼす要因を理解する．

この講義を理解するために

この講義では，下肢帯および下肢における関節運動に焦点をあて，いくつかの関節運動を取り上げて実際に観察することを通して，その運動学的特徴を学びます．運動障害に対する理学療法ならびに作業療法においては，関節運動の異常を適切に見つけ出し，それを治療介入につなげていくことが必要になります．そのために，ここでは最初に関節運動を観察する方法を身につけ，正常な関節運動がどのようなものであるかを観察を通してとらえられるようにします．

下肢帯および下肢の関節運動を学ぶにあたり，以下の項目をあらかじめ確認・整理しておきましょう．

□ 下肢帯および下肢の構造を復習しておく．

□ 下肢帯および下肢の運動にかかわる筋の作用を復習しておく．

□ 下肢帯および下肢の体表解剖を復習しておく．

講義を終えて確認すること

□ 下肢の関節運動における骨形態や二関節筋の影響を理解できた．

□ 膝関節における終末強制回旋運動を理解できた．

□ 足部のアーチに影響を及ぼす要因を理解できた．

講義

1. 股関節の関節運動

股関節は，矢状面での屈曲・伸展運動，前額面での内転・外転運動，水平面での内旋・外旋運動，およびすべてを組み合わせた分回し運動が可能である．

1）屈曲・伸展

屈曲の運動範囲は120°である．しかし，膝関節が伸展位の状態で股関節を屈曲させると，大腿二頭筋短頭を除く二関節筋であるハムストリングスの影響によって，その運動範囲は90°に制限される．屈曲の制限因子は，膝関節屈曲位では大腿と体幹の前面どうしの接触，関節包後部の緊張，大殿筋の緊張であり，膝関節伸展位ではハムストリングスの緊張が大きく関与する．

伸展の運動範囲は15°であるが，膝関節が屈曲位の状態で股関節を伸展させると，二関節筋である大腿直筋の影響によって，その運動範囲は減少する．伸展の制限因子は，膝関節伸展位では関節包前部および腸骨大腿靱帯をはじめとする靱帯の緊張，股関節屈筋群の緊張であり，膝関節屈曲位になると特に大腿直筋の緊張の関与が大きい．

2）内転・外転

外転の運動範囲は45°である．外転の制限因子は，股関節内転筋の緊張，恥骨大腿靱帯，坐骨大腿靱帯，腸骨大腿靱帯下部線維束の緊張，関節包下部（内側）の緊張である．

股関節屈曲伸展0°位で内転運動をすると，対側下肢と接触するため不可能である．しかし，股関節を屈曲あるいは伸展を伴わせて対側の下肢との接触を避けると，20°の運動範囲で内転運動が可能になる．内転の制限因子は，腸骨大腿靱帯上部線維束の緊張，関節包上部（外側）の緊張，股関節外転筋群の緊張である．

3）内旋・外旋

股関節中間位で内旋・外旋運動をすると，それぞれ45°の運動範囲が得られる．内旋の制限因子は，坐骨大腿靱帯の緊張，関節包後部の緊張，股関節外旋筋群の緊張である．外旋の制限因子は，腸骨大腿靱帯，恥骨大腿靱帯の緊張，関節包前部の緊張，股関節内旋筋群の緊張である．股関節が屈曲位の状態で内旋・外旋させると，制限因子としての靱帯の緊張が緩むので運動範囲は大きくなる．

また，内旋･外旋の運動範囲は，大腿骨の前捻角によっても影響される（実習参照）．

MEMO

大腿骨の前捻角

大腿骨を上方から見ると骨頭はやや前方にねじれている．この大腿骨頸と大腿骨内外側顆を通る内外軸のなす角度のことを前捻角という．生下時に前捻角は約40°であるが、発達過程で減少していく．正常な前捻角は10～30°であり，この角度が大きいものを過度な前捻，小さいものを後捻という．

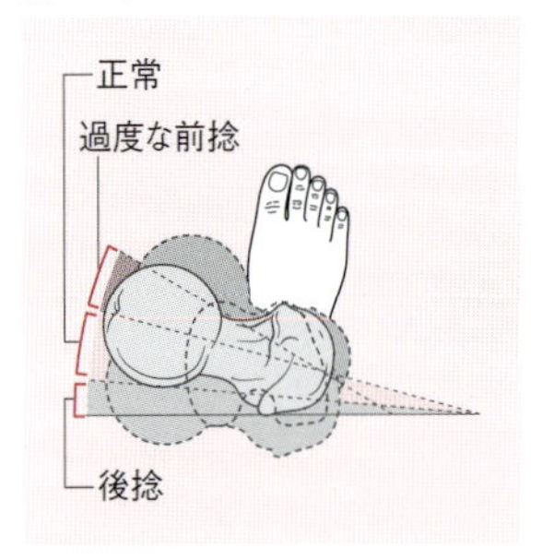

（武田　功〈監訳〉．ブルンストローム臨床運動学．医歯薬出版；2013．p343[1]）

2. 膝関節の関節運動

膝関節は，矢状面での屈曲･伸展運動と，水平面での内旋･外旋運動が可能である．

1）屈曲・伸展

屈曲の運動範囲は140°である．しかし，股関節を伸展位の状態で膝関節を屈曲させると，二関節筋である大腿直筋の影響によって，その運動範囲は120°に制限される．屈曲の制限因子は，膝伸展筋群の緊張，大腿と下腿の後面どうしの接触である．

伸展の運動範囲は5～10°である．伸展の制限因子は，関節包後部，前・後十字靱帯，内・外側側副靱帯，斜膝窩靱帯，膝屈曲筋群の緊張である．

2）内旋・外旋

内・外旋は膝関節が屈曲位になると可能になり，運動範囲は膝関節が屈曲するにつれて増加し，90°屈曲位で40°程度の回旋が可能である．外旋の運動範囲は内旋よりも大きく，およそ2：1の比率である．膝関節伸展位では，靱帯や関節包の緊張，骨性適合の増大により回旋運動は起こらない．回旋の制限因子は，関節包，前・後十字靱帯，内・外側側副靱帯，斜膝窩靱帯，腸脛靱帯，内・外側膝蓋支帯の緊張である．

3）終末強制回旋運動

膝関節屈曲位から伸展して完全伸展する直前に，脛骨は大腿骨に対して自動的に外旋し，完全伸展位から屈曲し始めるときに，脛骨は大腿骨に対して自動的に内旋する（図1）．これらの大腿骨と脛骨とのあいだで起こるわずかな回旋運動のことを終末強制回旋運動という．

終末強制回旋運動は次の要因によって生じると考えられている．

（1）大腿骨顆部の形状

大腿骨内側顆と外側顆の関節面を比較すると，内側顆の関節面が顆間溝に近づくにつれて外側へ曲がっている．この曲がった経路に従って脛骨は移動するため，膝関節は完全伸展位付近で回旋することになる．

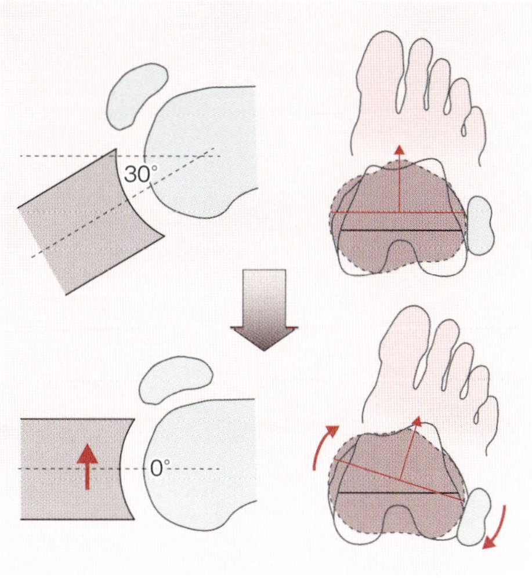

図1　終末強制回旋運動

（2）前十字靱帯の緊張

前十字靱帯は大腿骨の顆間顆外側壁後部から起こり，斜め前内方に向かって脛骨の前顆間区に付着する．前十字靱帯は，膝関節が屈曲したり伸展したりするとその緊張が変化し，膝関節が完全伸展に近づくにつれて緊張していく．一方，前十字靱帯の走行は膝関節の回旋軸より外方を通過しているため，膝関節完全伸展位付近での前十字靱帯の緊張が回旋運動を招くことになる．

終末強制回旋運動
(screw home movement)

（3）大腿四頭筋の外側への牽引角度

大腿四頭筋の力線は外方に向いている．したがって，大腿四頭筋を収縮させて膝関節を完全伸展しようとすると，膝関節の回旋運動を伴う．

（4）脛骨関節窩の形状

脛骨内側関節窩は凹んだ形状であるのに対して，外側関節窩は平坦もしくはわずかに突出した形状である．この形状の相違によって，大腿骨内側顆と外側顆の移動に差が生じるため，膝関節の回旋運動が起こる．

3. 足関節・足部の関節運動

足関節・足部においては，各運動面における運動として，矢状面での背屈・底屈運動，前額面での回内・回外運動，水平面での内転・外転運動が可能である．また，これらを組み合わせた3平面上の運動として，外がえし・内がえし運動がある．外がえし運動は，背屈，回内，外転の要素からなり，内がえし運動は，底屈，回外，内転の要素からなる複合運動である．足関節・足部の動きには複数の関節が関与しているので，関節ごとに起こる関節運動をまとめる．

気をつけよう!

足関節・足部の骨運動に関する用語は日本と欧米で異なることに注意しよう．
本書では日本における用語に統一した．

運動面	日本における用語	欧米における用語
矢状面	背屈/底屈	背屈/底屈 (dorsiflexion / plantarflexion)
前額面	回内/回外	外がえし/内がえし (eversion / inversion)
水平面	外転/内転	外転/内転 (abduction / adduction)
3平面（複合運動）	外がえし/内がえし	回内/回外 (pronation / supination)

1）距腿関節

背屈・底屈運動のほとんどは距腿関節で行われる．距腿関節の運動軸は，前額面で内外側軸に対して約10°，水平面で内外側軸に対して約6°ずれている（図2）．したがって，背屈時にはわずかな外転と回内が，底屈時にはわずかな内転と回外が伴う．背屈の運動範囲は20°である．背屈の制限因子は，関節包後部の緊張，三角靱帯後部，後距腓靱帯，踵腓靱帯の緊張，足関節底屈筋群の緊張である．膝関節を伸展位の状態で足関節を背屈させると，二関節筋である腓腹筋の緊張が高まるので運動範囲は制限される．底屈の運動範囲は45°である．底屈の制限因子は，関節包前部の緊張，三角靱帯前部，前距腓靱帯の緊張，足関節背屈筋群の緊張，距骨後端結節と脛骨後縁との接触である．

2）距骨下関節

距骨下関節の運動軸は矢状面で前後軸に対して42°，水平面で前後軸に対して16°

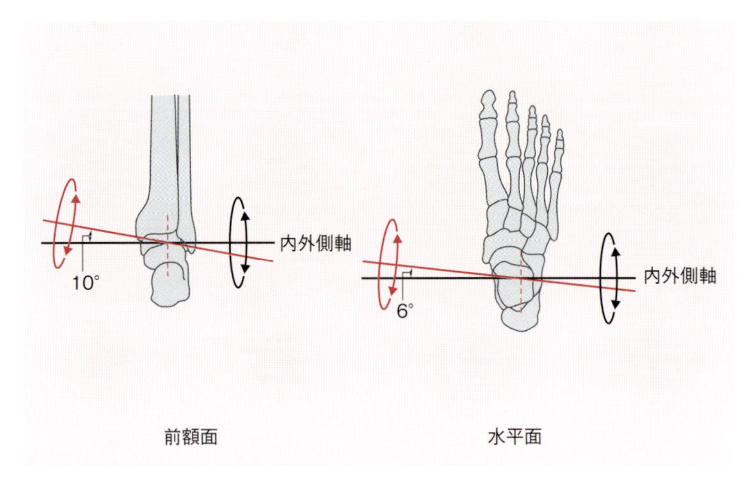

図２　距腿関節の運動軸

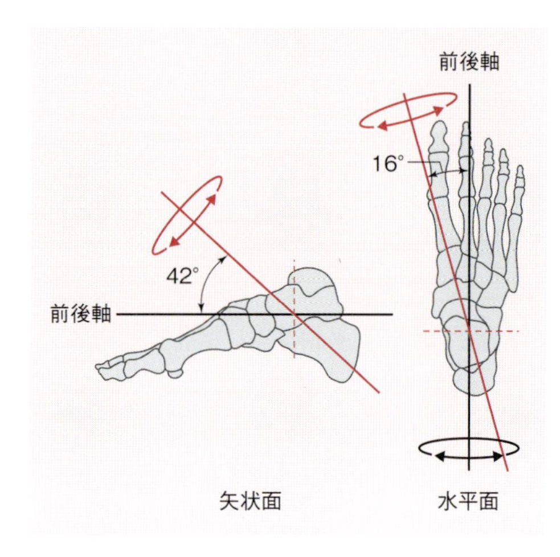

図３　距骨下関節の運動軸

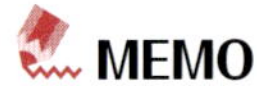

MEMO

足部は３つの領域に分けられる．後足部は距骨，踵骨からなり，距骨下関節を含む．中足部は舟状骨，内側楔状骨，中間楔状骨，外側楔状骨，立方骨からなり，横足根関節から足根中足関節までをいう．前足部は中足骨と趾骨からなり，足根中足関節から遠位の関節を含む．

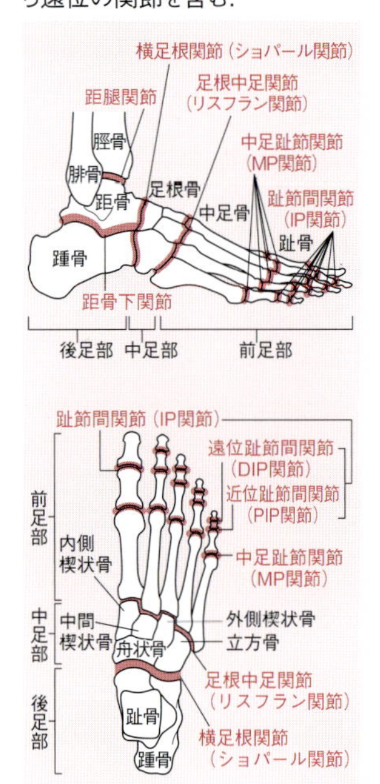

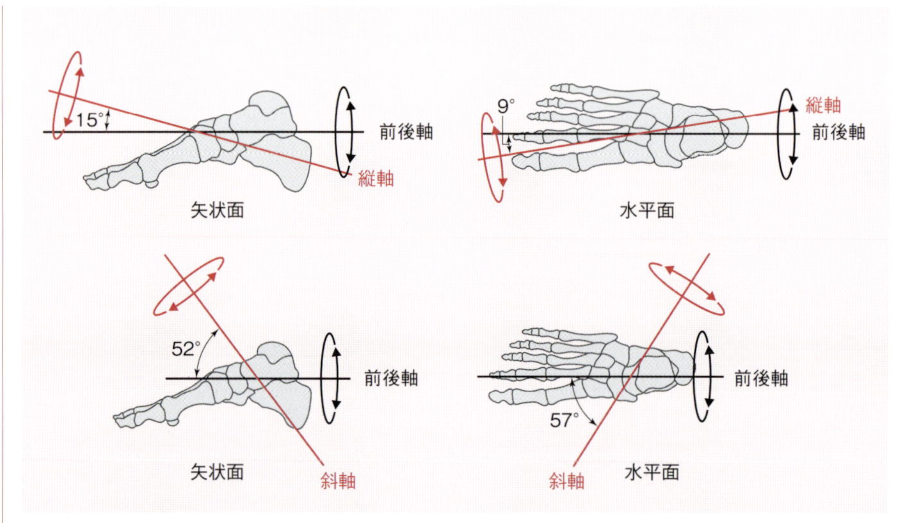

図４　横足根関節の運動軸

傾いている（**図３**）ため，回内と外転を主な要素とする外がえしと，回外と内転を主な要素とする内がえし運動が行われる．外がえしの制限因子は，踵骨と足根洞底面の接触，もしくは三角靱帯，内側距踵靱帯の緊張，後脛骨筋の緊張である．内がえしの制限因子は，関節包外側部の緊張，前・後距腓靱帯，踵腓靱帯，外側・後・骨間距踵靱帯の緊張である．

3）横足根関節

横足根関節には縦軸と斜軸の２つの運動軸がある（**図４**）．縦軸はほぼ前後軸に一致している（矢状面で前後軸に対して15°，水平面で前後軸に対して9°傾いている）．したがって，縦軸を中心とした運動は回内と回外運動が主要な要素である．斜軸は矢状面で前後軸に対して52°，水平面で前後軸に対して57°傾いている．したがって，斜軸を中心とした運動は外転と背屈，内転と底屈の組み合わせ運動である．

4）足部のアーチ

足部の骨格は上方に隆起する軽い彎曲した配列になっている．この構造を足部のアーチという．足部のアーチ構造は骨，靱帯，筋の要素によって構成される．足部のアーチは内側縦アーチ，外側縦アーチ，横アーチの３つに分けられる（**図５**）．

（1）足部のアーチの構造

内側縦アーチは踵骨，距骨，舟状骨，内側楔状骨，第１中足骨によって構成される．このアーチを支持している靱帯は，底側踵舟靱帯，距踵靱帯，楔舟靱帯，足根中

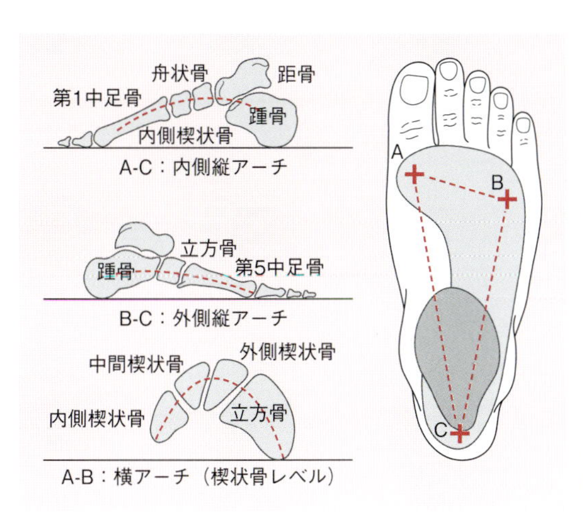

図5 足部のアーチ

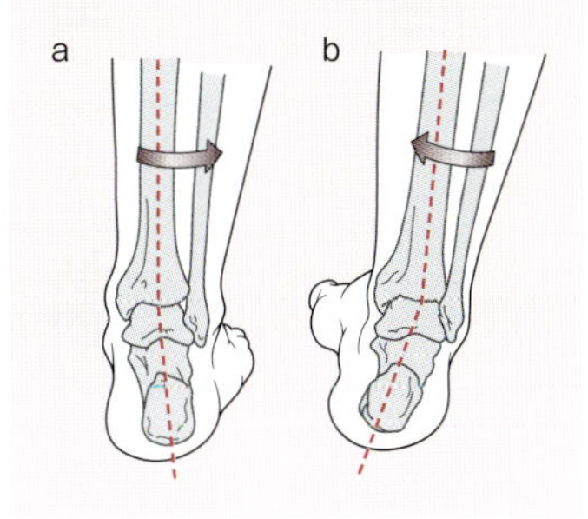

図6 下腿の回旋と後足部の運動連鎖

a：下腿の内旋に伴う後足部の回内
b：下腿の外旋に伴う後足部の回外

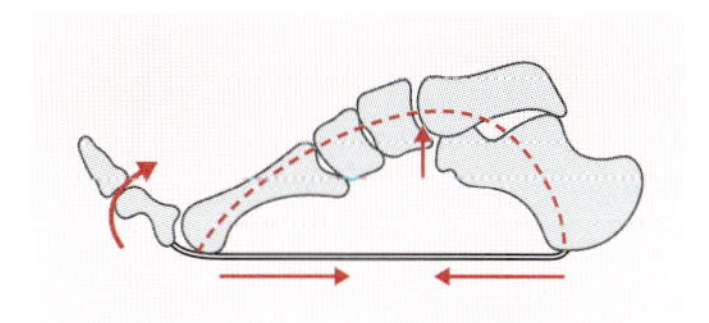

図7 ウインドラス機構

足靱帯である．また，後脛骨筋，長母趾屈筋，長趾屈筋，母趾外転筋によってアーチが保持される．

外側縦アーチは踵骨，立方骨，第5中足骨によって構成される．このアーチを支持している靱帯は，長足底靱帯，踵立方靱帯，足根中足靱帯である．また，長腓骨筋，短腓骨筋，小趾外転筋によってアーチが保持される．

横アーチには，中間楔状骨を頂点として内側・中間・外側楔状骨，立方骨で構成されるアーチと，第2中足骨骨頭を頂点として第1～5中足骨骨頭で構成されるアーチがある．前者は楔間靱帯，楔立方靱帯によって支持され，長腓骨筋がアーチの保持に関与する．後者は深横中足靱帯によって支持され，母趾内転筋横頭がアーチの保持に関与する．

(2) 足部のアーチの役割

足部のアーチには，①足部をさまざまな地面に適応させる，②体重を負荷させた際に荷重を分散し衝撃を吸収する，③歩行や走行などの身体の移動に際して蹴り出し力を効率よく地面に伝える，といった役割がある．

(3) 足部の運動に伴うアーチ高の変化

足部の運動により足部のアーチ高は変化する．たとえば，足部に荷重し固定された状態で下腿を内旋すると，それに伴い後足部（距骨下関節）は回内し，内側縦アーチは下降する．反対に，下腿を外旋すると，それに伴い後足部（距骨下関節）は回外し，内側縦アーチは上昇する（**図6**）．

また，足趾を背屈させると足底腱膜は緊張し，内側縦アーチが上昇する．これをウインドラス機構という（**図7**）．

MEMO

足底腱膜

足底腱膜とは，踵骨隆起から各趾の基節骨底部にかけて足底に張っている腱膜である．足底腱膜は足部のアーチを保持するために重要な役割を果たしている．

■引用文献

1） 武田　功（監訳）．ブルンストローム臨床運動学．東京：医歯薬出版；2013．p343．

■参考文献

1） Norkin CC, et al．木村哲彦（監訳）．関節可動域測定法 可動域測定の手引き，改訂第2版．東京：協同医書出版社；2007．
2） Kapandji AI．塩田悦仁（訳）．カパンディ 関節の生理学 Ⅱ．下肢，原著6版．東京：医歯薬出版；2006．
3） Neumann DA．嶋田智明ほか（監訳）．筋骨格系のキネシオロジー．東京：医歯薬出版；2012．
4） Cailliet R．荻島秀男（訳）．膝の痛みと機能障害，原著第3版．東京：医歯薬出版；1997．
5） Cailliet R．荻島秀男（訳）．足と足関節の痛み，原著第3版．東京：医歯薬出版；1998．
6） Starkey C, et al．中里伸也（監訳）．スポーツ外傷・障害評価ハンドブック．有限会社ナップ；2005．p69．

実習

実習課題 1. 下肢の関節運動における二関節筋の影響

1）実習目的

異なる肢位で股関節，足関節の他動可動域を計測し，可動域における二関節筋の影響について理解する．

2）対象

被検者 2〜3 人，検査者 2 人，記録者 1 人．

3）使用機材

ゴニオメータ．

4）実習手順

（1）膝関節肢位の違いによる股関節屈曲角度の計測

①被検者を背臥位にする．

②膝関節屈曲位にて股関節の他動的屈曲角度を計測する（**図 1a**）．股関節屈曲角度の計測は，日本整形外科学会ならびに日本リハビリテーション医学会の方法に従って行い，基本軸を体幹と平行な線，移動軸を大腿骨（大転子と大腿骨外側顆の中心を結ぶ線）とする．

③膝関節伸展位にて股関節の他動的屈曲角度を計測する（**図 1b**）．

④計測回数は 3 回ずつ行い，平均値を求める．

⑤求めた平均値を**表 1** に記載する．

（2）膝関節肢位の違いによる股関節伸展角度の計測

①被検者を腹臥位にする．

②膝関節伸展位にて股関節の他動的伸展角度を計測する（**図 2a**）．股関節伸展角度の計測は，日本整形外科学会ならびに日本リハビリテーション医学会の方法に従って行い，基本軸を体幹と平行な線，移動軸を大腿骨（大転子と大腿骨外側顆の中心を結ぶ線）とする．

③膝関節屈曲位にて股関節の他動的伸展角度を計測する（**図 2b**）．

④計測回数は 3 回ずつ行い，平均値を求める．

⑤求めた平均値を**表 2** に記載する．

気をつけよう!

膝関節屈曲位での股関節屈曲角度を計測する際には，代償動作である骨盤後傾による対側下肢の挙上が起こらないように気をつけよう．また，膝関節伸展位での股関節屈曲角度を計測する際には，骨盤の回旋，骨盤後傾による対側下肢の挙上，計測下肢の膝関節屈曲が起こらないように気をつけよう．

気をつけよう!

股関節伸展角度を計測する際には，骨盤の前傾や回旋といった代償動作が起こらないように気をつけよう．

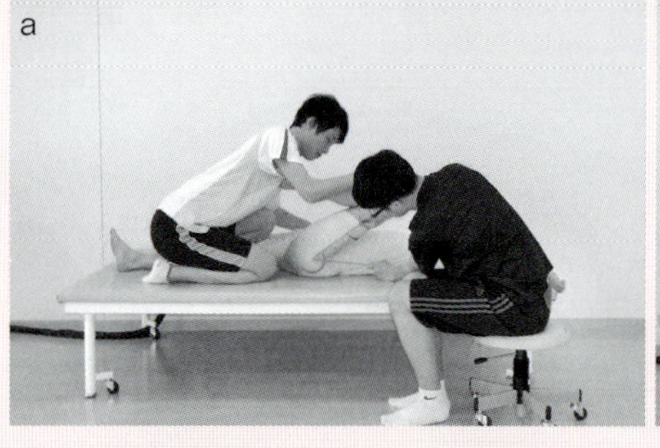

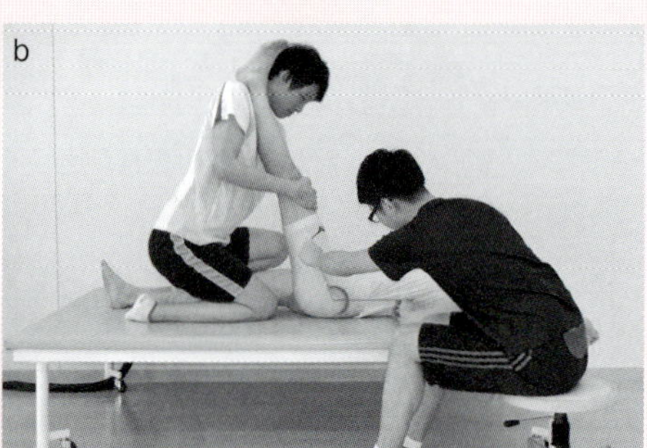

図 1　膝関節肢位の違いによる股関節屈曲角度の計測
a：膝関節屈曲位　b：膝関節伸展位

表 1　膝関節肢位による股関節屈曲可動域の変化

	1 試行目	2 試行目	3 試行目	平均値
膝関節屈曲位での股関節屈曲角度（°）				
膝関節伸展位での股関節屈曲角度（°）				

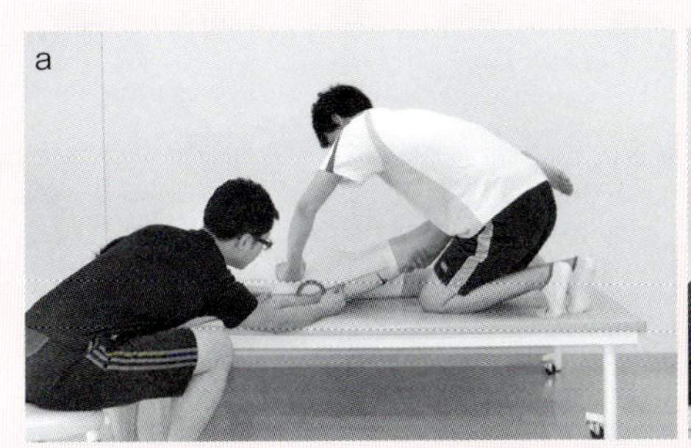
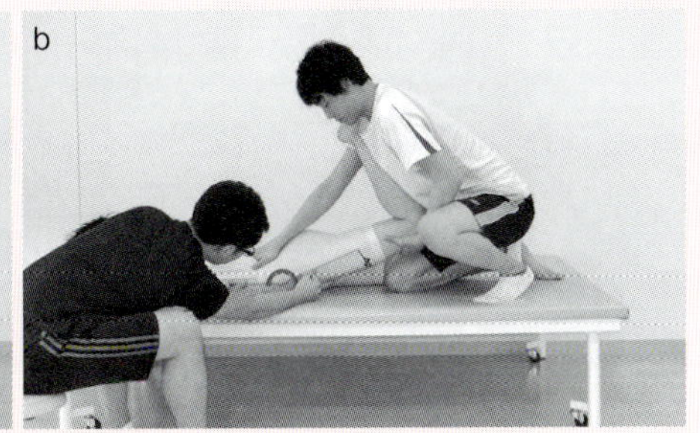

図 2 膝関節肢位の違いによる股関節伸展角度の計測
a：膝関節伸展位 b：膝関節屈曲位

表 2 膝関節肢位による股関節伸展可動域の変化

	1 試行目	2 試行目	3 試行目	平均値
膝関節屈曲位での股関節伸展角度（°）				
膝関節伸展位での股関節伸展角度（°）				

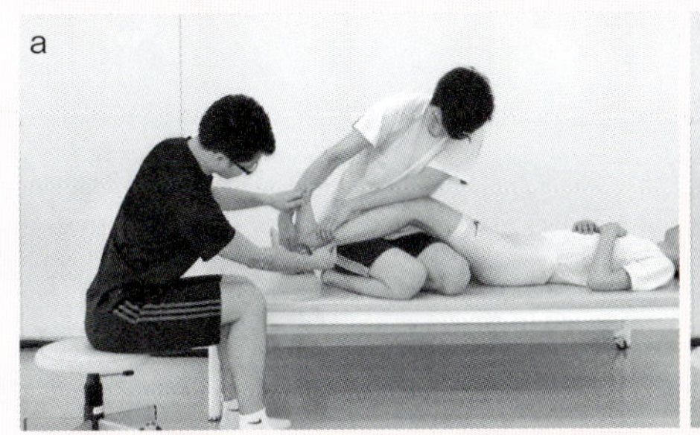
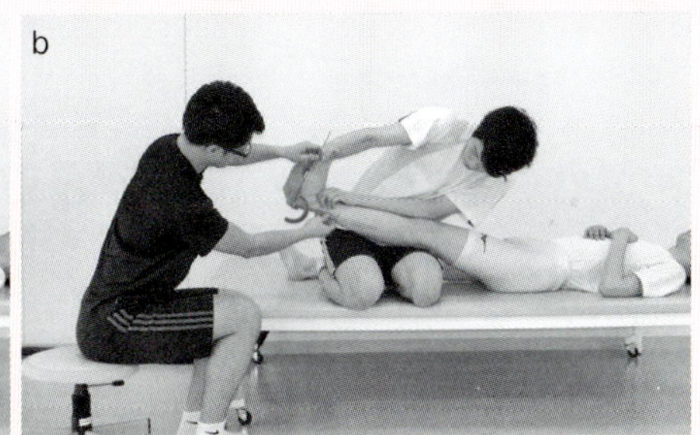

図 3 膝関節肢位の違いによる足関節背屈角度の計測
a：膝関節屈曲位 b：膝関節伸展位

表 3 膝関節肢位による足関節背屈可動域の変化

	1 試行目	2 試行目	3 試行目	平均値
膝関節屈曲位での足関節背屈角度（°）				
膝関節伸展位での足関節背屈角度（°）				

（3）膝関節肢位の違いによる足関節背屈角度の計測

①被検者を背臥位にする．
②膝関節屈曲位にて足関節の他動的背屈角度を計測する（**図 3a**）．足関節背屈角度の計測は，日本整形外科学会ならびに日本リハビリテーション医学会の方法に従って行い，基本軸を腓骨への垂直線，移動軸を第 5 中足骨とする．
③膝関節伸展位にて足関節の他動的背屈角度を計測する（**図 3b**）．
④計測回数は 3 回ずつ行い，平均値を求める．
⑤求めた平均値を**表 3** に記載する．

気をつけよう!
足関節背屈角度を計測する際には，足部の内がえしや外がえしといった複合運動が入らないように気をつけよう．

5）考察

他関節の肢位の違いによって，計測した関節の可動域に差異が生じた理由を考察する．

LECTURE 2

実習課題 2. 股関節内旋可動域における大腿骨前捻角の影響

1）実習目的

股関節内旋可動域と大腿骨前捻角を計測し，両者の関連性を理解する．

2）対象

被検者 2～3 人，検査者 2 人，記録者 1 人．

3）使用機材

ゴニオメータ．

4）実習手順

（1）股関節内旋可動域の計測

①被検者に腹臥位をとってもらい，計測側下肢は股関節伸展 0°，内外転 0°，膝関節 90° 屈曲位にする．

②検査者は被検者の股関節を他動で最大内旋位にし，そのときの角度をゴニオメータにて計測する．股関節内旋角度を計測する際の基本軸は床面に垂直な線，移動軸は下腿中央線とする（**図 4**）．

③計測回数は 3 回ずつ行い，平均値を求める．

④求めた平均値を**表 4** に記載する．

（2）大腿骨前捻角の計測

①被検者に腹臥位をとってもらい，計測側下肢は股関節伸展 0°，内外転 0°，膝関節 90° 屈曲位にする．

②検査者は一方の手で被検者の大転子を触診にて同定する．他方の手で被検者の下腿を把持しながら股関節を内旋させていき，大転子が最も外側に突出する位置で下腿を固定する．

③もう一人の検査者はそのときの下腿の傾斜角度をゴニオメータにて計測する．下腿の傾斜角度は床面に垂直な線と下腿中央線のなす角度で求める（**図 5**）．

④計測回数は 3 回ずつ行い，平均値を求める．

⑤求めた平均値を**表 4** に記載する．

5）考察

計測した股関節内旋可動域と大腿骨前捻角とのあいだにどのような関係があったのかを考察する．

試してみよう

大腿骨前捻角の計測（Craig test）を実施するにあたっては，大転子の触診技術が重要となる．実際に被検者の計測をする前に，骨模型を使って大転子が股関節内旋に伴ってどのように移動していくかを確かめてみよう．

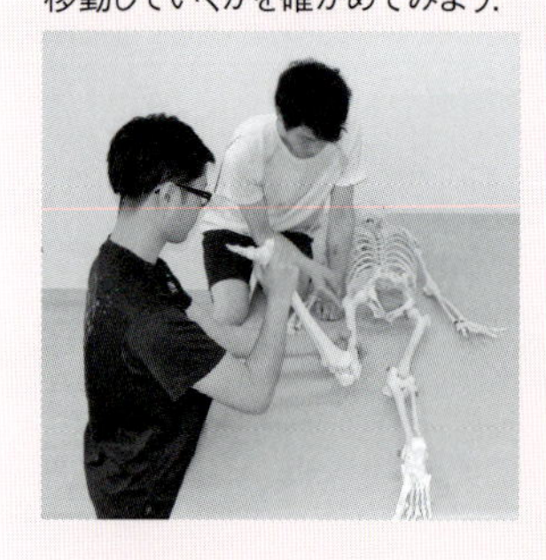

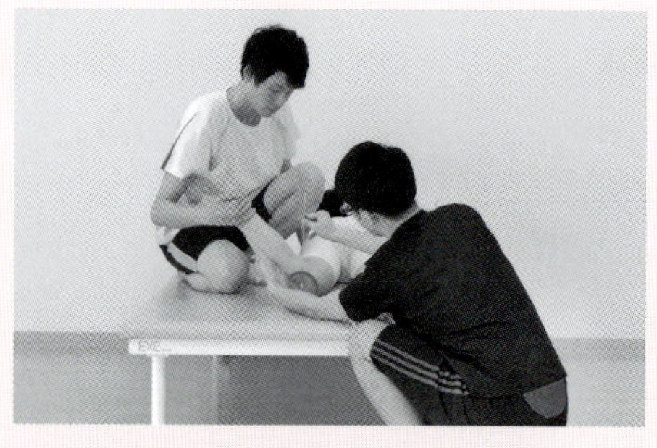

図 4　股関節内旋角度の計測

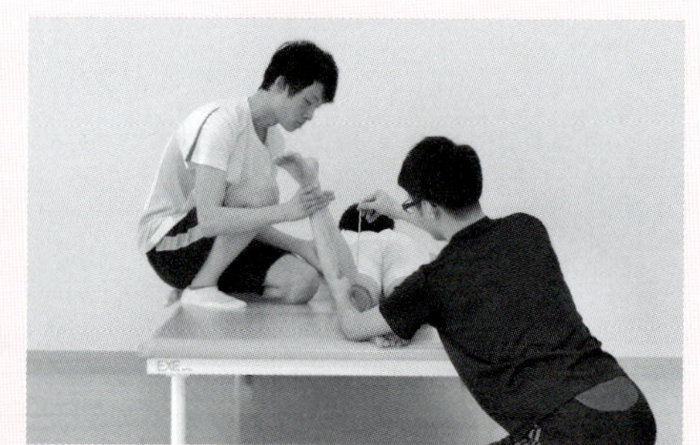

図 5　大腿骨前捻角の計測

表 4　股関節内旋可動域と大腿骨前捻角

	1 試行目	2 試行目	3 試行目	平均値
股関節内旋角度（°）				
大腿骨前捻角（°）				

実習課題 3. 膝関節における終末強制回旋運動

1）実習目的

膝関節の最終伸展域における自動的な屈曲/伸展運動に伴う回旋運動動態を調べ，終末強制回旋運動について理解する．

2）対象

被検者 1 人，検査者 1 人．

3）使用機材

なし．

4）実習手順

（1）非荷重位での最終伸展域における自動的な屈曲・伸展運動に伴う回旋運動動態の観察

①被検者を椅子に座らせる．観察肢の大腿骨内側および外側上顆，脛骨粗面を触診により同定し，3 つのランドマークにそれぞれ指を置く．

②被検者に観察肢の膝関節を完全伸展してもらい，そこからゆっくりと自動で屈曲運動をさせる．その後，今度は屈曲した状態から完全伸展位になるまでゆっくりと自動で伸展運動をさせる．これを数回繰り返してもらう（**図 6a**）．

③検査者は被検者のランドマークに置いた指を手掛かりにして，膝関節の最終伸展域付近で大腿に対して下腿がどのように回旋していくかを観察する．また，足部（足先）の向きの変化についても観察する．

④観察した結果を文章で記述する．

（2）荷重位での最終伸展域における自動的な屈曲・伸展運動に伴う回旋運動動態の観察

①被検者に観察側下肢を 1 歩前に出した立位をとらせる．観察肢の大腿骨内側および外側上顆，脛骨粗面を触診により同定し，3 つのランドマークにそれぞれ指を置く．

②被検者に観察肢の膝関節を軽度屈曲してもらい，そこから観察肢に荷重を移して片脚立位になるまでゆっくりと自動で伸展運動をさせる．その後，今度は完全伸展した状態からもとの姿勢にもどるようにゆっくりと自動で屈曲運動をさせる．これを数回繰り返してもらう（**図 6b**）．

③検査者は被検者のランドマークに置いた指を手掛かりにして，膝関節の最終伸展域付近で下腿に対して大腿がどのように回旋していくかを観察する．

④観察した結果を文章で記述する．

5）考察

非荷重位ならびに荷重位で観察された結果が，一般的に述べられている終末強制回

MEMO

荷重位での観察を行う際には，被検者の立位姿勢が安定するよう平行棒などの外部の支えに手を置いて膝関節の屈曲・伸展運動を実施してもらうとよい．

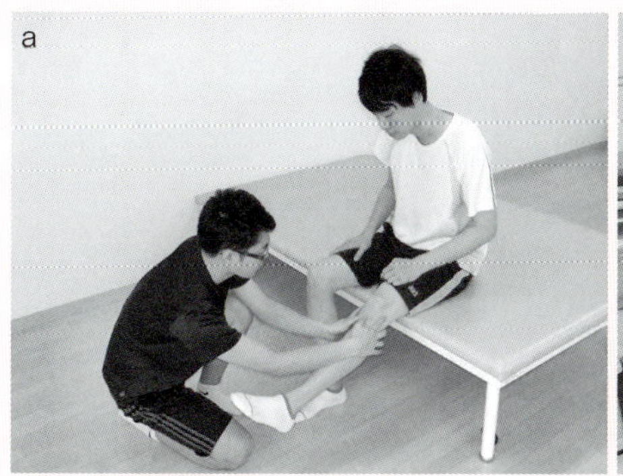

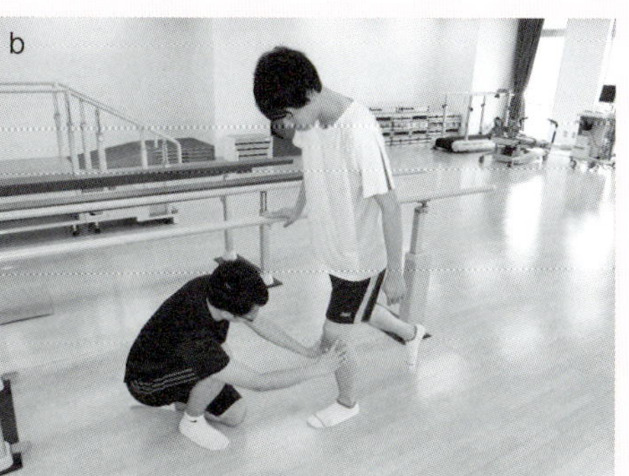

図 6　膝関節屈曲・伸展運動に伴う回旋運動動態の観察
a：非荷重位　b：荷重位

旋運動と同じであったかどうかを確認し，終末強制回旋運動が起こるメカニズムについて考察する．

実習課題 4. 足アーチの観察

1）実習目的

荷重の有無ならびに下腿の回旋を変化させたときのアーチ高率と踵骨傾斜度を調べ，足内側アーチに影響を及ぼす要因について理解する．

2）対象

被検者 2〜3 人，検査者 1 人，記録者 1 人．

3）使用機材

定規，ノギス，ゴニオメータ．

4）実習手順

（1）荷重の有無による足内側アーチ高率の計測

①被検者を椅子に座らせる．計測側の足底は床面につけてよいが，できるだけ荷重をかけない状態に保つ（図 7a）．

②被検者の舟状骨粗面を触診によって同定し，床面から舟状骨粗面までの高さを定規で計測して足内側アーチ高を求める（図 8）．

③足長をノギスで計測する．

④足内側アーチ高を足長で除して百分率で表すアーチ高率を求める．

⑤次に被検者に計測側下肢を 1 歩前に出した立位をとらせる．計測側の下肢は膝関節を軽度屈曲させ，できるだけ荷重をしてもらう．

⑥②〜④を同様に行い，アーチ高率を求める．

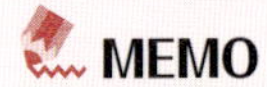

MEMO

アーチ高率の計算方法

たとえば，足内側アーチ高が 45mm，足長が 250mm のときのアーチ高率は，

アーチ高率＝足内側アーチ高/足長× 100

＝45／250 × 100

＝18（%）

となる．

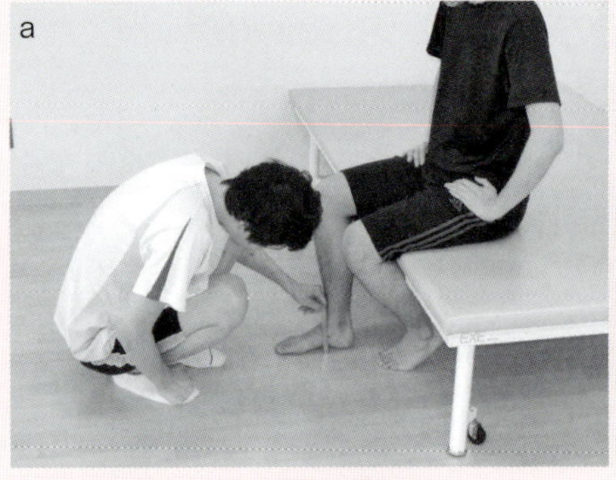

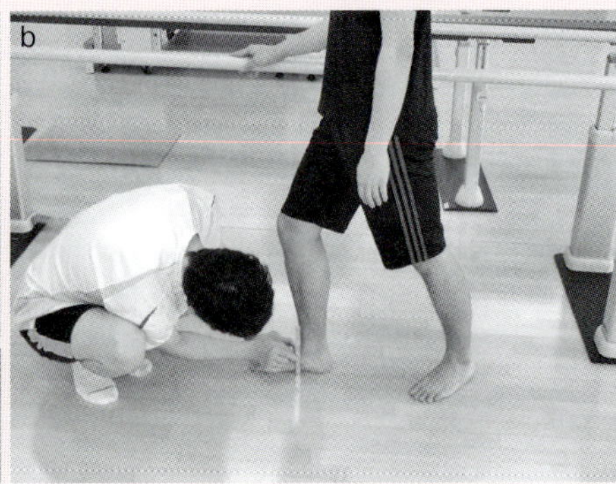

図 7　足内側アーチの計測肢位

a：非荷重位　b：荷重位

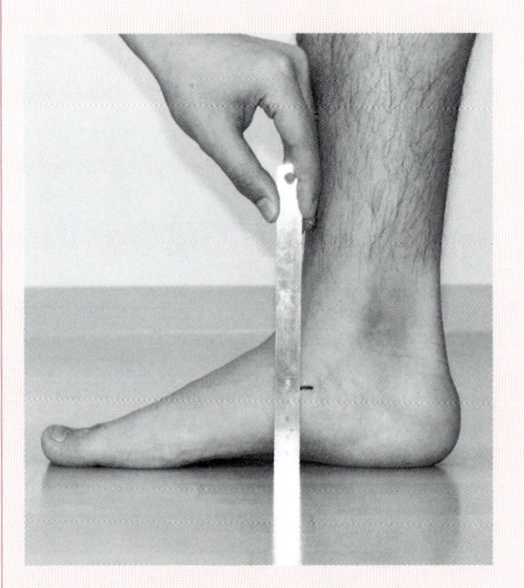

図 8　足内側アーチ高の計測

表５　荷重の有無による足内側アーチの変化

	足内側アーチ高（mm）	足長（mm）	アーチ高率（%）
非荷重位			
荷重位			

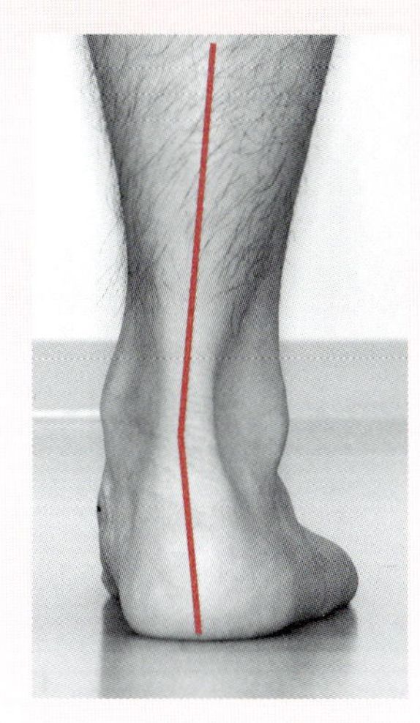

図９　踵骨傾斜度の計測

表６　下腿の肢位による足内側アーチの変化

	踵骨傾斜度（°）	足内側アーチ高（mm）	足長（mm）	アーチ高率（%）
下腿中間位				
下腿内旋位				
下腿外旋位				

⑦計測した値を**表５**に記載する．

(2) 下腿の回旋を変化させたときの足内側アーチ高率および踵骨傾斜度の計測

①被検者に計測側下肢を１歩前に出した立位をとらせる．計測側下肢は膝関節を軽度屈曲，下腿内旋/外旋中間位とし，できるだけ荷重をしてもらう（**図7b**）．

②「**(1) 荷重の有無による足内側アーチ高率の計測**」で行った方法で，アーチ高率を求める．

③足部後面より踵骨傾斜度を計測する．踵骨傾斜度は，内外果の中点と踵骨底面の内外径の中点を結ぶ線と，下腿長軸とのなす角度とする（**図９**）．

④被検者に計測側下肢を１歩前に出した立位の状態で，計測側下肢の膝関節を軽度屈曲，下腿内旋位にしてもらう．

⑤アーチ高率ならびに踵骨傾斜度を求める．

⑥被検者に計測側下肢を１歩前に出した立位の状態で，計測側下肢の膝関節を軽度屈曲，下腿外旋位にしてもらう．

⑦アーチ高率ならびに踵骨傾斜度を求める．

⑧計測した値を**表６**に記載する．

5）考察

荷重の有無や下腿の回旋の違いによって，アーチ高率や踵骨傾斜度に差異が生じた理由を考察する．

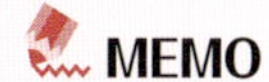

MEMO

舟状骨沈降テスト（navicular drop test）

舟状骨沈降テストとは，足部の過回内を調べるテストである．臨床現場で足アーチの支持機能を評価する指標として用いられる．方法は，足部が非荷重位のときと荷重位のときの舟状骨粗面の高さをそれぞれ計測し，沈降した偏位量より判定する．一般には，10mm 以上沈降した場合にはテスト陽性となり過回内足と判定される．

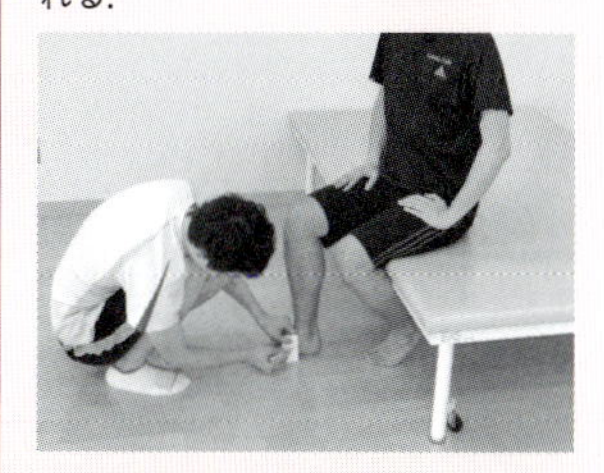

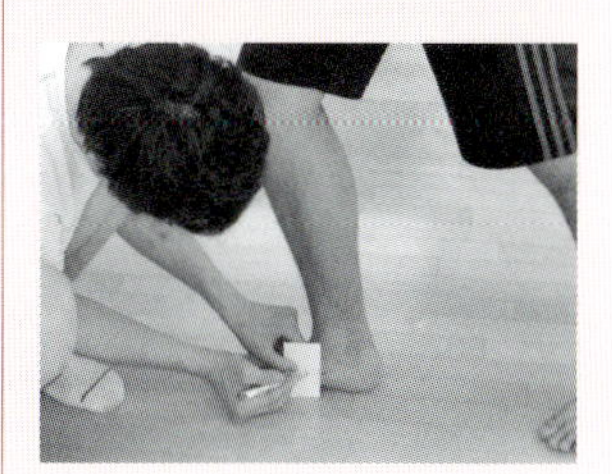

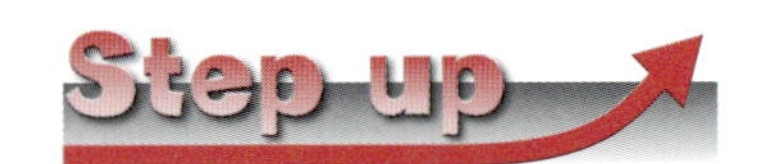

前額面における股関節の負荷とパウエルズの理論

片脚立位時に大腿骨頭にかかる負荷や，骨盤を水平に保つために必要な股関節外転筋力の大きさを考える場合，パウエルズ（Pauwels）の理論を用いれば容易にそれらの大きさを推定できる．

パウエルズの理論とは片脚立位時における骨盤を，骨頭を支点としたてこにみたて，てこの両端に加わる股関節外転筋力と荷重量（体重から支持脚の重量を減じたもの）の平衡関係を説明したものである．

図1は右側下肢で片脚立位を保持しているときの股関節を前面より示している．骨盤をてこ，大腿骨頭を支点，股関節外転筋力を T，体重から右下肢の重量を減じた荷重量を W，大腿骨頭にかかる負荷を F，支点から股関節外転筋力作用線までの最短距離（モーメントアーム）を D，支点から荷重線までの最短距離（モーメントアーム）を D_1 として簡略化して表すと，図1のようなてこのモデルになる．今，骨盤が水平位に保たれた平衡状態にあるとすれば，このてこのモデルには次の条件が成り立つことになる．

①ある軸回りの力のモーメントの和は0になる．すなわち，股関節外転筋力によるモーメントと荷重によるモーメントは等しい．

$$T \times D = W \times D_1$$

②すべての方向における力の合力は0になる．すなわち，大腿骨頭に加わる負荷は，股関節外転筋力と体重から右下肢の重量を減じた荷重量を合わせた値に等しい．

$$F = T + W$$

通常，支点から股関節外転筋力作用線までの最短距離 D よりも支点から荷重線までの最短距離 D_1 のほうが長い．たとえば，D に比べて D_1 の距離が2倍長いと仮定すると，①式より骨盤を水平位に保つためには荷重量の2倍の大きさの股関節外転筋力が必要であることがわかる．さらに，②式より，股関節には荷重量の3倍の負荷がかかっていることになる．

この理論を応用すれば，股関節に痛みがある患者に対して，股関節の負荷を軽減するための杖使用や荷物の持ち方の指導方法などにも役立てることができる．

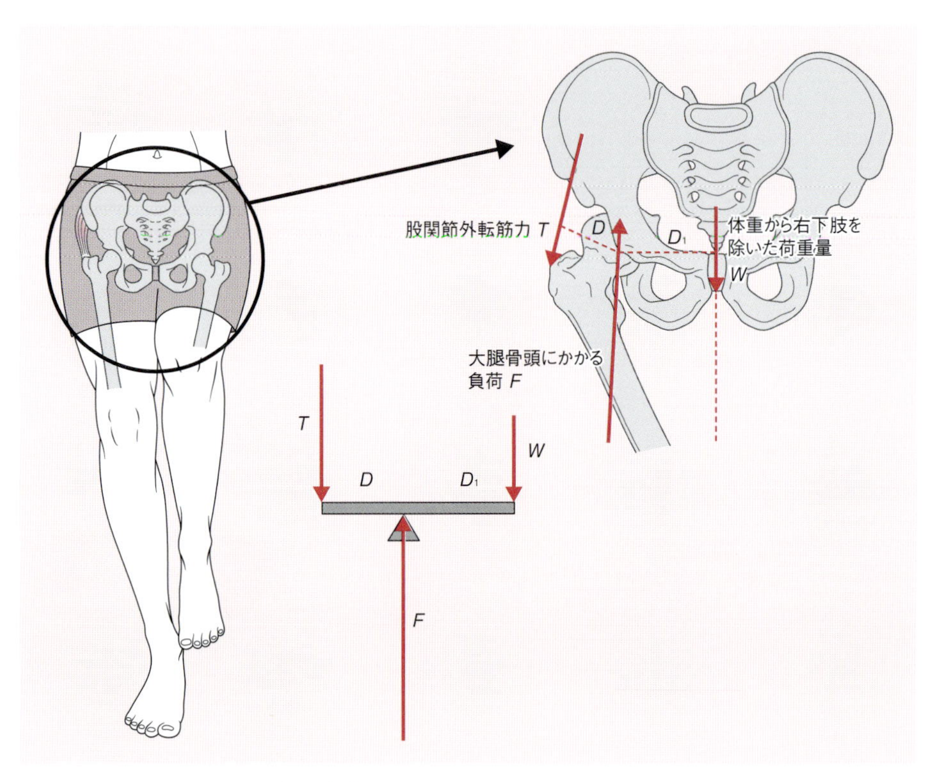

図1　前額面における股関節の負荷

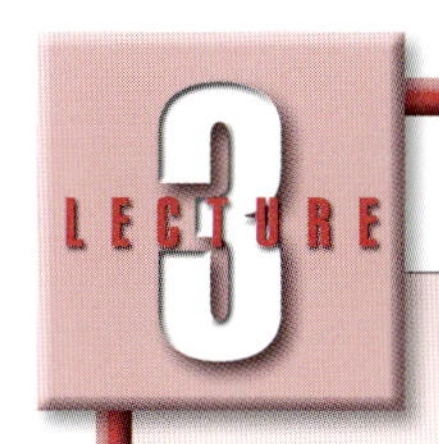

上肢帯および上肢の機能解剖

到達目標

・上肢帯および上肢を構成する組織のなかでランドマークとなる骨と表層の筋を触察し，その位置関係を理解する．
・上肢帯および上肢を構成する組織のなかでランドマークとなる骨と表層の筋を体表からとらえられるようになる．

この講義を理解するために

理学療法や作業療法における評価を適切かつ正確に実施するためには，骨や関節，筋などを正確に触察することが必要となります．この講義では上肢帯および上肢を構成する組織のうち，体表より触知可能な骨性ランドマーク，筋の触察方法を学びます．また，血管についても触知可能な部位においては触察方法を学びます．

上肢帯および上肢の機能解剖を学ぶにあたり，以下の項目をあらかじめ確認・整理しておきましょう．

□ 筋の起始・停止について確認する．
□ 血管の走行について確認する．
□ 骨性のランドマークとなる部位の名称を確認する．

講義を終えて確認すること

□ 上肢帯および上肢の骨・筋の触察ができた．

講義

1. 骨性ランドマークとその触察

上肢帯および上肢には，鎖骨，肩甲骨，上腕骨，尺骨，橈骨，手根骨（舟状骨，月状骨，三角骨，豆状骨，大菱形骨，小菱形骨，有頭骨，有鉤骨），中手骨，指節骨があり，体表より触察できる部位，評価として触察が必要な部位を以下にあげる．

1）鎖骨

鎖骨は視覚的にも明瞭で触察しやすい．鎖骨体を触察し，胸骨側と肩峰側へとそれぞれ滑らせ鎖骨全体を確認する（**図 1**）．鎖骨は胸骨側では胸骨と胸鎖関節（**図 2**）を，肩峰側では肩甲骨と肩鎖関節（**図 3**）を形成する．

2）肩甲骨

（1）肩甲棘

肩甲棘の触察は背側より行う．肩甲骨に手を当て，手掌に骨隆起を感じることができる（**図 4**）．骨隆起は肩甲骨を横切るように走行しており，外側では肩峰，内側では肩甲骨の内側縁まで伸びている．

（2）肩峰

肩峰の触察の際には，肩甲棘を背側より触察し，肩甲棘をたどるように外側へ指を滑らせる（**図 5**）．最外側で角を触知でき，その後扁平の構造物が触察できる．この部位が肩峰である．

（3）烏口突起

烏口突起は，小胸筋と烏口腕筋および上腕二頭筋短頭が付着する部位である．上腕骨頭より内側，鎖骨外側 1/3 より下方に位置する突起部である．触察の際には，最初に肩関節の前面を指で触れる．その後，指を内側へ滑らせると骨の突起が触知でき，これが烏口突起である（**図 6**）．

MEMO
肩鎖関節と胸鎖関節
肩鎖関節は鎖骨の肩峰端と肩峰とでつくる関節で，肩鎖関節内には関節円板が存在する．肩鎖関節は，鎖骨の肩峰端を把持し，もう一方の手で肩峰を把持し，前後に滑らせることで可動性を確認することができる．この部位の障害には肩鎖関節脱臼がある．
胸鎖関節は鎖骨の胸骨端と胸骨とで形成する関節で，両方の関節面が凸であり，肩鎖関節同様に関節円板が存在する．

MEMO
肩峰
肩峰は構造上扁平であり，ランドマークとして使用する場合は位置を決める必要がある．肩峰の位置としては，肩甲棘側より肩峰後部突出部（肩峰角）と肩鎖関節側より前突出部を触診する．その中点をランドマークとするのがよい．

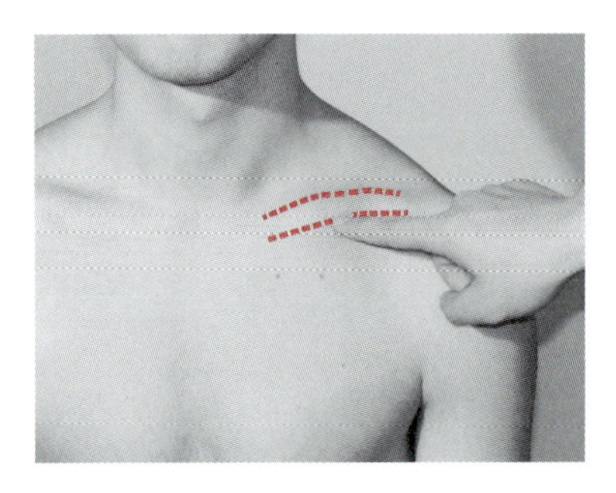

図 1　鎖骨

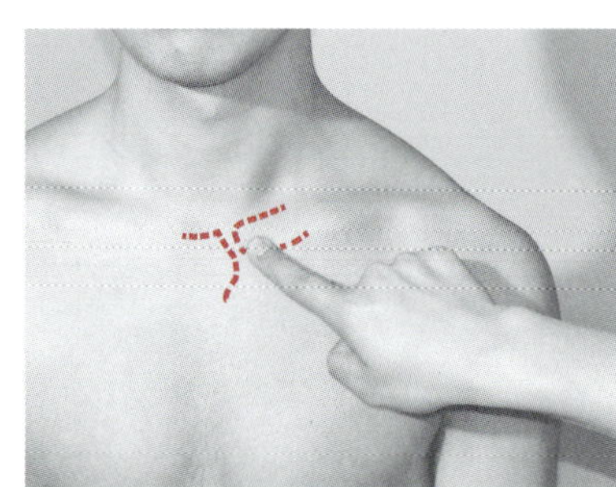

図 2　胸鎖関節

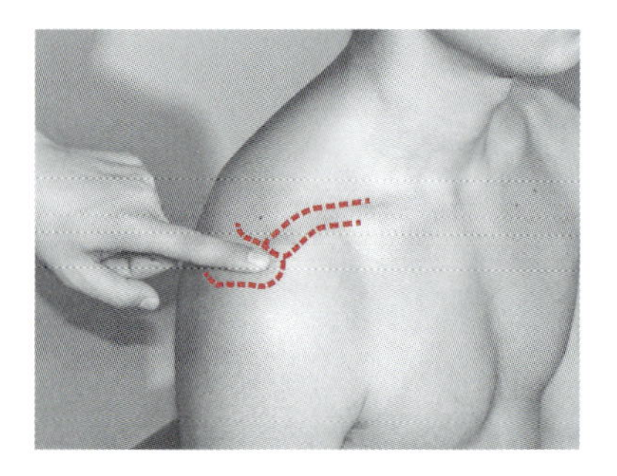

図 3　肩鎖関節

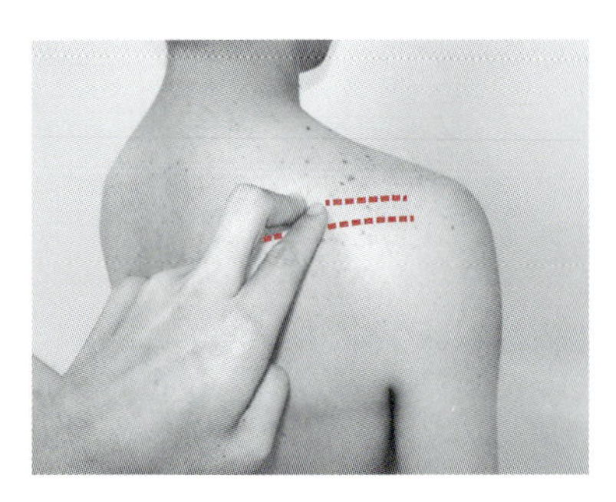

図 4　肩甲棘

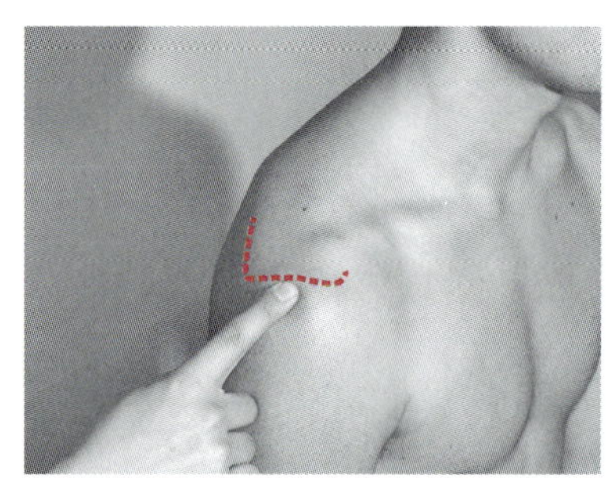

図 5　肩峰

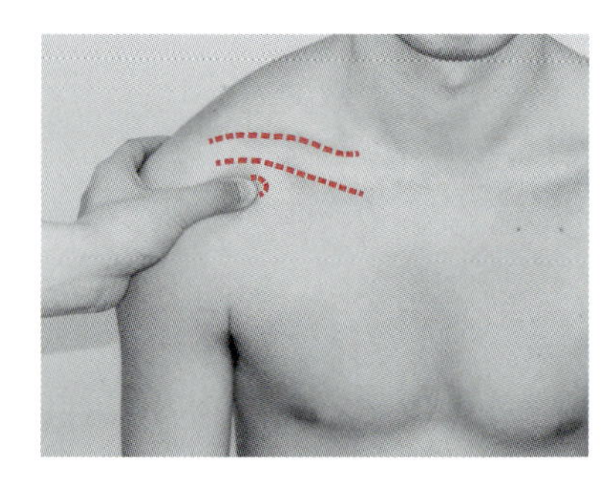

図 6　烏口突起

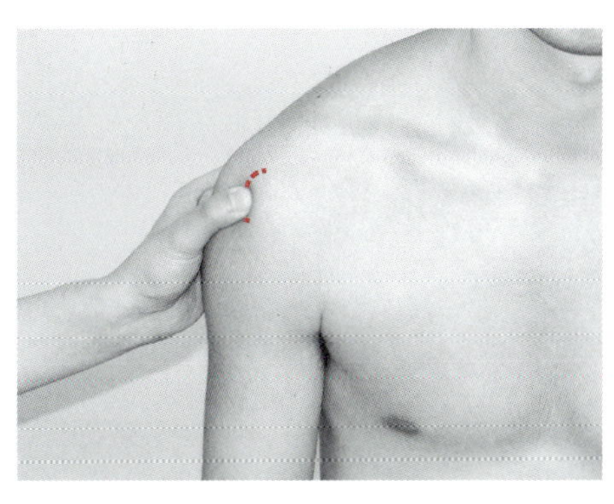

図７　上腕骨大結節

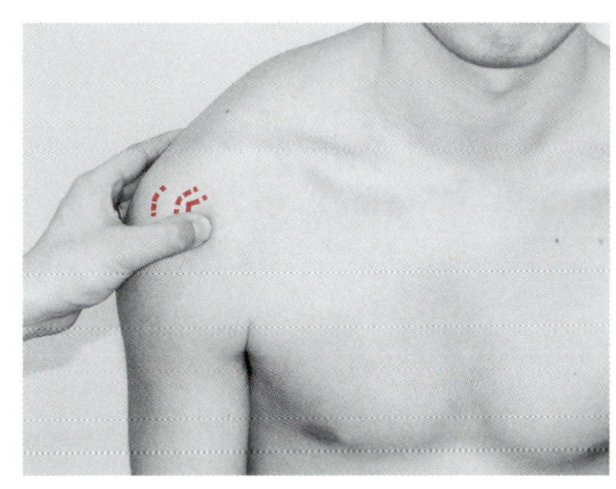

図８　上腕骨小結節

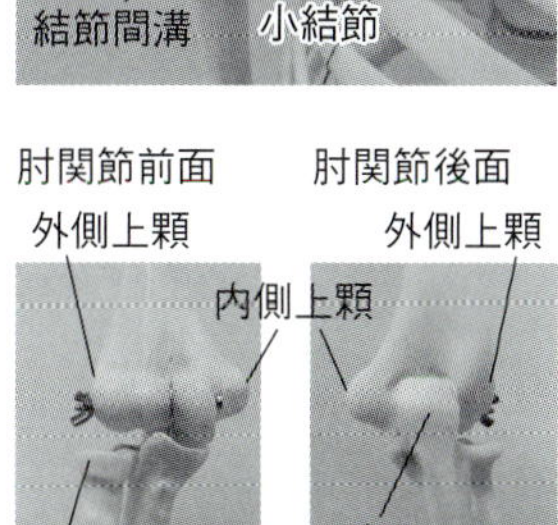

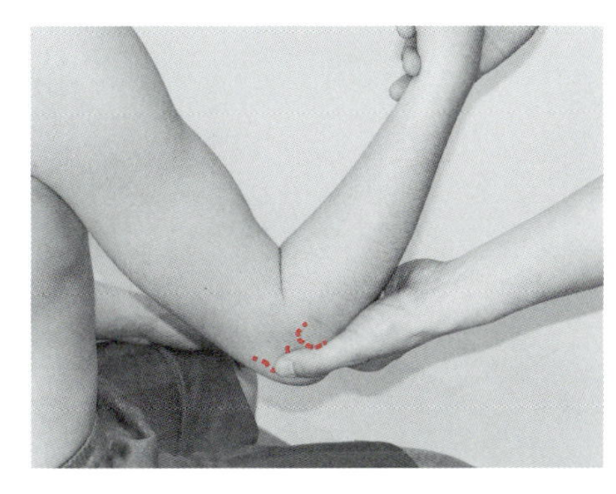

図９　上腕骨外側上顆

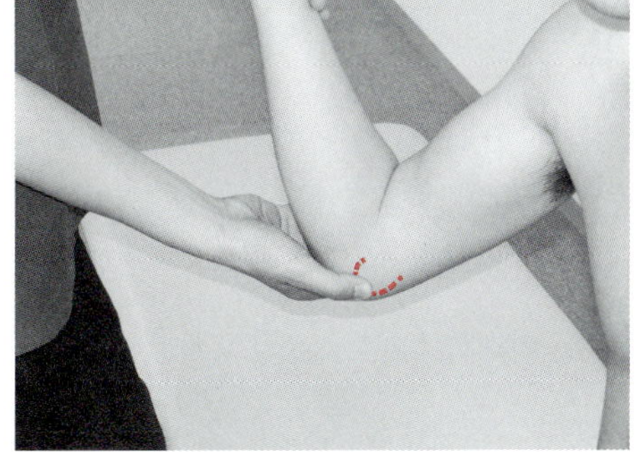

図 10　上腕骨内側上顆

3）上腕骨

（1）上腕骨大結節，上腕骨小結節，結節間溝

肩峰の肩峰角を触察し上腕骨のほうへ指を滑らせるとすぐ下方に，大結節を触察できる（**図7**）．その後，上腕骨の内側へと指を滑らせると骨突出部が触察でき，それが小結節である（**図8**）．小結節は肩関節を外旋位にすることで，より触察しやすくなる．大結節と小結節のあいだの溝が結節間溝である．

結節間溝からは，上腕二頭筋から近位に向かって触察を進めることも可能である．途中，長頭と短頭とを区別する必要があり，より外側に筋収縮を感じるところを近位へ進めると肩峰直下部にて触知できる．

（2）上腕骨外側上顆，内側上顆

上腕骨の外側上顆および内側上顆の触察では，肘関節を軽度屈曲位とする．上腕骨体遠位を内外側から指で挟むように触察し，より遠位に滑らせると最大幅の部位が肘関節に存在する．そのとき，外側が外側上顆，内側が内側上顆である（**図9，10**）．同部位を把持しながら前腕を回内・回外運動させ，動かないことを確認する．

4）前腕の骨

（1）肘頭

肘関節を 90° 屈曲位にしたとき，その背側に突出した部位が肘頭である（**図11**）．

（2）橈骨頭

触察の際には，肘関節を 90° 屈曲位にする．上腕骨外側上顆を触察し，前腕の回内・回外運動で動かないことを確認する．触察した指をそのまま 1 横指ほど遠位に滑らせる．その際前腕を回内・回外運動させると，橈骨輪状靱帯内で橈骨頭が回旋しているのを感じることができる（**図12**）．

MEMO

ヒューター線，ヒューター三角

肘関節伸展位において，肘関節周囲のランドマークが一直線に並ぶ．ランドマークは上腕骨内側上顆，上腕骨外側上顆，肘頭である．このランドマークを一直線に結ぶ線をヒューター線という．また，肘関節を屈曲位としたとき，上腕骨の外側上顆，内側上顆，肘頭を結ぶと逆正三角形の形状となる．これをヒューター三角という．

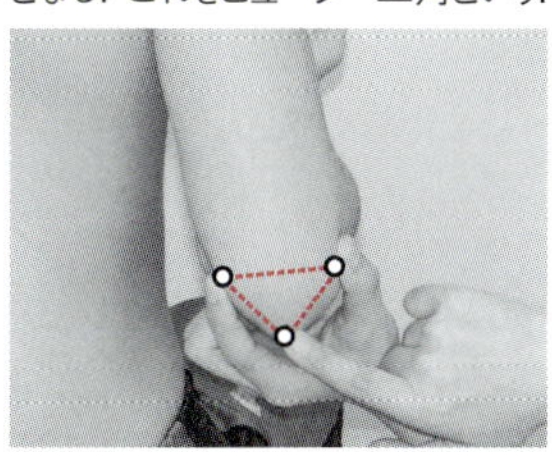

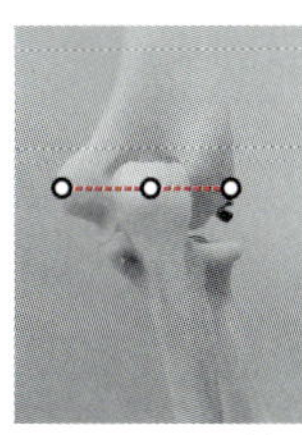

ヒューター線

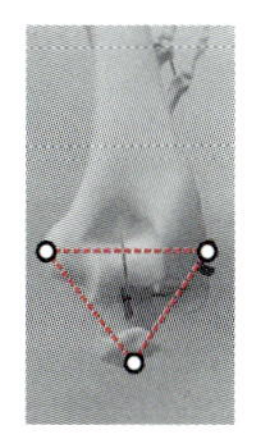

ヒューター三角

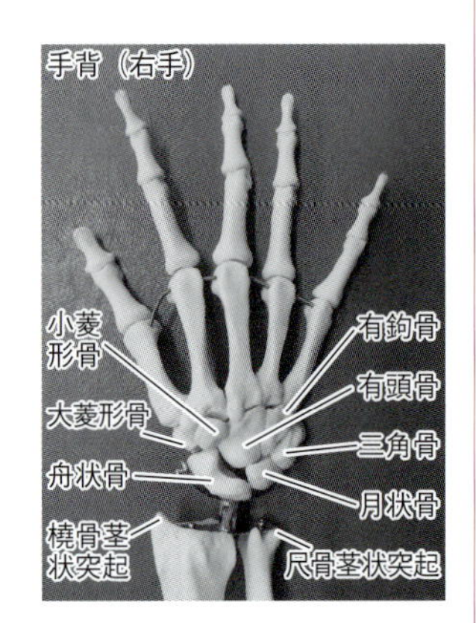

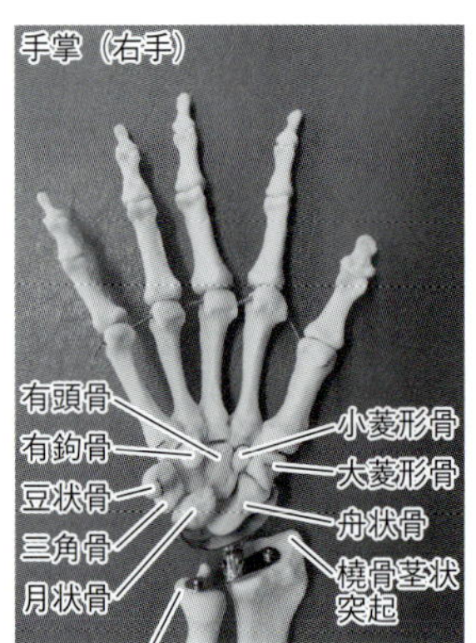

尺骨茎状突起

MEMO
嗅ぎタバコ窩（snuff box）
嗅ぎタバコ窩は，長母指伸筋腱，短母指伸筋腱，長母指外転筋腱，伸筋支帯によって囲まれた部分である．よって，母指を外転・伸展させることで腱が浮き上がり凹みが生じる．

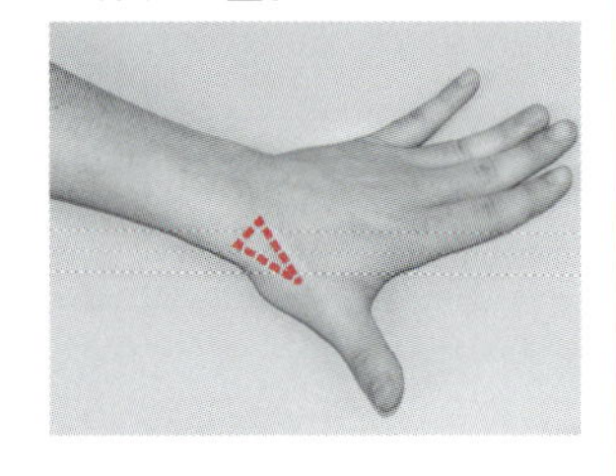

MEMO
リスター結節
後結節とも呼ばれ，前腕を回内させ橈骨遠位外側より指を内側へ滑らせると触察できる．また，長母指伸筋を緊張させると腱が浮き上がり，近位へたどると橈骨部に同様に触察できる．

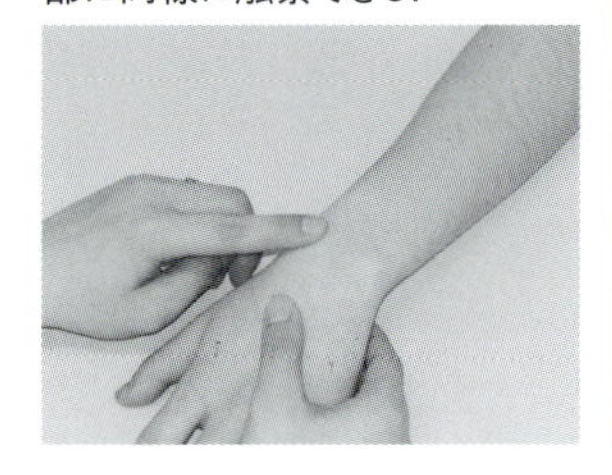

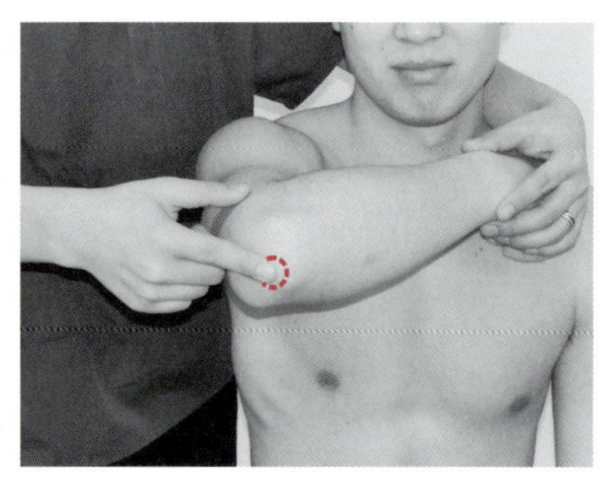
図 11　肘頭

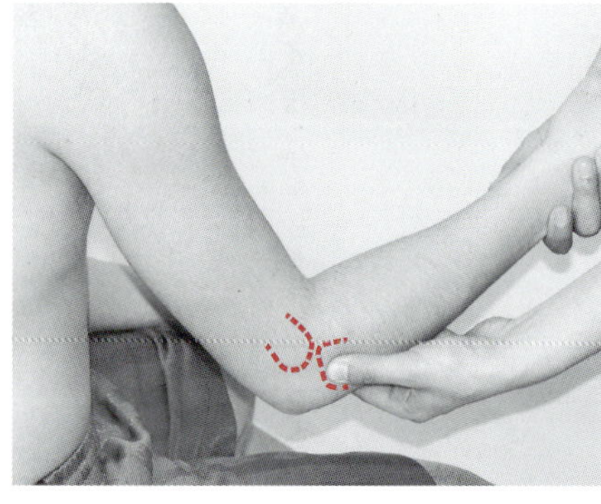
図 12　橈骨頭

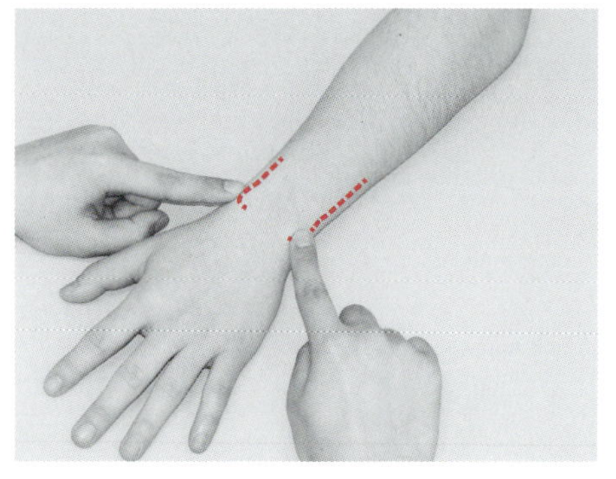
図 13　橈骨・尺骨茎状突起

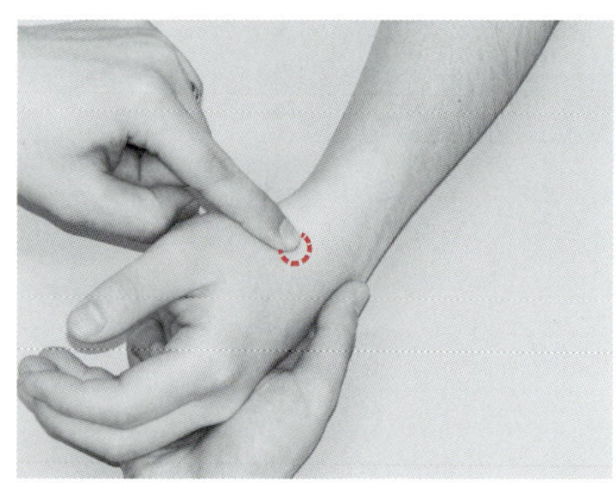
図 14　舟状骨

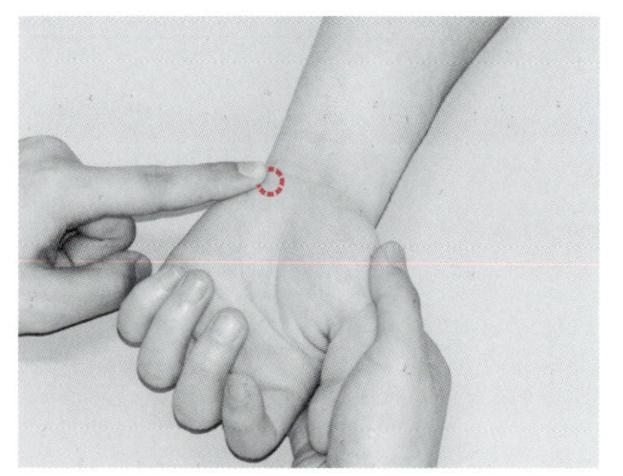
図 15　豆状骨

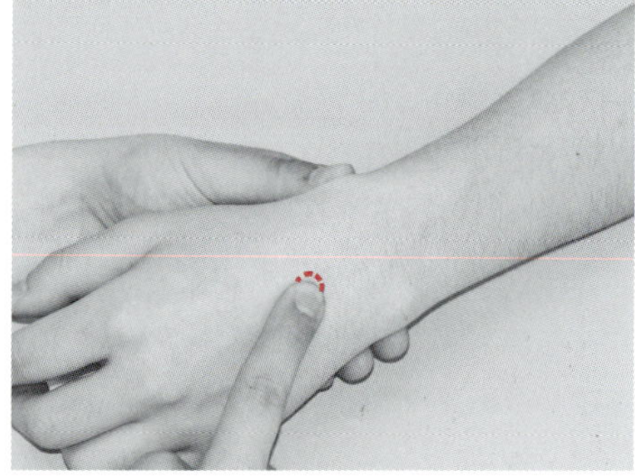
図 16　有頭骨

(3) 橈骨・尺骨茎状突起

尺骨茎状突起および橈骨茎状突起の触察の際には，前腕を回内位とする．尺骨，橈骨外側縁を遠位に向かって指を滑らせると，骨の隆起を感じることができる．骨隆起を越えてさらに遠位に指を進めると，手根骨との凹みを感じることができる．凹みより若干近位に向けて指を滑らせると，橈骨・尺骨の茎状突起が触察できる（**図 13**）．尺骨茎状突起は橈骨茎状突起と比べて高さが 1 横指ほど近位に存在する．

5) 手根骨

(1) 舟状骨

手背より行うと触察しやすい．舟状骨は長母指伸筋腱と短母指伸筋腱および長母指外転筋腱とで囲まれた嗅ぎタバコ窩直下に位置する（**図 14**）．

(2) 月状骨

月状骨は近位の手根列に位置し，三角骨と舟状骨に挟まれた骨である．前腕を回内位とし，橈骨のリスター結節を触察する．そこから遠位に指をずらし，手関節を掌屈すると骨の浮き上がりを感じる．

(3) 豆状骨

豆状骨は近位の手根列の最外側（尺骨側）に位置し，三角骨の掌側にある．豆状骨は尺側手根屈筋の停止部でもある．触察の際には，前腕を回外し手掌面を向ける．小指球の最近位，尺骨茎状突起からやや1横指遠位に指を動かし，その周囲を触察すると突起状の隆起を触知できる（**図15**）．

(4) 三角骨

三角骨は近位の手根列の尺側に位置し，豆状骨の背側にある．前腕を回内させ背側より触察し，尺骨茎状突起の隣接遠位に指を当てる．手関節をやや掌屈させ，橈屈させると三角骨が浮き上がってくるのを感じることができる．逆に背屈・尺屈をすると三角骨が埋没していくのを感じることができる．

(5) 大菱形骨

大菱形骨は手根骨の遠位列の最も橈側に位置している骨である．触察では，母指を把持し，母指中手骨をたどる．最近位までたどると，母指の内転運動を繰り返すことによって中手骨と手根骨との関節運動を触知できる．手根骨側の骨が大菱形骨である．

(6) 小菱形骨

小菱形骨は手根骨の遠位列の骨で，遠位で示指中手骨と手根中手関節を形成する骨である．示指の中手骨を触察して近位に指を進め，中手骨の近位端（手根中手関節）を越えたところに小菱形骨が触知できる．

(7) 有頭骨

有頭骨は手根骨の遠位列の骨で，中指中手骨と手根中手関節を形成する骨である．中指の中手骨を触察して近位に指を滑らせ，中手骨の近位端を越えたところで有頭骨を触知することができる（**図16**）．

(8) 有鉤骨

手掌より，尺骨茎状突起，豆状骨を触察した後，指を示指の中手骨へ向けて滑らす．1横指程度で骨の突出部を触知でき，これが有鉤骨鉤である．

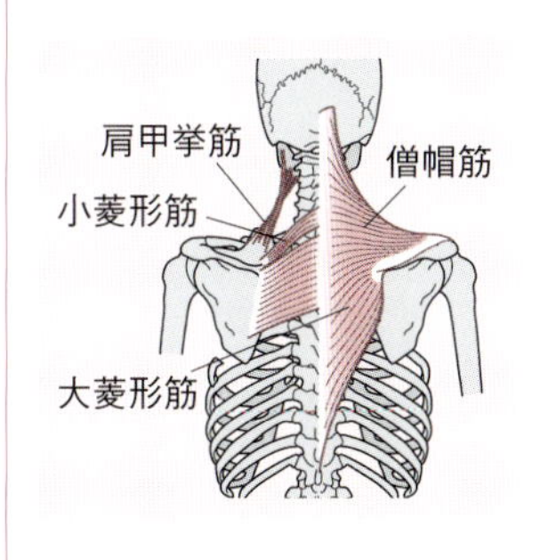

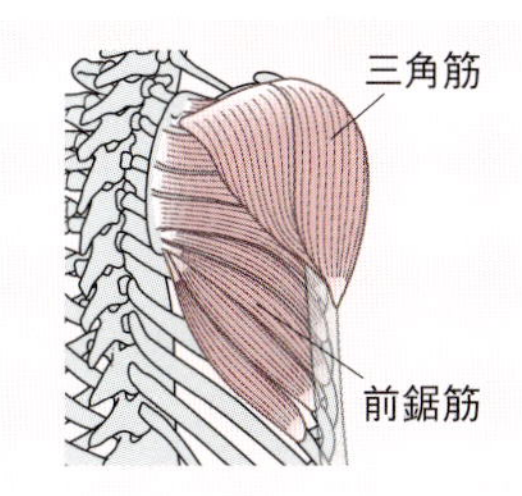

2. 筋の触察

肩関節，肘関節，手関節，手指の運動に関する筋で，体表より触知できる筋の触察方法を以下にあげる．

1) 肩関節の運動にかかわる筋

(1) 僧帽筋

僧帽筋は起始部の位置から上部線維（後頭骨，項靱帯），中部線維（第1～第6胸椎棘突起），下部線維（第7～第12棘突起）の3つに分けることができる．

僧帽筋上部線維の触察では，座位とし被検者に肩関節を軽度屈曲してもらう．検査者は抵抗をかけることで鎖骨外側1/3から頭部にかけて筋が緊張し，触知することが可能となる．筋線維が浮き上がるため明瞭になる（**図17**）．

僧帽筋中部線維の触察では，被検者は腹臥位もしくは座位となり，肩関節90°外転90°外旋位を開始肢位とする．肩関節の水平伸展を繰り返し行ってもらうことで，肩甲骨内側縁部に筋収縮を感じる（**図18**）．棘突起付近は腱鏡という構造があり，筋線維がないため凹みができる．

僧帽筋下部線維の触察では，腹臥位で肩関節180°屈曲140°外転程度（肩関節のゼロポジション）を開始肢位とする．そのまま肩関節をさらに屈曲させることで，胸椎棘突起と内側縁から起始部にかけての筋線維が収縮し，触察が可能となる（**図19**）．

MEMO

僧帽筋の起始と停止

起始：後頭骨項靱帯，第6頸椎～第11胸椎棘突起

停止：鎖骨外側1/3，肩峰，肩甲棘

MEMO

ゼロポジション（zero position）

ゼロポジションの定義は，前額面で見たときに肩甲棘と上腕骨が一直線になっている状態をいう．水平屈曲60°位での挙上120°がその位置となり，上腕骨頭が臼蓋に対してどこにも衝突していないゆとりの肢位である[1]．

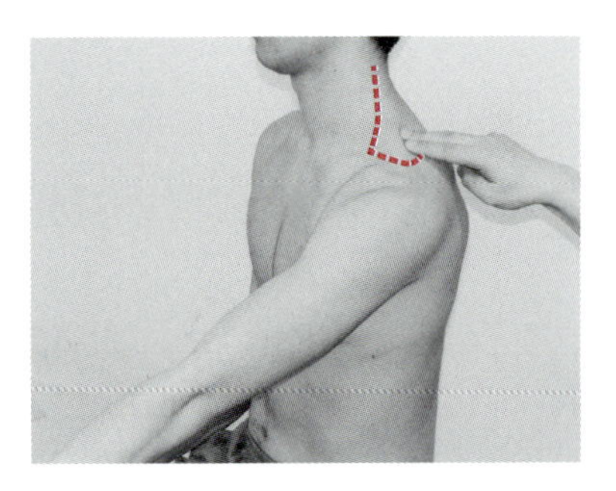

図 17　僧帽筋上部線維

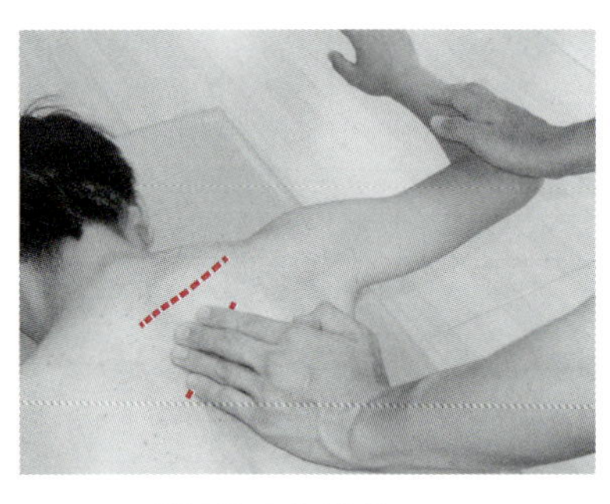

図 18　僧帽筋中部線維

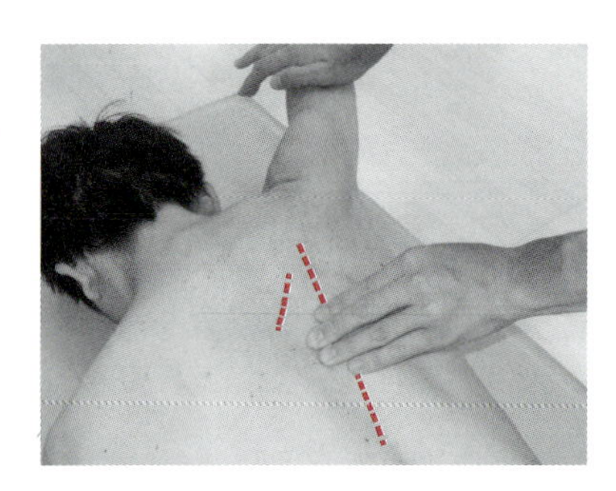

図 19　僧帽筋下部線維

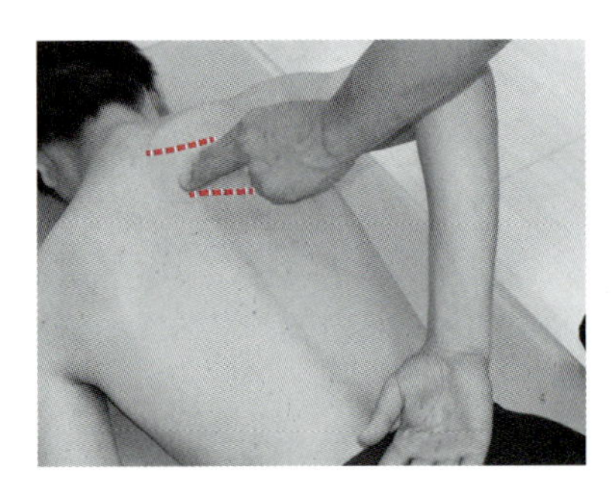

図 20　菱形筋

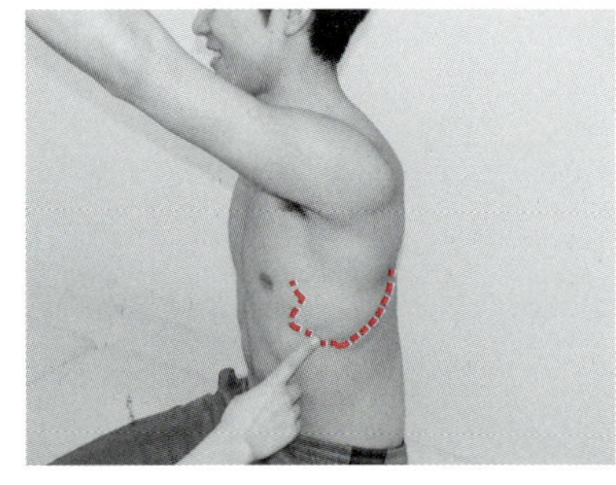

図 21　前鋸筋

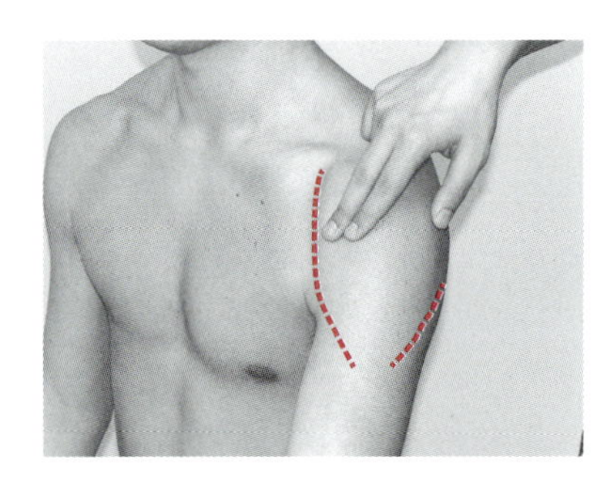

図 22　三角筋

(2) 菱形筋

菱形筋は大菱形筋と小菱形筋があり，触診の際には，肩甲骨を下方回旋させることで筋収縮を誘発する．上肢を結帯動作のように肩関節伸展，内転，内旋をすることで肩甲骨を下方回旋させると，肩甲骨下角部より棘突起へ向かう筋線維の収縮を触知できる（**図 20**）．

(3) 前鋸筋

前鋸筋を触察する際には，肩関節を 90～120° 程度屈曲させて行う．肩甲骨下角のレベルで胸郭（肋骨）に手を置き，検査者の手掌を押し付けるように抵抗を加え，被検者には検査者の手を押し返すように運動を行ってもらう．肋骨の表面で筋収縮を感じることができ，これが前鋸筋である（**図 21**）．

(4) 三角筋

三角筋は前部，中部，後部の 3 部に分けられる．

三角筋前部線維は，鎖骨外側 1/3 から肩鎖関節のあいだの鎖骨に沿った部位を触察し，肩関節の屈曲伸展を繰り返してもらうと，屈曲の際に筋の収縮を感じる（**図 22**）．三角筋より内側には大胸筋が起始しており，三角筋と大胸筋のあいだを三角胸筋溝といい，この触察で溝を触知できる．

三角筋中部線維の触察の際には，肩峰よりやや遠位の筋線維部を触察し，肩関節外転内転運動を繰り返し実施してもらう．肩関節の外転運動で収縮を感じる部位が三角筋中部線維であり，そのまま三角筋粗面まで触察を進める．

三角筋後部線維の触察の際には，肩甲棘と肩峰のあいだに指を置き，肩関節を伸展運動してもらう．その際に筋収縮を感じることができる部位が三角筋後部線維である．また同部位は肩関節を水平伸展した際にも収縮する．

(5) 大胸筋

大胸筋は起始部と停止部との関係から鎖骨部，胸肋部に分かれる．

鎖骨部は，すぐ外側に隣接する三角筋前部線維と区別する．三角筋と大胸筋鎖骨部とのあいだには三角胸筋溝があり橈側皮静脈が走行しており，その深部には鎖骨胸筋筋膜が張っている．臥位で触察し，肩関節 60° 外転位から水平屈曲させると鎖骨下部

MEMO
菱形筋の起始と停止
起始：〔大菱形筋〕第 2～5 胸椎棘突起，〔小菱形筋〕第 7 頸椎，第 1 胸椎棘突起
停止：肩甲骨内側縁

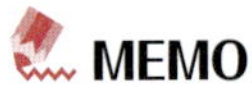

MEMO
結帯動作
結帯動作とは，日常生活ではエプロンの紐を背中側で結ぶときに必要な動作であり，肩関節を伸展・内転・内旋させた肢位．

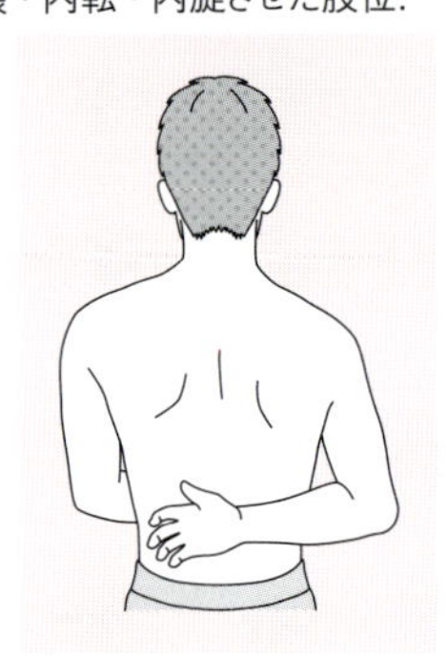

MEMO
前鋸筋の起始と停止
起始：第 1～9 肋骨
停止：肩甲骨内側縁

MEMO
三角筋の起始と停止
起始：〔前部〕鎖骨外側 1/3 から肩鎖関節，〔中部〕肩峰，〔後部〕肩甲棘
停止：三角筋粗面

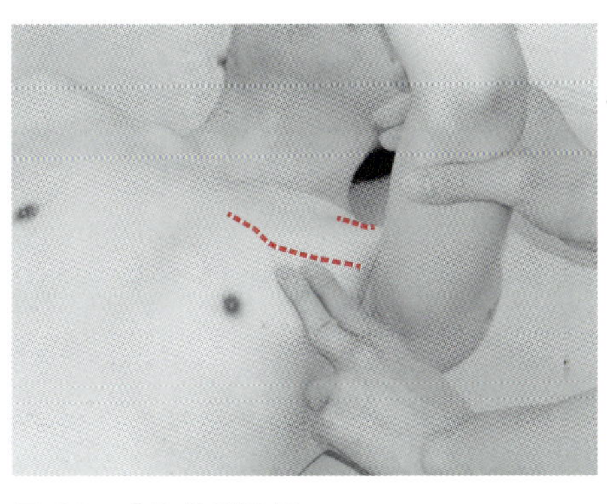

図 23　大胸筋鎖骨部

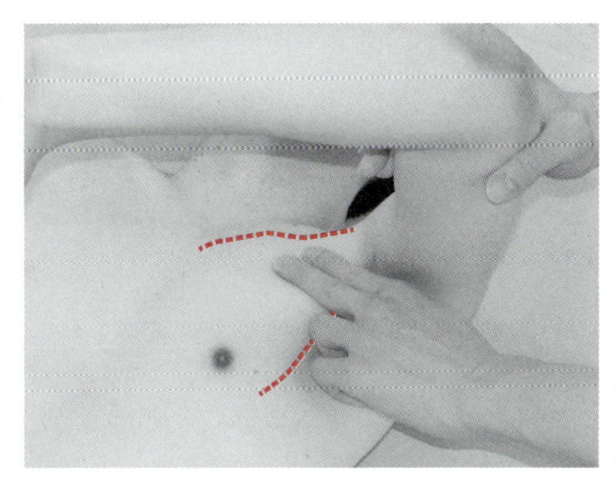

図 24　大胸筋胸肋部

図 25　棘上筋

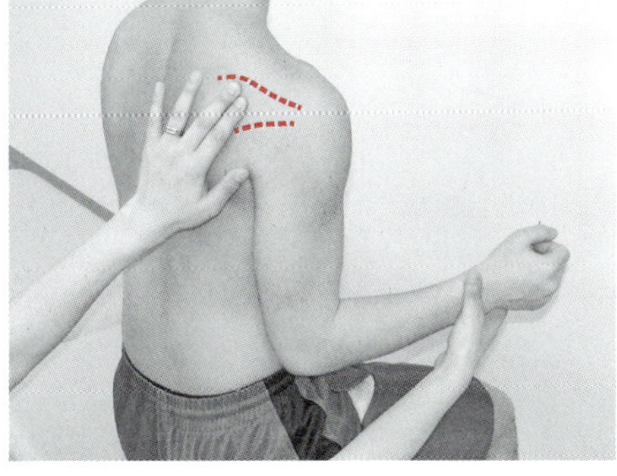
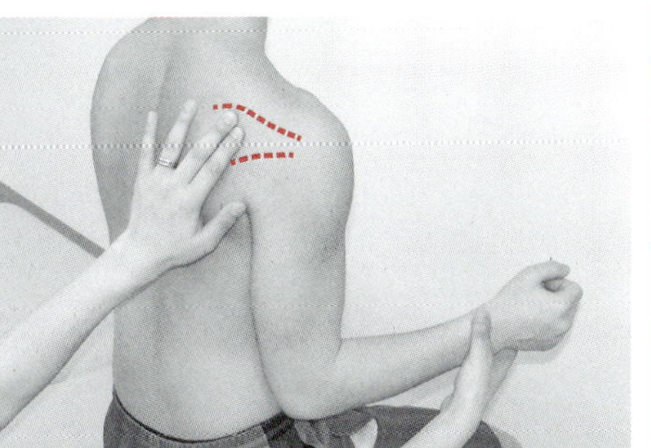

図 26　棘下筋

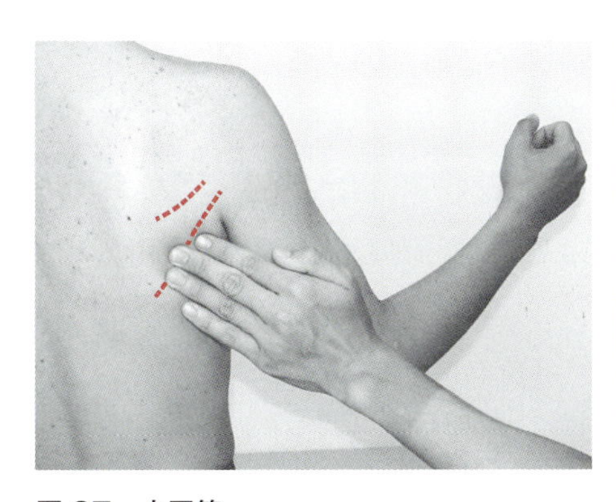

図 27　小円筋

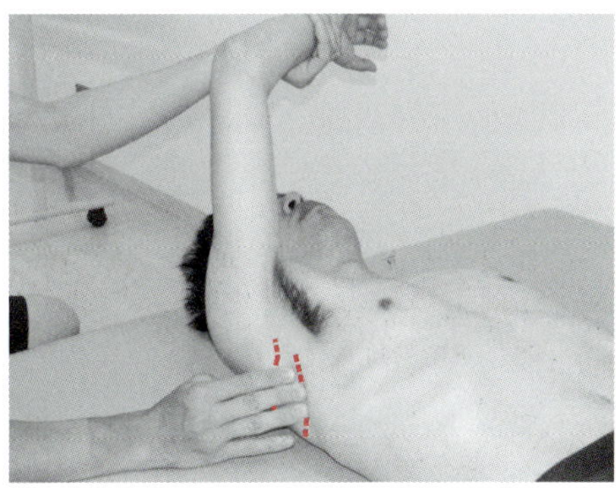

図 28　大円筋

で筋収縮を感じる（**図 23**）.

胸肋部は，肩関節 120° 外転位から水平屈曲させると大胸筋外側縁から肋骨部にかけて筋収縮を感じる（**図 24**）.

(6) 棘上筋

最初に背側より肩甲棘を触察する．肩甲棘を境にした上方部である棘上窩に指を置き，肩関節を外転運動してもらうと，筋収縮を感じる（**図 25**）.

(7) 棘下筋

背側より肩甲棘を触察し，下方（下角側）へ指を滑らせると，棘下窩に棘下筋がある．肩関節を外旋運動してもらうと，筋収縮を感じることができる（**図 26**）.

(8) 小円筋

肩甲骨の下角を触察し，肩甲骨の縁を外側へ滑らせる．触察しながら肩関節を外旋することで，筋収縮を感じる（**図 27**）．肩関節を水平内転させるとより触察しやすくなる.

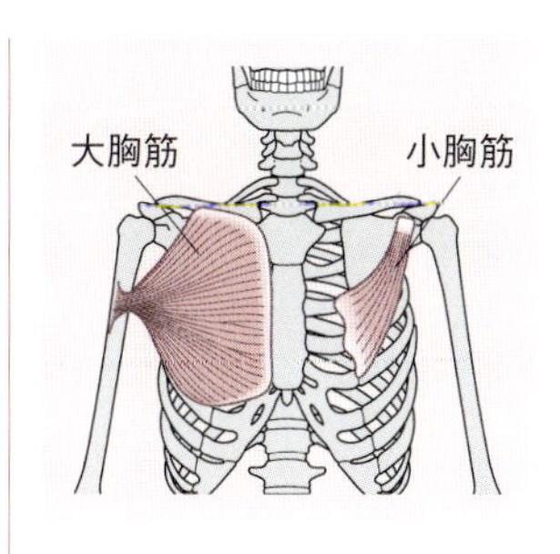

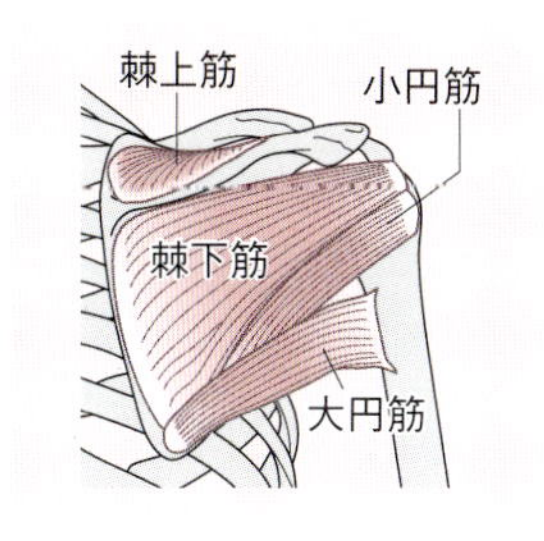

MEMO

大胸筋の起始と停止

起始：〔鎖骨部〕鎖骨内側 1/2 から 2/3 の前面,〔胸肋部〕胸骨, 第 2～6 肋骨

停止：上腕骨大結節

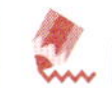

MEMO

棘上筋の起始と停止

起始：棘上窩

停止：上腕骨大結節

MEMO

棘下筋の起始と停止

起始：棘下窩

停止：上腕骨大結節

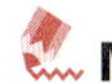

MEMO

小円筋の起始と停止

起始：肩甲骨外側縁近位 2/3

停止：肩甲骨大結節

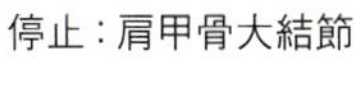

MEMO

大円筋の起始と停止

起始：肩甲骨下角

停止：上腕骨小結節

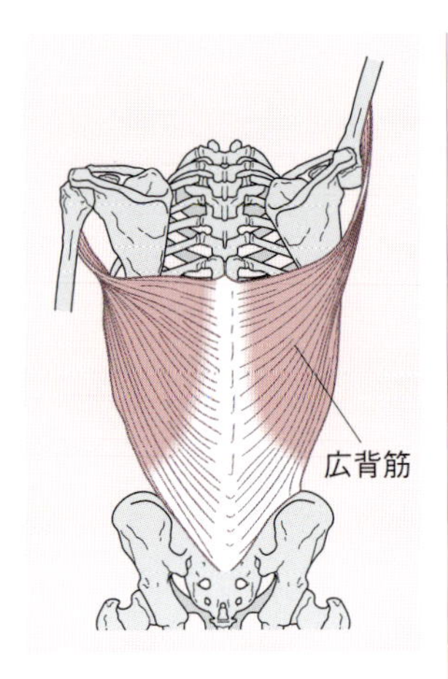

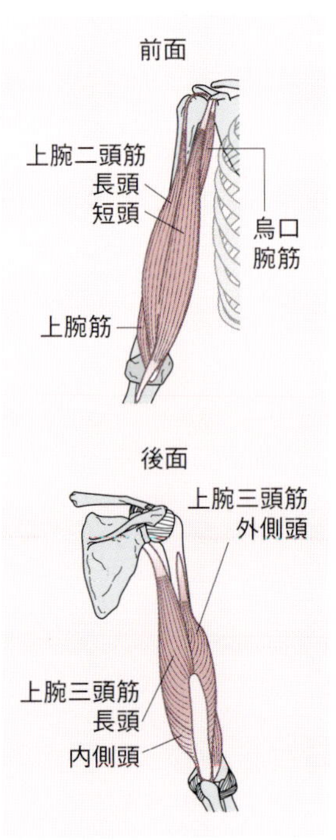

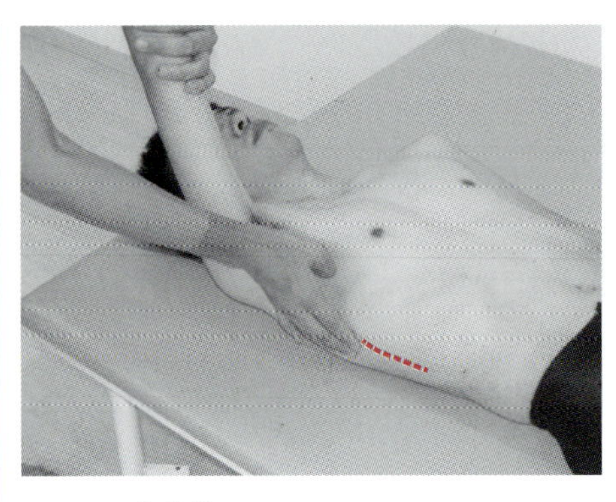

図 29　広背筋

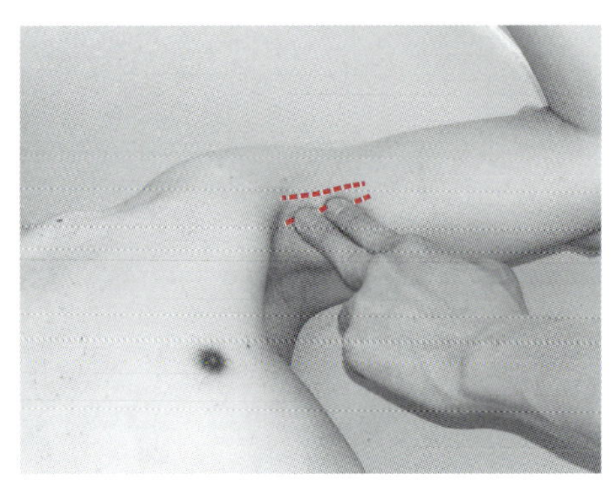

図 30　烏口腕筋

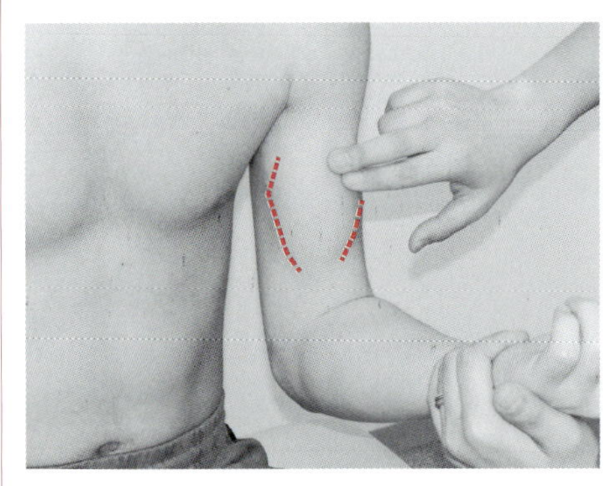

図 31　上腕二頭筋

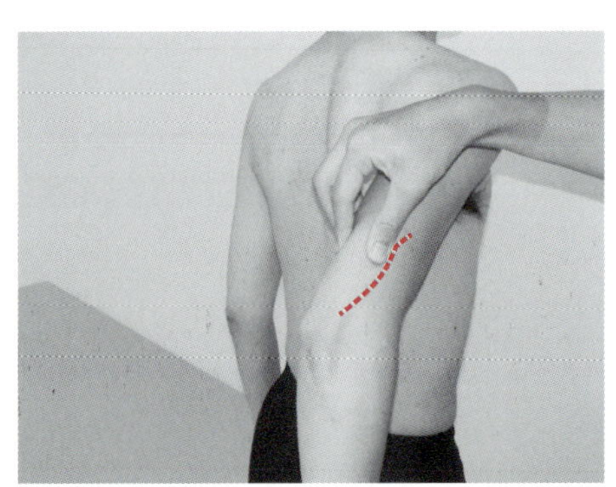

図 32　上腕三頭筋

MEMO

広背筋の起始と停止

起始：第 7〜12 胸椎棘突起，腸骨稜，下部肋骨，肩甲骨下角

停止：上腕骨小結節稜

MEMO

烏口腕筋の起始と停止

起始：烏口突起

停止：上腕骨内側

MEMO

上腕二頭筋の起始と停止

起始：〔長頭〕肩甲骨関節上結節，〔短頭〕烏口突起

停止：橈骨粗面，前腕筋膜

MEMO

上腕三頭筋の起始と停止

起始：〔長頭〕肩甲骨関節下結節，〔外側頭〕橈骨神経溝外上方，〔内側頭〕橈骨神経溝内下方

停止：肘頭

(9) 大円筋

大円筋は，小円筋，上腕三頭筋長頭と同様に外側腋窩隙，内側腋窩隙を同定する．触察の際には上腕骨を 90° 屈曲位とし，肘関節を屈曲させ，肩関節を内旋運動させる．次いで肩甲骨下角を触り，肩関節の運動に伴って収縮する大円筋を触知する（**図 28**）．

(10) 広背筋

触察の際は背臥位で開始する．肩関節を屈曲させ，肩甲骨の下角を触察する．広背筋は下角の外側を走行する．上腕骨を伸展する方向へ運動してもらい，抵抗を加えることで広背筋の筋収縮を感じる（**図 29**）．

(11) 烏口腕筋

烏口腕筋は，上腕二頭筋の短頭と密着して走行している．触察の際には上腕二頭筋と区別するため，開始肢位を肘関節屈曲位，肩関節 90° 屈曲位とする．上腕骨を軽度外転した状態から内転運動をさせると，烏口突起の外側で筋収縮を感じる（**図 30**）．

2) 肘関節の運動にかかわる筋

(1) 上腕二頭筋

上腕二頭筋は長頭と短頭に分けて触察できる．最初に肘関節を屈曲させ，肘関節のやや近位で筋腹を感じる．筋の内外側縁を感じながら指を近位へ進めると筋腹の中で凹みを感じる（**図 31**）．その凹みの内側が短頭で，外側の筋腹が長頭である．長頭を確認するためには，そのまま外側縁を肩関節近位まで進めると上腕骨の結節間溝まで到達する．短頭では内側縁を触察しながら近位まで指を進めると烏口突起まで達する．

(2) 上腕三頭筋

上腕三頭筋は長頭，外側頭，内側頭が存在するが，内側頭は深層を走行している部位が多く，触察しにくいが，長頭は比較的触察しやすい．上腕三頭筋長頭の触察は，肩関節最大屈曲位，肘関節最大屈曲位とし，腋窩部で行う．指を近位部へ進めると，肩甲骨の関節下結節へと続いていることが確認できる．肘関節軽度屈曲位から伸展を

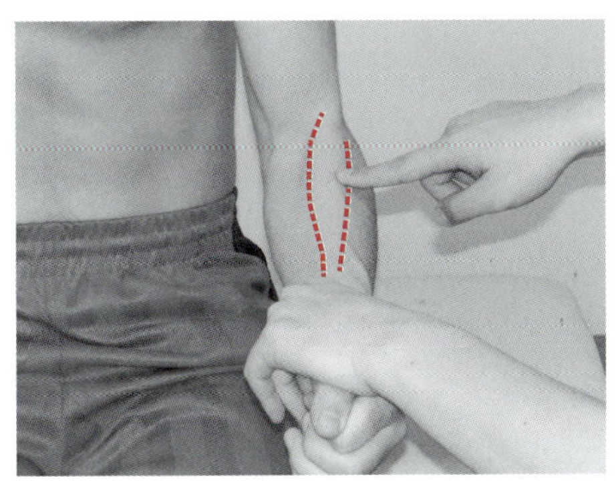

図 33 腕橈骨筋

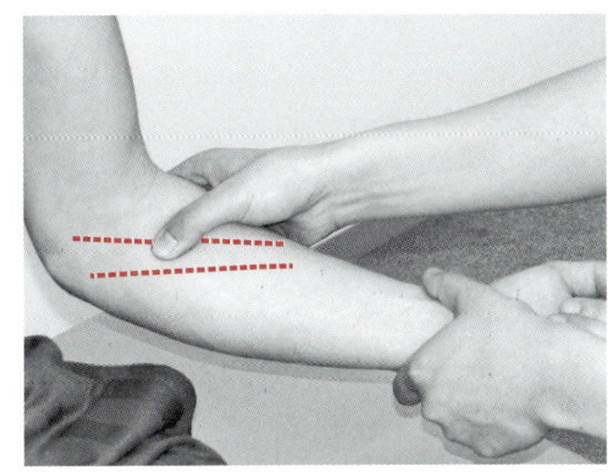

図 34 円回内筋

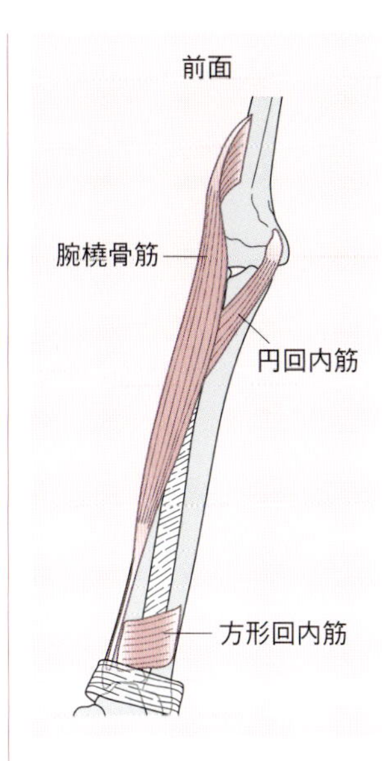

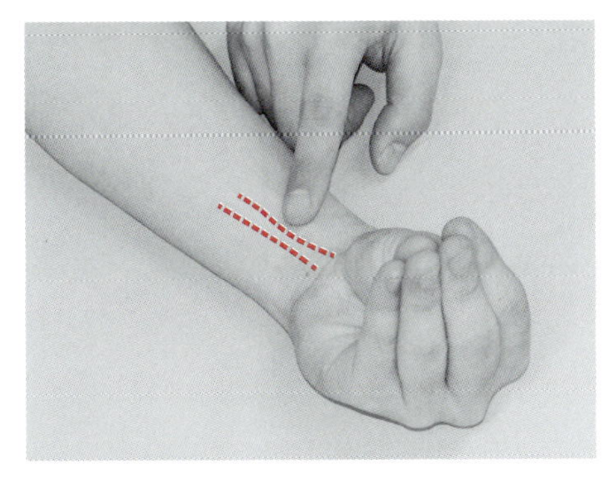

図 35 長掌筋

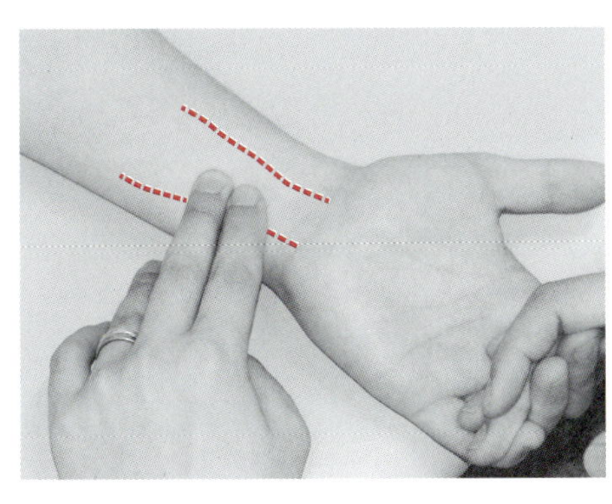

図 36 浅指屈筋

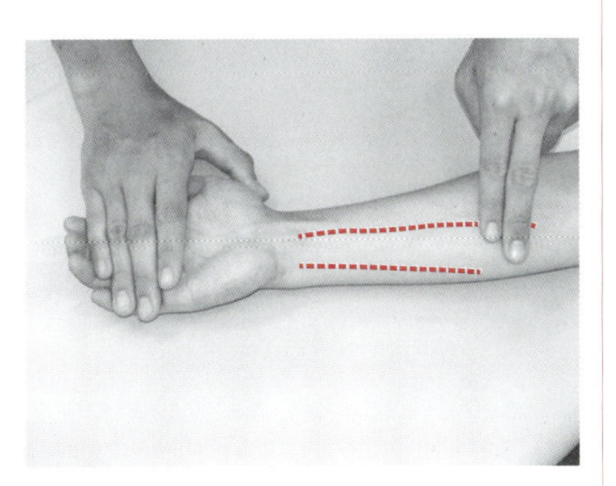

図 37 深指屈筋

行ってもらうと上腕後面に上腕三頭筋の筋収縮を感じる（図 32）.

(3) 腕橈骨筋

上腕筋，上腕二頭筋と同様に肘関節屈曲の作用をもつ筋である．腕橈骨筋の触察の際には，前腕を回内・回外中間位とする．その肢位より肘関節を屈曲してもらうことで腕橈骨筋の筋収縮を肘関節で感じ，筋の膨隆を観察できる（図 33）.

MEMO
腕橈骨筋の起始と停止
起始：上腕骨外側上顆稜
停止：橈骨茎状突起

(4) 円回内筋

触察の際には，肘関節 90° 屈曲位とし，手関節を掌屈位とする．この肢位でその他の内側上顆から起こる筋の影響を排除する．その肢位から前腕の回内・回外運動を繰り返し，指で内側上顆付近を触察すると円回内筋の筋収縮を感じる（図 34）.

MEMO
円回内筋の起始と停止
起始：上腕骨内側上顆
停止：橈骨中央外側

3）手関節および手指の運動にかかわる筋

(1) 長掌筋

触察の際には，前腕を回外位とし，5 本の手指先端を合わせるようにし，力を入れてもらうことで手掌腱膜を緊張させる．このとき，手首（屈筋支帯部）に腱の浮き上

MEMO
長掌筋の起始と停止
起始：上腕骨内側上顆
停止：手掌腱膜

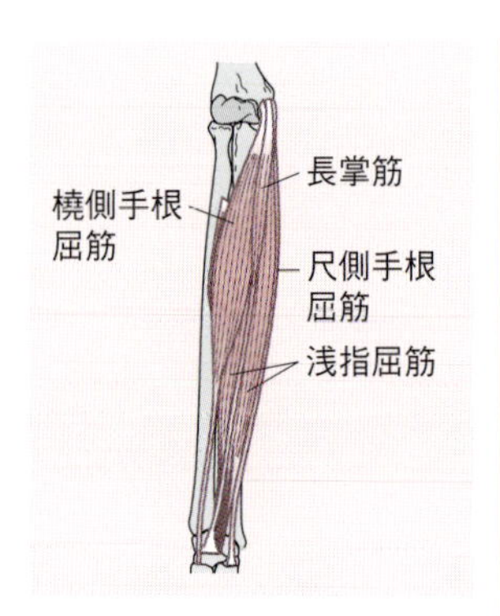

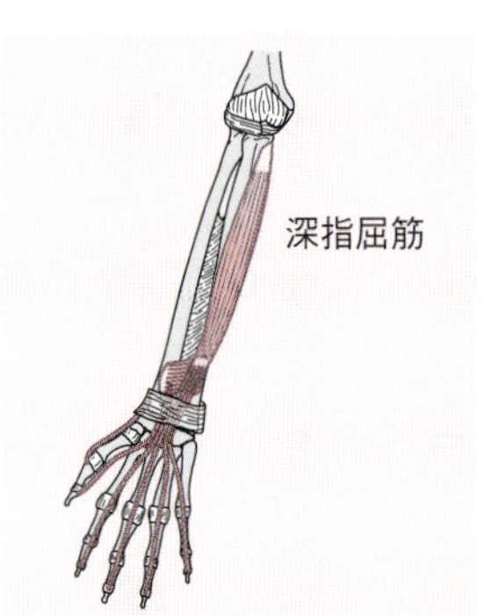

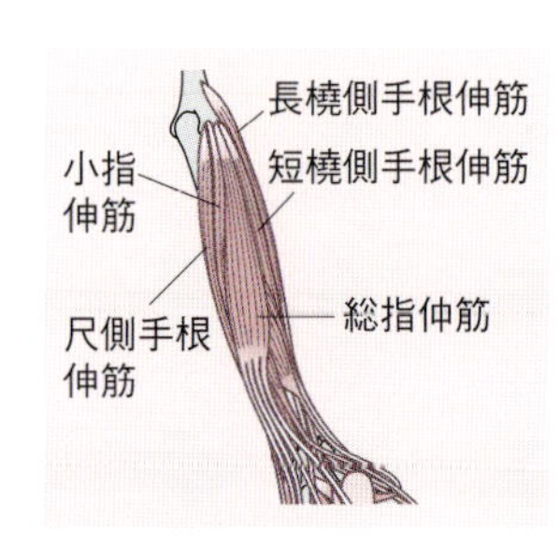

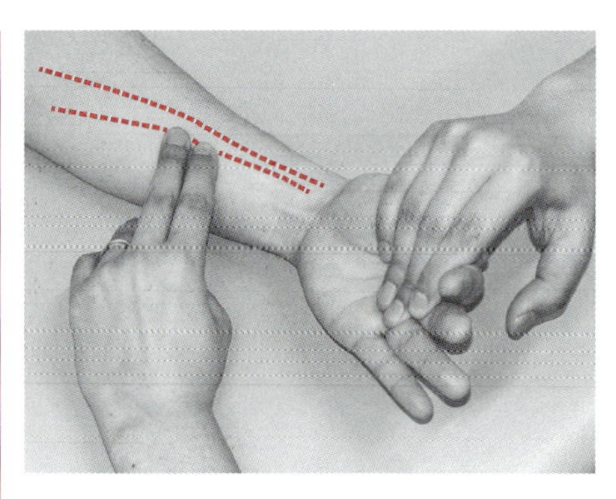

図 38　橈側手根屈筋

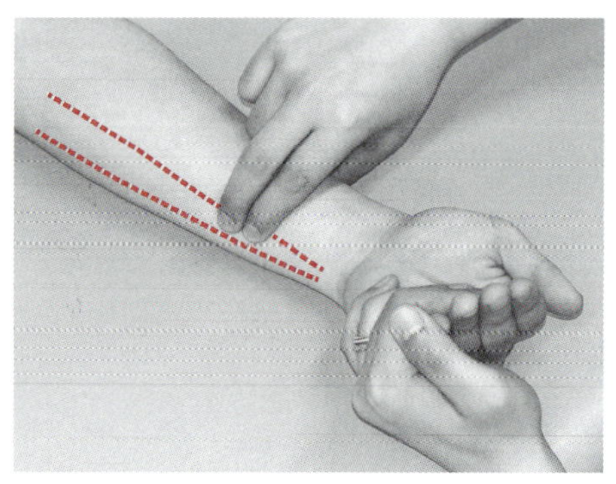

図 39　尺側手根屈筋

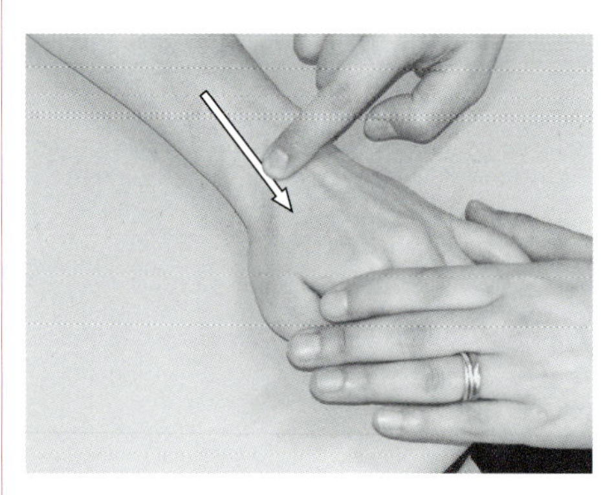

図 40　長橈側手根伸筋

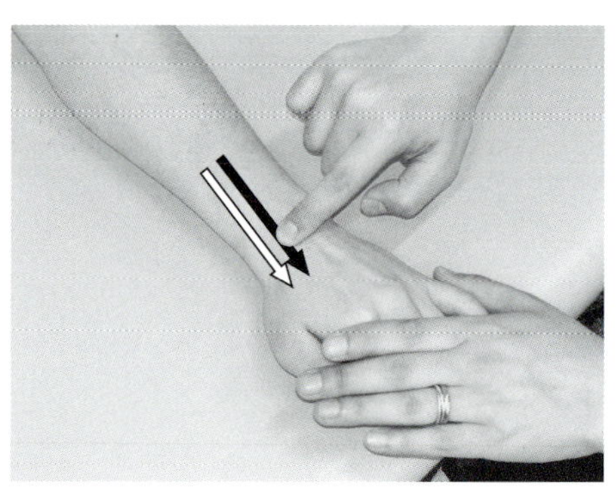

図 41　短橈側手根伸筋
➡：短橈側手根伸筋
⇨：長橈側手根伸筋

がりを観察できる．手関節を掌屈させることでより観察しやすくなる（図 35）．

（2）浅指屈筋

触察の際には，前腕を回外位とし手指を伸展させた状態から行う．近位指節間関節の屈曲伸展を繰り返すと，手根管よりやや近位で腱を触知できる．腱を触知したあと，起始部へ向けて触診を進め浅指屈筋の筋腹を感じる（図 36）．

（3）深指屈筋

触察の際には，前腕を回外させ，手指を伸展させた状態から行う．中節骨までの手指を固定し遠位指節間関節のみを屈曲させる．屈曲運動を繰り返し行いながら尺骨内側面を触察すると，深層に筋収縮を感じる（図 37）．

（4）橈側手根屈筋

触察の際には，長掌筋と同じく，前腕回外位から開始する．手関節を掌屈することで長掌筋腱の橈骨側に腱の浮き上がりを観察できる．これが橈側手根屈筋腱であり，筋収縮を感じながら起始部へと進めていく（図 38）．

（5）尺側手根屈筋

前腕を回外位とし，手関節を尺屈運動させることで前腕近位部尺側で筋収縮を触知できる（図 39）．

（6）長橈側手根伸筋，短橈側手根伸筋

触察の際には前腕を回内位とし，手背より第 2 もしくは第 3 中手骨に圧迫を加え，手関節を背屈してもらう．この運動を繰り返すことで起始部に筋収縮を感じる（図 40，41）．

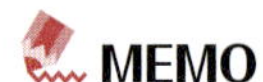

MEMO

浅指屈筋の起始と停止
起始：上腕骨内側上顆
停止：第 2～5 指の中節骨

MEMO

深指屈筋の起始と停止
起始：尺骨内側面および前腕骨間膜
停止：第 2～5 指の末節骨

MEMO

橈側手根屈筋の起始と停止
起始：上腕骨内側上顆
停止：第 2，3 中手骨

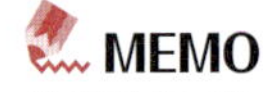

MEMO

尺側手根屈筋の起始と停止
起始：上腕骨の内側上顆
停止：有鉤骨鉤

MEMO

長橈側手根伸筋，短橈側手根伸筋の起始と停止
起始：上腕骨の外側上顆
停止：〔長橈側手根伸筋〕第 2 中手骨，〔短橈側手根伸筋〕第 3 中手骨

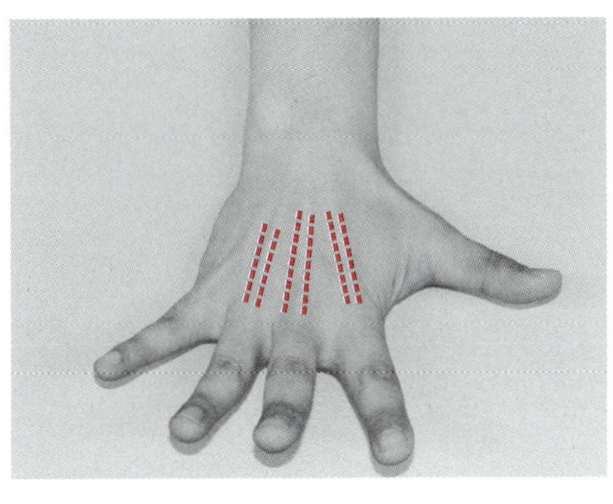

図 42 総指伸筋

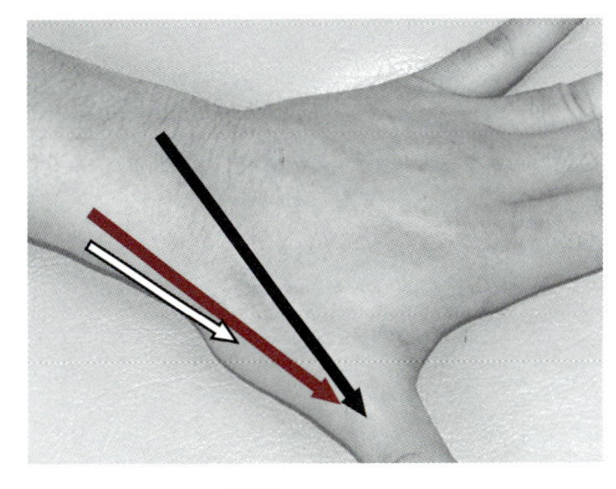

図 43 長母指伸筋
➡：長母指伸筋
⇨：長母指外転筋
➡：短母指伸筋

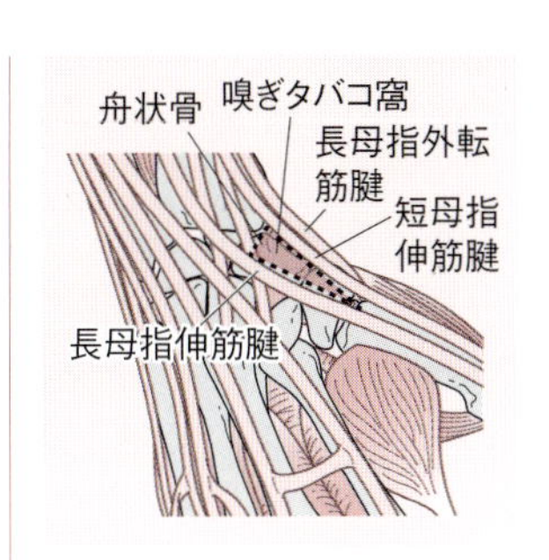

(7) 総指伸筋

触察の際には前腕回内位とし，第 2 指から第 5 指の中手指節間関節を伸展させる．そうすることで手背部に総指伸筋腱の浮き上がりを観察できる（図 42）．

(8) 長母指伸筋，長母指外転筋，短母指伸筋（図 43）

長母指伸筋は嗅ぎタバコ窩を形成する筋腱の一つである．触察の際には前腕を回内位とする．母指を伸展，外転させると，長母指伸筋腱が浮き上がり明瞭となる．

長母指外転筋は短母指伸筋と同様に嗅ぎタバコ窩の外縁を形成する筋であり，触察の際には母指中手骨と橈骨茎状突起のあいだの凹みに指を当て，母指を外転してもらう．その際に短母指伸筋腱も浮き上がり明瞭となるが，指を当てた部位に腱の浮き上がりを感じることができ，遠位へ追求すると母指中手骨へ停止する腱がある．これが長母指外転筋である．

MEMO
総指伸筋の起始と停止
起始：上腕骨外側上顆
停止：第 2〜5 基節骨

MEMO
長母指伸筋の起始と停止
起始：前腕骨間膜
停止：第 1 中手骨

引用文献

1) 高濱 照．肩関節の基礎 肩関節の挙上とゼロポジション．*The Journal of Clinical Physical Therapy* 2013；15：1-11.

参考文献

1) 森 於菟ほか．分担解剖学 第 1 巻，改訂第 11 版．東京：金原出版；1998.
2) 伊藤 隆．解剖学講義．東京：南山堂；2004.
3) 三井但夫ほか．新版岡島解剖学．東京：杏林書院；2002.
4) 中村隆一ほか．基礎運動学，第 6 版．東京：医歯薬出版；2006.
5) Kapandji IA．カパンディ関節の生理学 Ⅰ上肢．東京：医歯薬出版；2001.
6) 高濱 照．肩の機能解剖と触診のポイント．理学療法学 2003；30（4）：210-213.
7) Brown SA, et al. Quadrilateral space syndrome: the Mayo Clinic experience with a new classification system and case series. *Mayo Clin Proc* 2015；90（3）：382-394.
8) 越智淳三．解剖学アトラス，第 3 版．東京：文光堂；1998.

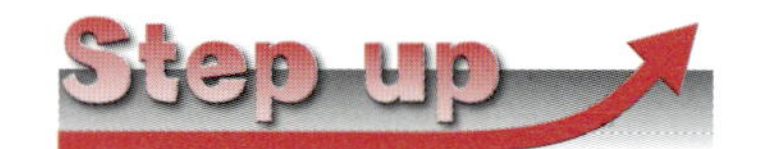

その他の組織の触察

血管

骨性ランドマーク，筋だけではなく，臨床上必要な触察部位として動脈があげられる．そのうち，バイタル測定に必要な動脈の触察方法をあげる．

(1) 上腕動脈

上腕動脈は脈を触察するうえで重要な部位であり，血圧測定においても重要である．

肘関節に近い部位で上腕二頭筋の筋腹を触察後，内側縁へと指を進める．内側縁を触察できたら指を深層へと進める．進めた部位周辺において上腕動脈の拍動を感じる（図 1）．

(2) 橈骨動脈

脈の触察に重要な動脈である．

橈骨動脈を触知するポイントは，手根管よりやや近位の橈側手根屈筋腱の外側で触察することである．脈を取るのにスタンダードな部位であり，拍動も感じやすい．また，嗅ぎタバコ窩でも拍動を感じることができる（図 2）．

(3) 尺骨動脈

脈の触察に重要な動脈である．

尺骨動脈を触知するポイントは，尺骨神経と並走してギヨン管に入る手前の部位である（Lecture 5 Step up 参照）．豆状骨を触知し，近位へ指を進めると尺側手根屈筋の内側縁付近で尺骨動脈の拍動を触知できる（図 3）．橈骨動脈と比較して拍動を感じにくい．

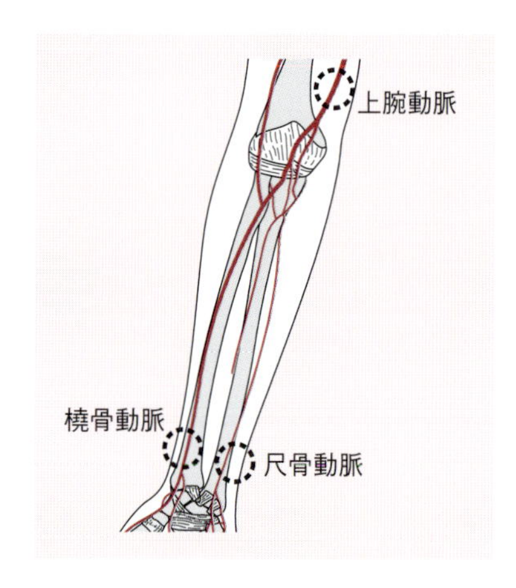

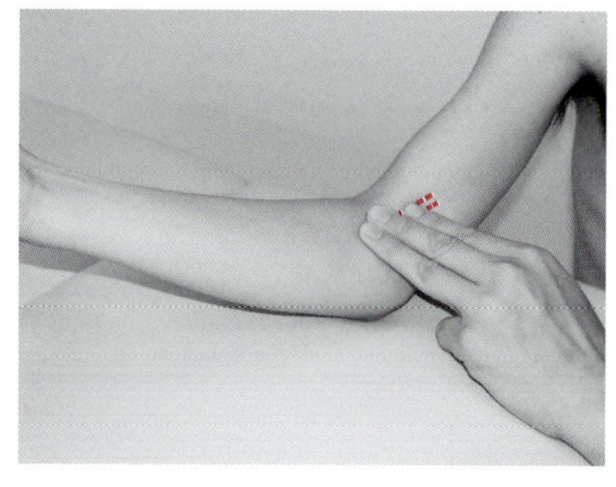

図 1　上腕動脈

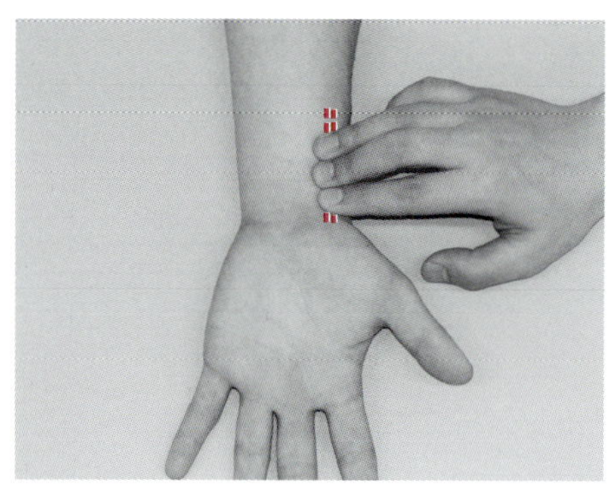

図 2　橈骨動脈

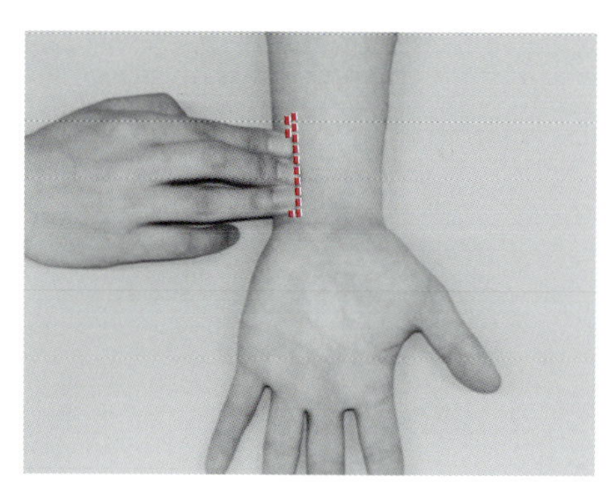

図 3　尺骨動脈

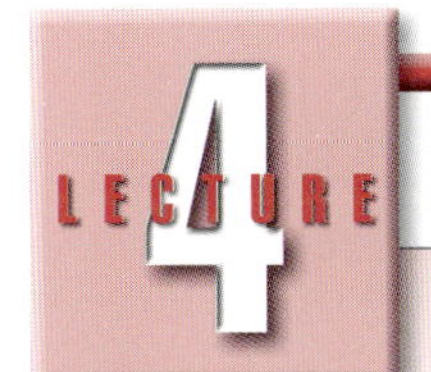

上肢帯および上肢の関節運動（1）
肩甲帯・肩関節

到達目標

・肩甲帯，肩関節に関する構造と運動を理解する．
・回旋筋腱板（ローテータ・カフ）について構造と役割を理解する．
・肩甲上腕リズムを理解する．
・肩関節のポジションにより可動域が変化する要因を理解する．

この講義を理解するために

この講義では，肩甲骨と上腕骨が構成する関節運動に焦点を当て，実際に観察・触診を通して，その運動学的特徴を学びます．運動障害に対する理学療法ならびに作業療法においては，関節運動の異常を適切に見つけ出し，それを治療介入につなげていくことが必要となります．そのために，ここでは最初に関節運動を観察する視点・方法を身につけ，次に正常な関節運動がどのようなものであるかを観察・触診を通してとらえられるようにします．

上肢帯および上肢の関節運動を学ぶにあたり，以下の項目をあらかじめ確認・整理しておきましょう．

□ 上肢帯および上肢の構造を復習しておく．
□ 上肢帯および上肢の運動にかかわる筋の作用を復習しておく．
□ 上肢帯および上肢の体表解剖を復習しておく．

講義を終えて確認すること

□ 肩甲帯，肩関節に関する構造と運動を理解できた．
□ 回旋筋腱板（ローテータ・カフ）について構造と役割を理解できた．
□ 肩甲上腕リズムを理解できた．
□ 肩関節のポジションにより可動域が変化する要因を理解できた．

講義

MEMO

上肢帯

上肢帯は肩甲帯と自由上肢に分かれる.

肩甲帯：肩甲骨，鎖骨

自由上肢：上腕骨，橈骨，尺骨，手指骨，手根骨

1. 肩甲帯の関節運動

肩甲帯は，肩関節周囲の機構の総称であり，巧緻性の高い手の運動機能を最大限発揮できるよう，上肢帯の可動域は大きい構造となっている．体幹と上肢には，鎖骨と胸骨のあいだにある胸鎖関節，肩甲骨と鎖骨のあいだにある肩鎖関節，肩甲骨と上腕骨のあいだにある肩甲上腕関節の３関節，および肩甲骨と胸郭とのあいだで関節面をもたないが機能的な連結である肩甲胸郭関節がある．

肩甲骨の位置は二足歩行になり胸部から背部に移行したことにより，関節面が体幹横方向へ開口し，自由度の高い関節へと変化した（**図 1**）．

対象物へのリーチ動作において，上肢の関節にはそれぞれ機能的役割が存在する（**図 2**）[1]．肩関節は対象へ方向づけする方向舵，肘関節は距離を調整する伸縮装置，手関節は微調節器，手指関節は効果器の役割を担っている．

MEMO

肩鎖関節と胸鎖関節の運動パターン

胸鎖関節は自由度３の関節で広い範囲での運動が可能である．この運動を肩鎖関節がわずかしか運動しないことで肩甲骨に誘導することが可能となる．さらに肩鎖関節は，胸郭に対して肩甲骨の位置の微調整に作用し適合性を高めている．

2. 肩甲骨の運動（胸鎖関節・肩鎖関節・肩甲胸郭関節）

1）胸鎖関節と肩鎖関節の関連性

胸鎖関節と肩鎖関節とのあいだには，明確な機能的差異が存在している．胸鎖関節において鎖骨は広範囲な運動が可能で，これにより肩甲骨の全般的な運動の誘導が行われる（**図 3**）．一方，肩鎖関節では，肩甲骨と鎖骨の外側端とのあいだでわずかな運動のみが可能である．この肩鎖関節のわずかな運動しか行うことができないという特徴によって，肩甲骨と胸郭とのあいだに最大限の可動性と適合性が生まれる．

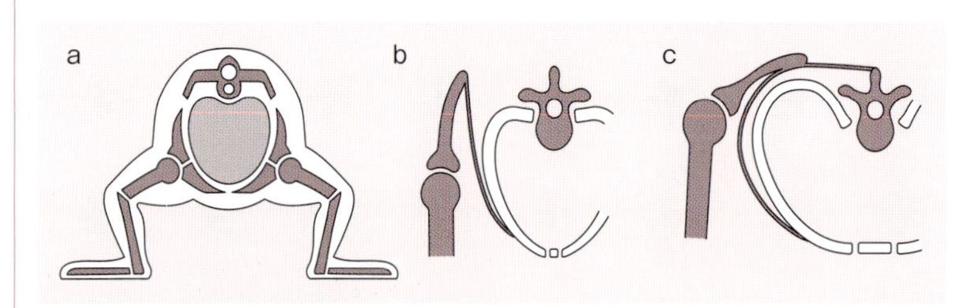

図 1　肩甲骨の位置の変化

a：爬虫類　b：四足歩行哺乳類　c：ヒト

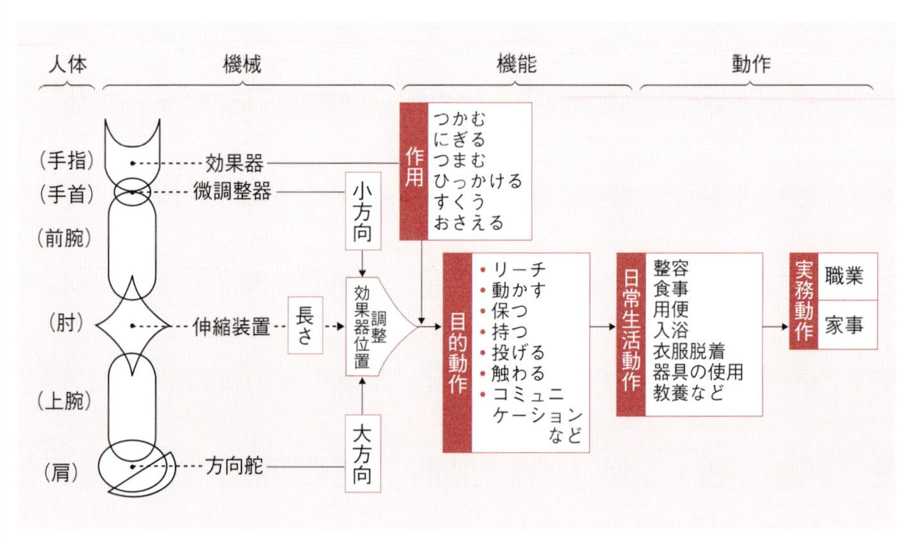

（原　武朗ほか．自助具－機能障害と道具の世界－．医歯薬出版；1977．pp2-38[1]）

図 2　上肢の機能的役割

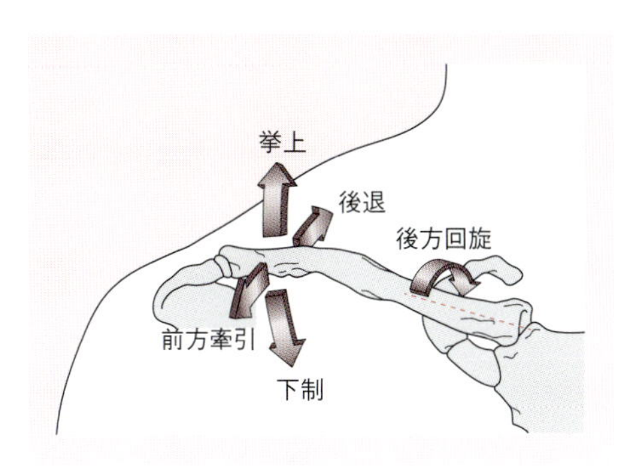

図３ 胸鎖関節の運動方向
胸鎖関節は鞍関節の構造をもつが，関節円板が介在することで，球関節と同等の運動軸（自由度3）をもっている．

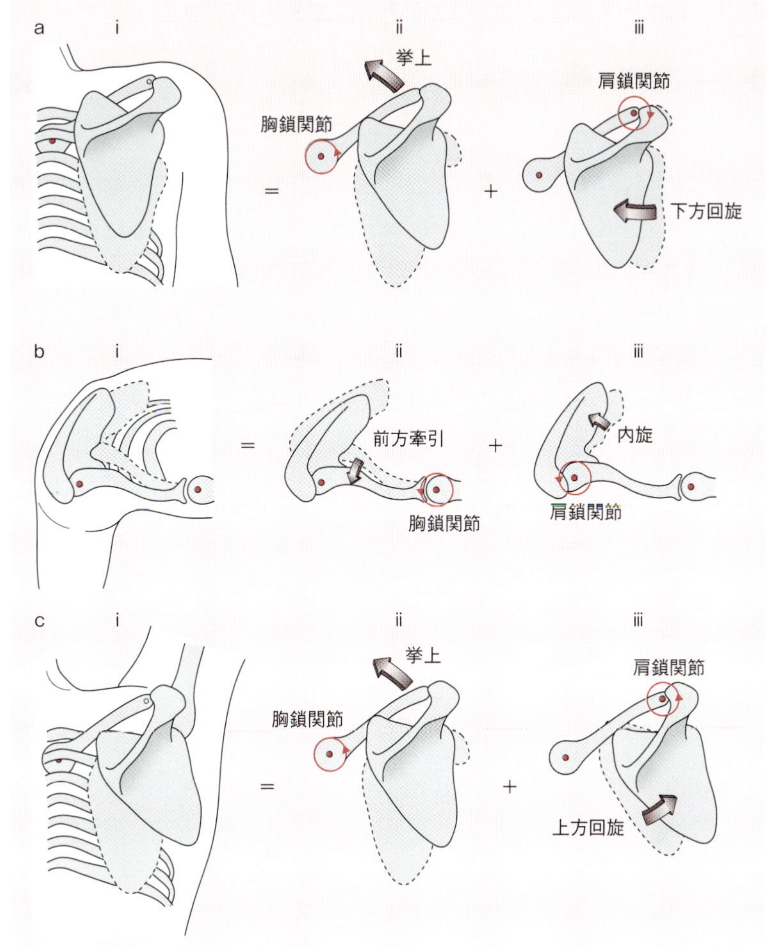

（Neumann DA．嶋田智明〈監訳〉．筋骨格系のキネシオロジー，原著第２版．医歯薬出版；2012．pp150-153[2]）

図４ 肩甲胸郭関節の動き
a：後面像．挙上（i＝ii〔胸鎖関節での挙上〕＋iii〔肩鎖関節での下方回旋〕）
b：上面像．前方突出（i＝ii〔胸鎖関節での前方牽引〕＋iii〔肩鎖関節での内旋〕）
c：後面像．上方回旋（i＝ii〔胸鎖関節での挙上〕＋iii〔肩鎖関節での上方回旋〕）

2）肩甲胸郭関節の運動

肩甲骨と胸郭とのあいだに起こる運動は，胸鎖関節と肩鎖関節の双方の運動の結果である．つまり，この２つの関節に運動障害が起こった場合，肩甲骨の運動が障害され肩全体の動きに影響がでることが予想される．

（1）挙上と下制

肩甲胸郭関節の挙上は，肩をすぼめる運動に相当する．肩をすぼめる動作は，肩甲骨が胸鎖関節で生じる鎖骨挙上と肩鎖関節での肩甲骨下方回旋により，肩甲骨の位置をほぼ垂直に保持することで可能となる．下制は挙上で述べた運動とは逆となり，鎖骨の下制と肩鎖関節における肩甲骨上方回旋により，肩甲骨がほぼ垂直に保持されることとなる（**図 4a**）．

（2）前方突出と後退（外転と内転）

肩甲骨の前方突出（外転）は両肩甲骨内側縁が離れる方向，後退（内転）は両肩甲骨内側縁が近づく方向への運動である．肩甲骨前方突出の際，胸鎖関節の前方突出の運動が起こり，肩鎖関節は肩甲骨が胸郭に沿うかたちで内旋し，その運動量が調整されている．肩甲骨の後退は，前方突出の逆のパターンでの運動が行われ，胸鎖関節の後退と肩鎖関節の外旋運動により起こる（**図 4b**）．

MEMO

肩甲骨下方回旋

肩甲骨上方回旋の運動と逆の運動が起こる．鎖骨の下制と同時に下角部が肩鎖関節部を軸に脊柱方向へ回旋し，肩甲骨が元の位置へ戻る運動をいう．

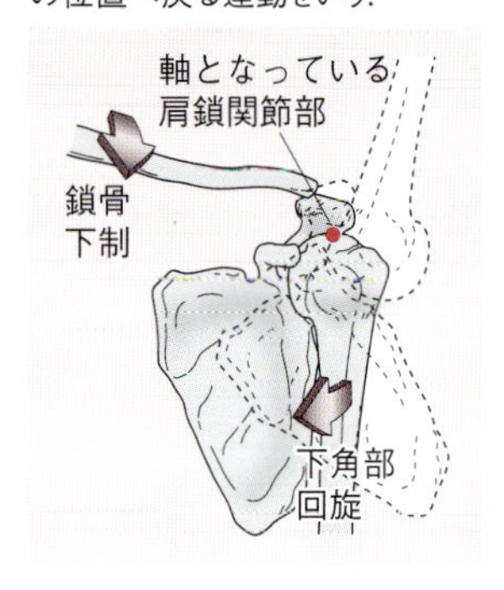

(3) 上方回旋と下方回旋

肩甲骨の上方回旋は，腕を頭上に挙上するときに非常に重要な運動である．肩甲骨の上方回旋により，上腕骨頭を支え安定させる位置に関節窩をおくことができる．肩甲骨の上方回旋は，胸鎖関節における鎖骨の挙上と肩鎖関節の上方回旋が組み合わされた結果として起こる．これら2つの関節の組み合わされた回旋は，肩甲胸郭関節での60°の上方回旋に必要不可欠である（**図4c**）．

肩甲骨の下方回旋は，腕を挙上位から再び体側に戻すときに生じる運動である．下方回旋では鎖骨は胸鎖関節で下制し，肩甲骨が肩鎖関節で下方回旋し解剖学的肢位に戻った段階で終了となる．

これら上方回旋と下方回旋の動きは，肩甲上腕関節の外転と自然な運動学的連関である「肩甲上腕リズム」として重要な運動である．

3. 肩関節の関節運動（肩甲上腕関節）

回旋筋腱板（ローテータ・カフ；rotator cuff）

肩甲上腕関節は自由度3の関節で，浅い関節窩と大きな上腕骨頭で構成され，広範囲な可動域をもつ．可動性が優先され安定性に乏しく関節窩が上腕骨頭の1/3を覆うにすぎないが，肩甲上腕関節は線維性の関節包と関節軟骨，外部靱帯（**図5**），肩甲下筋，棘上筋，棘下筋，小円筋で構成されている回旋筋腱板（**図6**）により補強されている．1つの腱板を構成し上腕骨頭を包みこみ，肩関節の運動時に上腕骨頭を関節窩に引きつけ安定化させるはたらきをもつ．

この関節では，屈曲・伸展，外転・内転，内旋・外旋と，水平屈曲（もしくは水平内転）・水平伸展（もしくは水平外転）がある．水平屈曲・水平伸展は，肩関節が90°外転位から開始される運動である．これらの運動において，すべて胸鎖関節と肩鎖関節の運動である肩甲胸郭関節の運動が不可欠であり，肩甲上腕関節の可動域制限は，これらすべての関節障害を疑う必要がある．

MEMO

凹凸の法則

関節面の凹凸の形状の違いにより，関節包内運動のパターンが変化する．関節可動域トレーニングや運動療法時には，この凹凸の法則を考慮した誘導が必要となる．

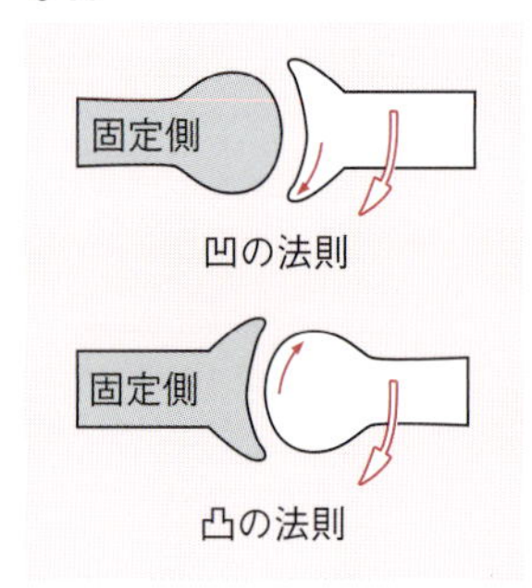

1) 屈曲・伸展

屈曲・伸展は，矢状面における垂直軸を中心に起こる上腕骨の回転運動である．関節包内運動として凹凸の法則に従い，関節窩上で回転運動が起こり，周囲の靱帯は緊張する．極度の屈曲を行ったとき，伸張された後部関節包内の緊張により上腕骨はやや前方に運動する．120°の屈曲運動が可能であり，これに肩甲骨の上方回旋が伴えば，上肢は180°屈曲可能になる．肩を完全伸展すると，自動で前額面の後方50°の位置まで到達する．伸展可動域は肩甲上腕関節のみの動きで約20°であるが，伸展を他

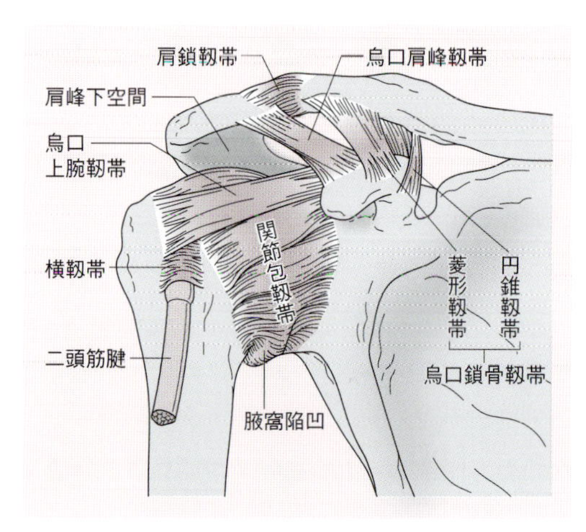

図5 肩甲上腕関節の関節包と靱帯

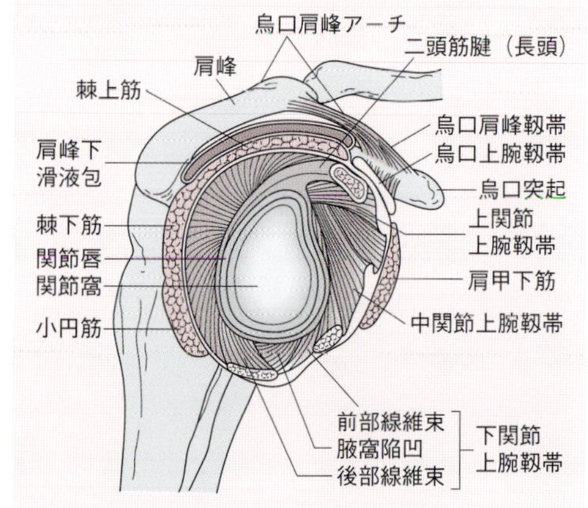

図6 回旋筋腱板（ローテータ・カフ）

回旋筋腱板は肩甲下筋，棘上筋，棘下筋，小円筋により構成される．

動的に最大限行うと，関節包靱帯が伸張され肩甲骨がやや前傾し，この前傾が後方へのリーチ動作の範囲を拡大させる．

2）内転・外転

内転・外転は，前額面における前後軸を中心に起こる上腕骨の回転運動である．肩甲上腕関節での外転可動範囲は120°であり，これに肩甲骨の上方回旋が伴えば，上肢は180°外転可能になる．外転に伴って上腕骨外旋が自然に生じる．外転に付随して起こる外旋により上腕骨大結節が肩峰の後方を通過することができ，特に棘上筋腱を無理に肩峰で押しつぶす（インピンジメント症候群）ことを避けることができる．

外転時の関節包内運動では，凸状の上腕骨頭の上方への転がりと同時に下方への滑りが起こる．このとき棘上筋が収縮し，関節の上部の関節包が緊張し，上腕骨頭と関節包などの下部線維とのあいだでの挟み込みが防止される．外転を続けると上腕骨頭は下部関節包靱帯の腋窩陥凹によるたるみがなくなり，関節包下部に生じる緊張がスリングとしてはたらき，上腕骨頭を支持することができる．内転時は外転時と反対の関節包内運動が起こる．

3）内旋・外旋

内旋・外旋は，水平面における上腕骨の長軸で起こる軸回旋である．外旋時の関節包内運動は上腕骨頭と関節窩の横径上で起こり，後方へ転がると同時に前方へ滑る．内旋時の関節包内運動は外旋時の運動と逆となり，前方へ転がりながら後方へ滑る運動となる．

解剖学的肢位では通常75～85°の内旋運動と，60～70°の外旋運動が可能である．解剖学的肢位で行う最大限の内旋では肩甲骨の前方突出が起こり，外旋では肩甲骨の後退が起こる．外転90°位では外旋運動が90°まで可動域が拡大する．この可動域の変化は，関節包内運動のパターンの違いによるものであり，90°外転時の回旋は関節窩と上腕骨頭とのあいだで回転運動が不可欠である．つまり肩関節肢位の変化により関節包内運動パターンの変化が起こり，それに伴う組織・靱帯の緊張部位が変化することが想定される．

4. 肩甲上腕リズム

健常な肩では肩甲上腕関節の外転と肩甲胸郭関節の上方回旋とのあいだに運動学的連関があり，一定のタイミング・リズムで運動が行われることが1944年にインマンにより明らかにされ，これまで広く知られている．この運動リズムをインマンが肩甲上腕リズムと称し，その運動比率が2:1であると報告している．3°肩が外転した場合，2°は肩甲上腕関節の外転，1°が肩甲胸郭関節の上方回旋であるとしている（図7）．

インマン以降，肩甲上腕リズムについての研究はさまざまな報告がなされてきた．これまで報告されてきている肩甲上腕リズムは1.25：1～2.9：1とばらつきが大きい．また肩外転角度により，0～30°までは肩甲骨の動きがほとんどみられず，その後の角度の違いで2：1～1：1へ変化するなどの報告もある．これらには運動速度，被検者数，外的負荷の違いや運動次元数などの違いがあるとされている．これまでさまざまな比率が報告されているにもかかわらず，インマンの古典的な2：1の比率は現在も公準として用いられている．

上記で述べたように，外的負荷により影響を受ける肩甲上腕リズムに作用する筋は非常に多く，肩甲上腕関節を外転する筋である三角筋前部線維・中部線維と棘上筋，肩甲胸郭関節で上方回旋にかかわる前鋸筋，僧帽筋上部線維・下部線維が連関して作用することで，円滑な肩甲上腕リズムが遂行されている．

肩甲骨上方回旋の回転軸は矢状面方向に肩甲骨を通過する軸であり，肩外転初期は

MEMO
インピンジメント症候群
回旋筋腱板（ローテータ・カフ）の機能不全により，肩関節外転に伴い，肩峰下で滑液包や棘上筋が衝突（挟み込み）することによって痛みが生じる．

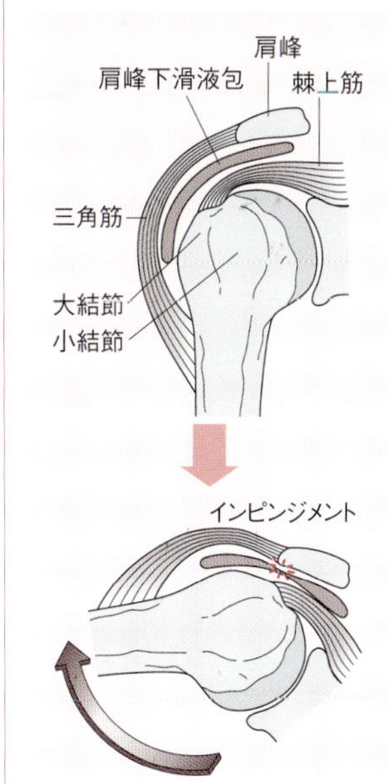

MEMO
基本的（立位）肢位と解剖学的（立位）肢位
基本的肢位は顔面を正面に向けて両上肢は体側に垂らし，手掌は体側を向けた肢位である．解剖学的肢位は基本的肢位の状態から，前腕を回外させ手掌を前方に向けた肢位である．

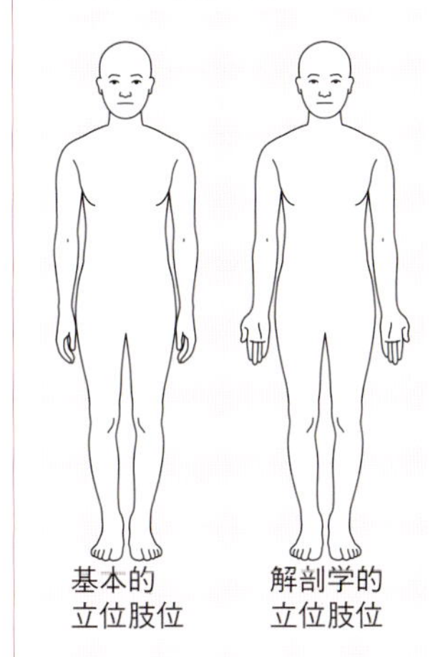

インマン（Inman）

MEMO
運動次元数
肩甲骨の上方回旋に伴い，運動を矢状面，前額面，水平面でとらえる組み合わせにより，二次元平面から三次元空間の運動としてとらえられる．

MEMO

肩関節内外旋の関節包内運動パターン

肩関節の肢位が変化することによって，回旋軸と運動面，肩関節周囲の組織緊張が変化するため内外旋角度が変化する[3]．

〈関節包下部の作用〉

関節包下部にある腋窩陥凹が，肩関節外転により伸張されてスリングとしてはたらき，上腕骨頭を下部から支える．

〈内外旋の関節包内運動〉

下垂位では鉛直方向を回旋軸にした運動が起こり，上腕骨頭の横径に沿って転がりと滑りの運動が行われる．外転位では回旋軸が水平にあり，上腕骨頭と関節窩間の軸回旋となる．

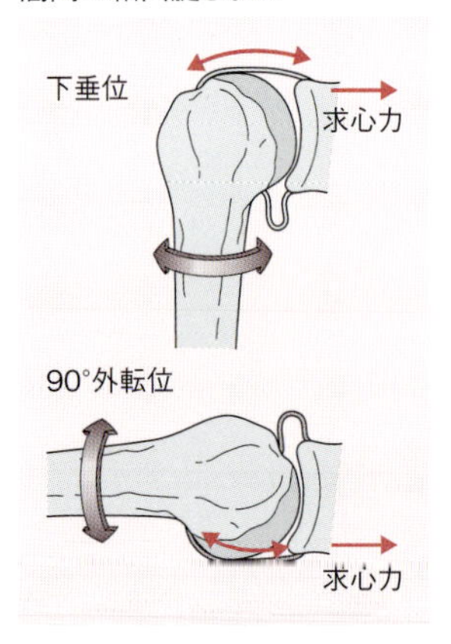

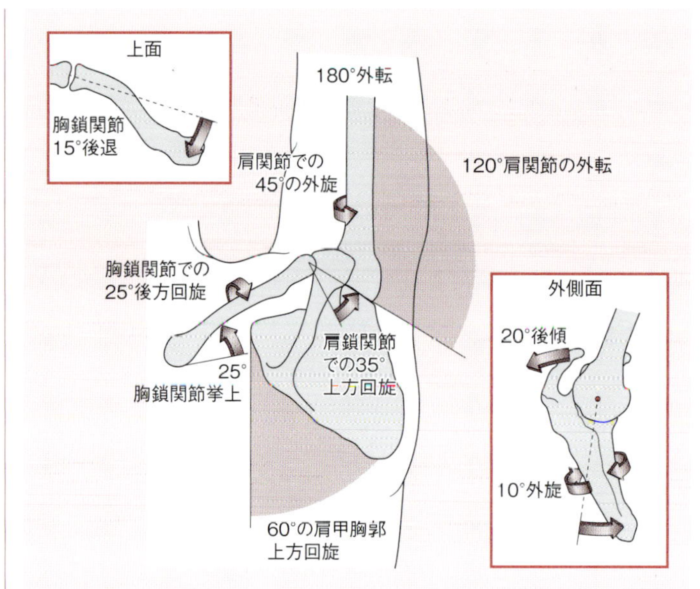

（Neumann DA．嶋田智明〈監訳〉．筋骨格系のキネシオロジー，原著第2版．医歯薬出版；2012．p165[2]）

図7　肩甲上腕リズム

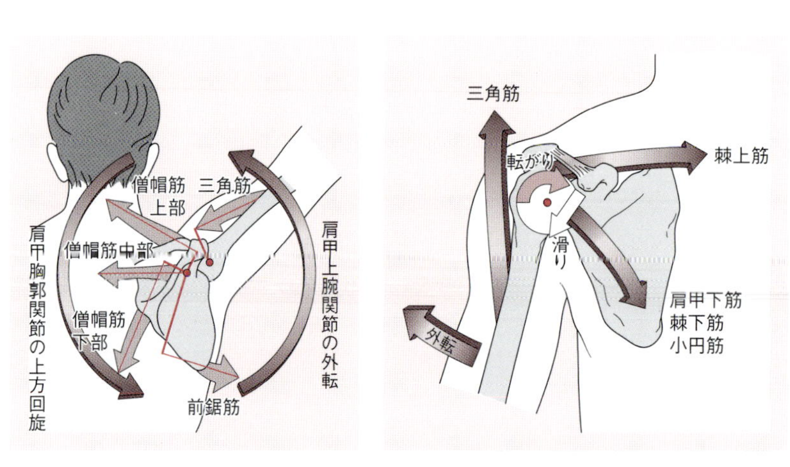

図8　肩甲胸郭関節上方回旋時のフォースカップル

図9　肩甲上腕関節外転時のフォースカップル

肩甲棘根部付近にあり，外転後期は肩峰突起付近へ移動する．僧帽筋上部線維・下部線維と前鋸筋は「フォースカップル」を形成し，協力して肩甲骨の上方回旋を行う．そのなかでも肩甲骨内側縁〜下角に筋の停止部をもつ前鋸筋の牽引力は回転軸から最も遠くにあり，モーメントアームが大きいことから効果的な回旋筋として作用する（**図8**）．

肩外転で肩甲骨の上方回旋が起こっているとき，肩甲上腕関節の外転運動では，棘上筋が収縮し上腕骨頭を関節窩に対して圧迫し，上腕骨頭が上方に転がる際にしっかりと関節窩に固定する．それと同時に棘上筋の収縮により，筋腱の空間保持としても機能し，上腕骨頭が上方へ並進することを制限する．回旋筋腱板の作用により肩甲上腕関節に動的安定性が生まれ，三角筋による外転運動を円滑に行う（**図9**）．

MEMO

フォースカップル

肩甲骨上方回旋のフォースカップルは，回転ドアを通過する3人の力学に類似する．異なる直進方向にドアレールを押す人により同じ方向の回転運動が生じている．この形の筋の相互作用は，運動コントロールを高めるのに役立つとされている．

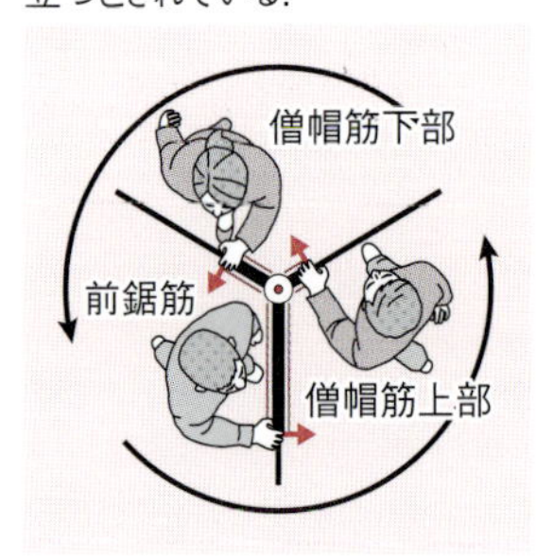

■引用文献

1）原　武朗ほか．自助具－機能障害と道具の世界－．東京：医歯薬出版；1977．pp2-38．

2）Neumann DA．嶋田智明（監訳）．筋骨格系のキネシオロジー，原著第2版．東京：医歯薬出版；2012．pp150-153，p165．

3）整形外科リハビリテーション学会（編）．関節機能解剖学に基づく整形外科運動療法ナビゲーション　上肢・体幹，改訂第2版．東京：メジカルビュー社；2014．pp70-73．

■参考文献

1）工藤慎太郎．運動器疾患の「なぜ？」がわかる臨床解剖学．東京：医学書院；2012．

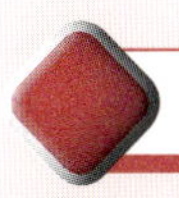

実習

実習課題 1. 肩甲上腕リズムの計測

1）実習目的

肩関節の外転運動を行い，外転運動に伴う肩甲骨の上方回旋角度と肩甲上腕関節の外転角度から，肩甲上腕リズムを算出し理解する．

2）対象

被検者 2〜3 人，検査者 1〜2 人，記録者 1 人．

3）使用機材

ゴニオメータ 2 個．

4）実習手順

①被検者に立位をとらせ，右肩甲棘基部（肩甲棘と内側縁の交点），肩峰，肩甲棘を触診し，位置を確認する．

②肩甲上腕関節が 0° のときの，肩甲棘（もしくは肩峰－肩甲棘基部を結ぶ線）と脊柱がなす角度（A）を計測する．脊柱は体幹の側屈がなく，床に対して鉛直であることを確認する（**図 1**）．

③被検者は体幹による代償動作を行うことなく肩関節外転 30°，60°，90°，120°，150°，180° のときの（**図 2**），肩甲棘（もしくは肩峰－肩甲棘基部を結ぶ線）と脊柱がなす角度（B）を計測する（**図 3**）．

④計測回数は 3 回ずつ行い，平均値（B'）を求める．

⑤求めた値を**表 1** に記載する．

⑥肩甲骨上方回旋角度を算出（$B'-A$）し，肩甲上腕関節外転角度を算出する．

ここがポイント!
ゴニオメータを 2 つ使って，肩甲上腕関節外転角度を測定しながら，同時に肩甲骨上方回旋角度を測定する．

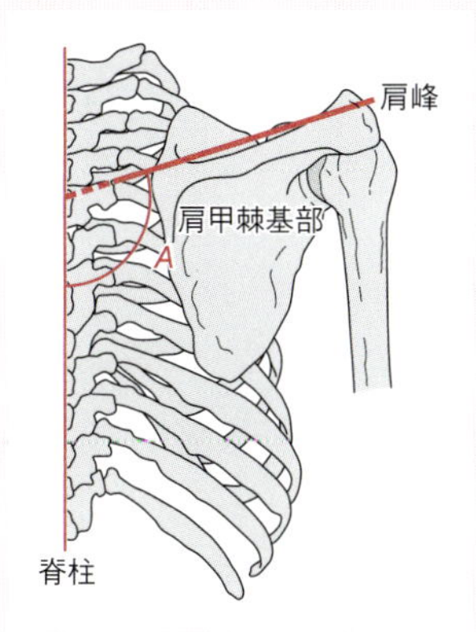

図 1 肩甲棘と脊柱のなす角度の測定

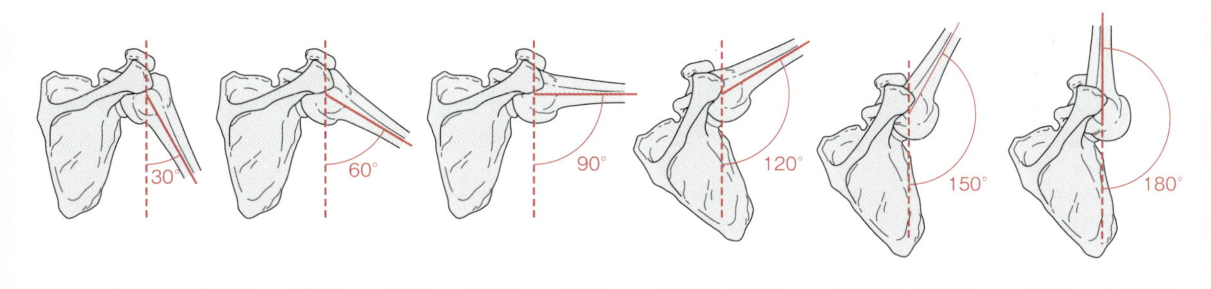

図 2 肩関節外転角度

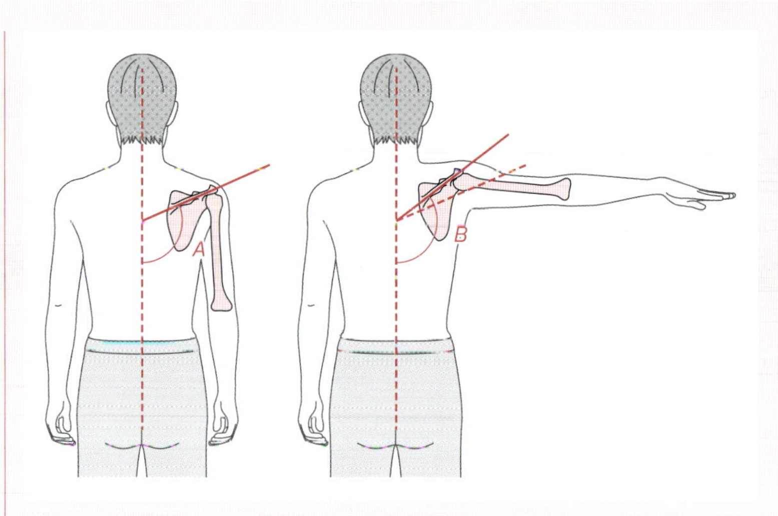

図 3　肩甲上腕リズム計測時の触診部位と角度算出方法

表 1　肩甲上腕リズムの測定と算出

測定側（ 右 ・ 左 ）　　（筋負荷量　　kg）

肩関節外転角度		0°	30°	60°	90°	120°	150°	180°
肩甲棘-脊柱角	1 回目							
	2 回目							
	3 回目							
	平均							
肩甲骨上方回旋角度								
肩甲上腕リズム 肩甲上腕関節外転角度：肩甲骨上方回旋角度＝X：1								

⑦上記結果から肩甲上腕リズムである肩甲上腕関節外転角度：肩甲骨上方回旋角度＝X：1 を算出する．

⑧上肢に重錘で負荷を加えた状態で，③～⑦の手順に従い，肩甲上腕リズムを計測する．

5）考察

上記の手順から，肩甲上腕リズムを理解する．また，①肩甲骨周囲の筋に負荷を加えた場合，②左右差から筋活動との関連性を考察する．

実習課題 2. 肩関節内外旋角度の計測（肩関節ポジションによる変化）

1）実習目的

肩関節の異なる肢位で，肩関節の内外旋の他動関節可動域を計測し，関節可動域の違いと運動方向から制限因子について理解する．

2）対象

被検者 2～3 人，検査者 1 人，記録者 1 人．

3）使用機材

ゴニオメータ．

4）実習手順

（1）肩関節解剖学的肢位，肘関節 90°屈曲位での肩関節内外旋角度の計測（1st position）（図 4a）

①被検者を背臥位にする．

②被検者の肩関節解剖学的肢位＋肘関節 90°屈曲，前腕中間位で肩関節の内外旋を

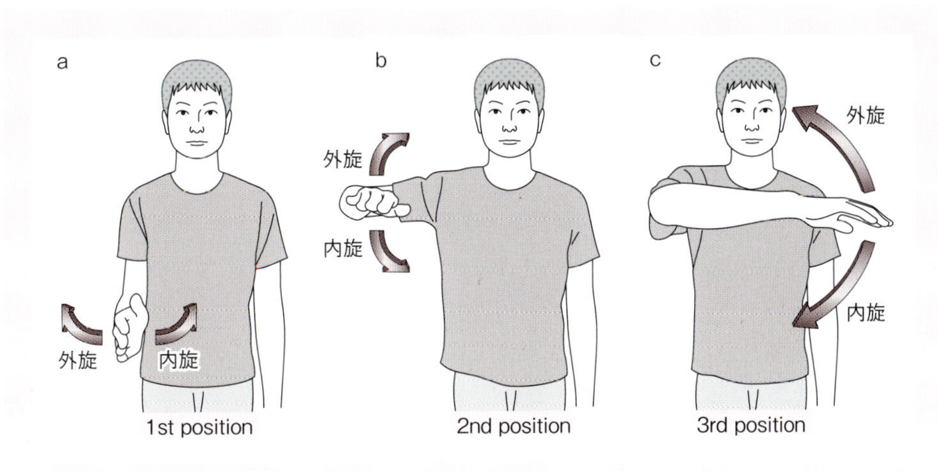

図 4 肩関節の肢位の変化による肩関節内外旋角度の測定方法
a：1st position（肩関節解剖学的肢位）
b：2nd position（肩関節外転 90°）
c：3rd position（肩関節水平屈曲 90°）

表 2 肩関節肢位の変化による肩関節内外旋角度の違い

	肩関節 外旋			肩関節 内旋		
	1st position	2nd position	3rd position	1st position	2nd position	3rd position
1 回目						
2 回目						
3 回目						
平均						

計測する．日本整形外科学会ならびに日本リハビリテーション医学会の方法に従って行い，基本軸を肘を通る前額面への垂直線，移動軸を尺骨とする．

③計測回数は 3 回ずつ行い，平均値を求める．

④求めた値を**表 2** に記載する．

(2) 肩関節外転 90°，肘関節 90°屈曲位での肩関節内外旋角度の計測（2nd position）（図 4b）

①被検者を背臥位にする．

②被検者の肩関節外転 90°＋肘関節 90°屈曲，前腕中間位で肩関節の内外旋を計測する．日本整形外科学会ならびに日本リハビリテーション医学会の方法に従って行い，基本軸を肘を通る前額面への垂直線，移動軸を尺骨とする．

③計測回数は 3 回ずつ行い，平均値を求める．

④求めた値を**表 2** に記載する．

(3) 肩関節水平屈曲 90°，肘関節 90°屈曲位での肩関節内外旋角度の計測（3rd position）（図 4c）

①被検者を背臥位にする．

②被検者の肩関節水平屈曲 90°＋肘関節 90°屈曲，前腕中間位で肩関節の内外旋を計測する．日本整形外科学会ならびに日本リハビリテーション医学会の方法に従って行い，基本軸を肘を通る前額面への垂直線，移動軸を尺骨とする．

③計測回数は 3 回ずつ行い，平均値を求める．

④求めた値を**表 2** に記載する．

5）考察

肩関節の肢位の違いによって，計測した肩関節の内外旋角度の違いを把握し，他動関節可動域に差異が生じた理由を考察する．

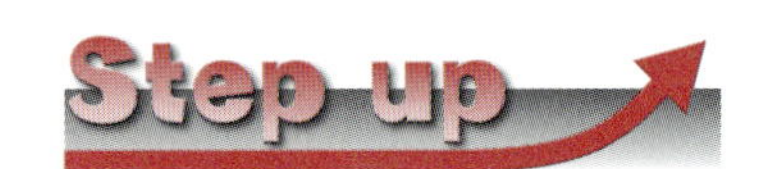

肩甲上腕リズムの崩れ

腕を上げるときに，痛みがある，上げづらいなどの症状がある人は，肩甲骨の動きが悪いことが原因であることも少なくなく，肩甲上腕リズムを評価することが必要不可欠である．肩甲上腕リズムが崩れる原因はさまざまであり，原因に基づいた評価や治療的介入が必要となる．

1）長胸神経麻痺：翼状肩甲

背中に翼が生えたように肩甲骨の内側縁が胸郭から浮き上がった状態をいう（図1）．主に長胸神経支配を受ける前鋸筋麻痺により起こるが，筋ジストロフィー症で前鋸筋が罹患した場合や，三角筋拘縮症でも同様の症状が確認できる．

LECTURE 4

これは，肩甲骨の上方回旋の主動作筋である前鋸筋が麻痺することで上方回旋運動が行われず，肩甲上腕リズムの崩れが生じるものである．

2）肩関節周囲炎：五十肩

肩関節包滑膜に慢性炎症が起こり，その腋窩部が癒着して滑膜腔容量が減少し，肩甲上腕関節の運動制限をきたす（図2）．凍結肩（frozen shoulder），癒着性肩関節包炎ともいわれている．

40〜60歳代に多くみられ，肩甲帯の痛みと運動制限をきたす．外旋制限のために結髪動作，内旋制限のために結帯動作が困難となる．自動運動のみならず他動運動においても可動域が制限されるという特徴がある．

肩甲上腕関節の可動域に制限が生まれるため，肩甲上腕リズムの崩れが生じ，肩甲骨の上方回旋や挙上による代償動作が確認される．

3）肩甲骨アライメント不良：小胸筋の短縮，猫背（円背姿勢）など

肩甲骨は関節面をもたず，周囲を筋肉で固定された骨である．そのため，筋の短縮や筋緊張の不均衡により運動パターンが崩れやすい．

脳血管疾患後遺障害者では筋緊張の不均衡が起こりやすく，肩関節運動時に肩甲上腕リズムが崩れ関節に痛みを伴うことも多い．

また高齢者などによくみられる猫背（円背姿勢）は，肩甲骨周囲の筋緊張が高い状態にあり，正常な肩甲上腕リズムがみられず，肩関節の可動域制限を引き起こす．

肩甲骨は上角がT1〜T2，下角がT7〜T8に位置するとされているが（図3），小胸筋の短縮により肩甲骨が挙上・前傾し下角が胸郭から浮くことにより肩甲胸郭関節の正常な運動が行われないことで，肩甲上腕リズムが崩れることもみられる．

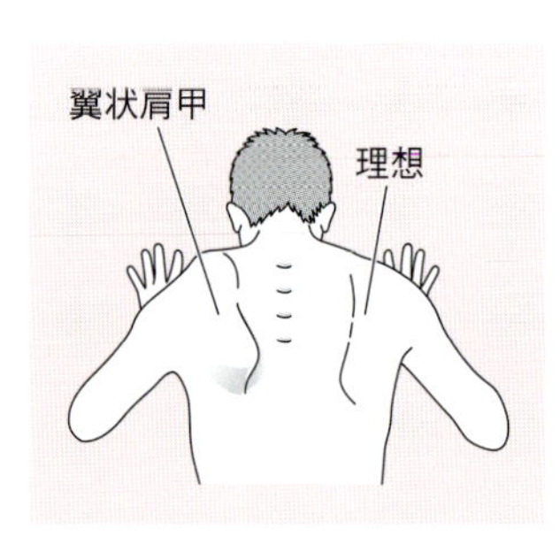

図1　翼状肩甲

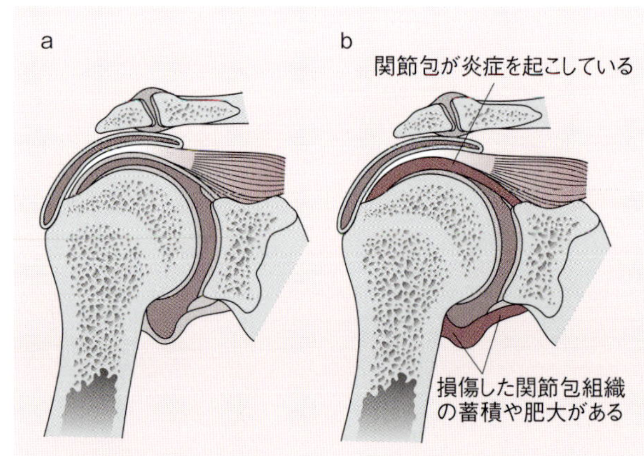

図2　五十肩
a：通常の肩関節　b：五十肩

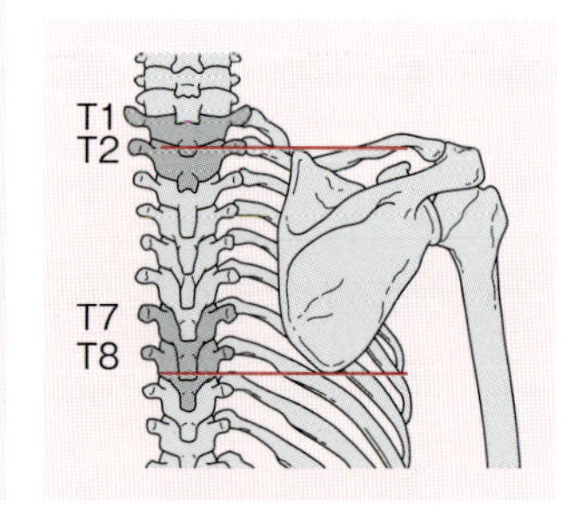

図3　肩甲骨の位置

上肢帯および上肢の関節運動(2)
肘関節・前腕・手関節・手指

到達目標

・肘関節から前腕, 手関節, 手指に関する構造と運動を理解する.
・筋長による筋出力の影響について理解する.
・テノデーシスアクション(腱固定作用)を理解する.
・対象物による把持形態(アーチ機能・手のかたち)の違いを理解する.

この講義を理解するために

この講義では, 肘関節から手指までが構成する関節運動に焦点を当て, 実際に観察・触診を通して, その運動学的特徴を学びます. 運動障害に対する理学療法ならびに作業療法においては, 関節運動の異常を適切に見つけ出し, それを治療介入につなげていくことが必要となります. そのため, 最初に関節運動を観察する視点・方法を身につけ, 次に正常な関節運動がどのようなものであるかを観察・触診を通してとらえられるようにします.

肘関節および前腕, 手関節, 手指の関節運動を学ぶにあたり, 以下の項目をあらかじめ確認・整理しておきましょう.

□ 肘関節および前腕, 手関節, 手指の構造を復習しておく.
□ 肘関節および前腕, 手関節, 手指の運動にかかわる筋の作用を復習しておく.
□ 肘関節および前腕, 手関節, 手指の体表解剖を復習しておく.

講義を終えて確認すること

□ 肘から前腕, 手関節, 手指に関する構造と運動を理解できた.
□ 筋長による筋出力の影響について理解できた.
□ テノデーシスアクション(腱固定作用)を理解できた.
□ 対象物による把持形態(アーチ機能・手のかたち)の違いを理解できた.

講義

1. 肘関節・前腕の関節運動

肘関節は，上腕骨と橈骨，尺骨で形成され，上腕骨と橈骨で形成する腕橈関節は球関節（**図 1a**）であり，上腕骨と尺骨で形成する腕尺関節はらせん関節である．また橈骨と尺骨で形成する上橈尺関節は車軸関節（**図 1b**）であり，すべて形状の異なる関節の複合体となっている．全体として肘関節は屈曲・伸展運動の一軸運動である蝶番関節（**図 1c**）とされているが，近年尺骨のわずかな体軸回旋と側方運動が生じることが明らかとなり，変形した蝶番関節という表現をされることもある．

前腕部は上橈尺関節と下橈尺関節，骨幹膜により連結しており，前腕の両端の関節により回内･回外の運動が可能となる．解剖学的肢位で橈骨と尺骨が平行にある場合，前腕は回外位となり，回内運動を行うときは，固定された尺骨上を橈骨が交差する．

1）屈曲・伸展

肘関節は，日常生活動作における対象物へのリーチでは，伸縮装置としての役割をもつ．他動運動での最大可動域は屈曲で 145°，伸展で 5° まで可能である．これまでの研究報告で，日常生活動作中に動かす範囲は 30～130° で利用されていることが多いとされており，最大可動域が確保されなくても日常生活動作に支障をきたすことが少ない（**図 2**）．

MEMO
肘関節の構造

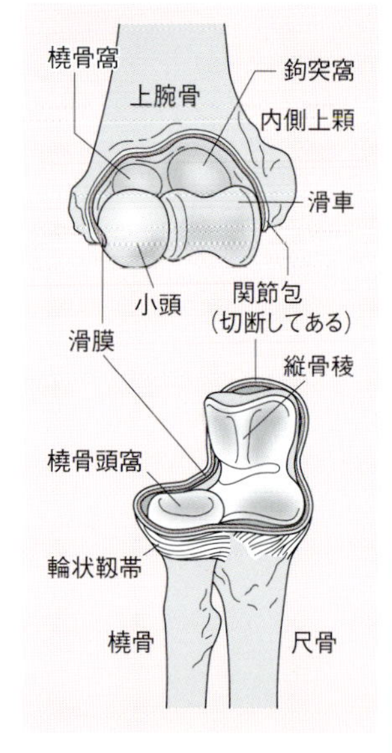

右肘前面図．腕尺関節と腕橈関節を露出するために切り離した状態で示している．

MEMO
らせん関節
蝶番関節に類似し，関節頭の溝と関節窩の隆起の方向が一致せず，らせん様の動きをする．

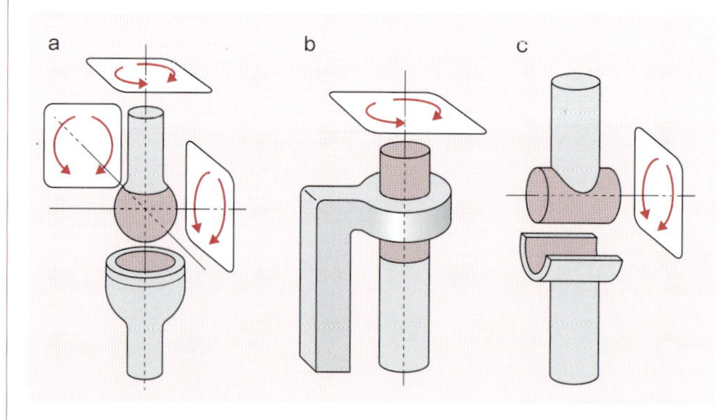

図 1　関節の形状
a：球関節　b：車軸関節　c：蝶番関節

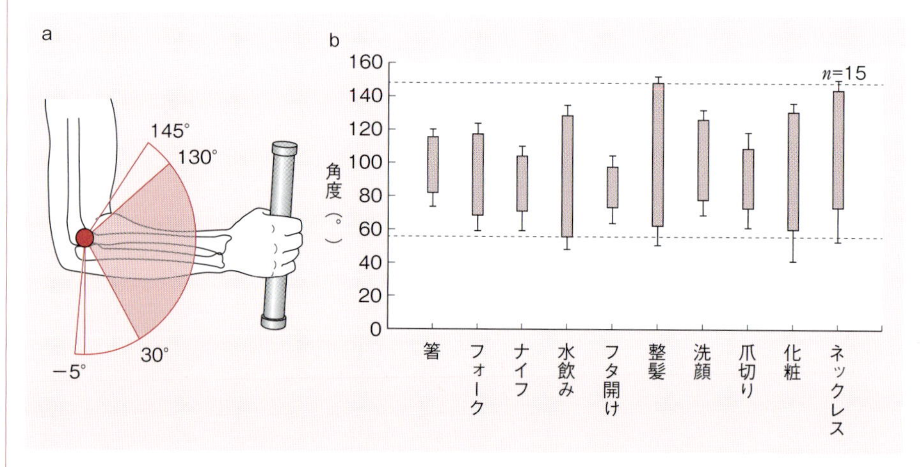

（西村誠次ほか．日本作業療法研究学会雑誌 2009；12（1）：7-10[1]）

図 2　日常生活動作での肘の可動範囲
筆者注：点線は，日常生活動作で使用する肘関節の最小可動域から最大可動域までのおおむねの範囲を示す

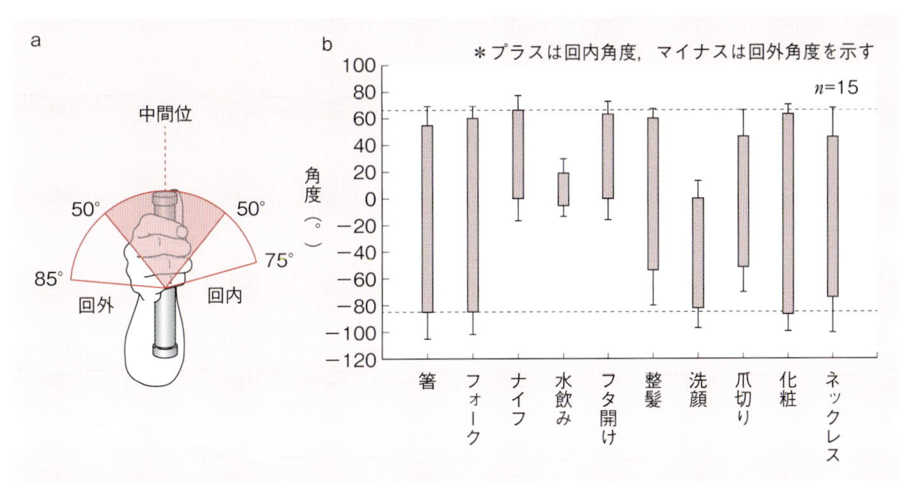

（西村誠次ほか．日本作業療法研究学会雑誌 2009；12（1）：7-10[1]）

図3 日常生活活動での前腕回内・回外可動範囲

筆者注：点線は，日常生活活動で使用する前腕の回内・回外運動の最大可動域のおおむねの範囲を示す

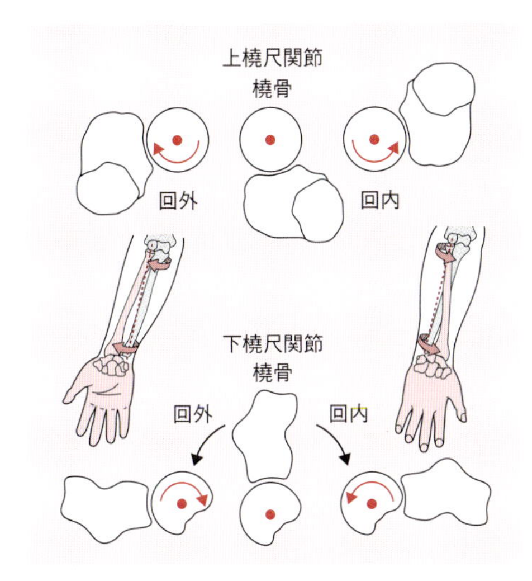

図4 上橈尺関節・下橈尺関節

肘関節の屈曲時，腕尺関節は凹状の滑車切痕と上腕骨の凸状の滑車で形成され，滑車切痕が滑車の上を転がりながら滑る．屈曲最終域では関節包の後部，肘の伸筋群，尺骨神経溝を通過する尺骨神経と内側側副靱帯が伸張されることが不可欠である．腕橈関節は橈骨頭窩と上腕骨の小頭から構成され，関節包内で小頭凸面を橈骨頭窩が転がりながら滑る．

2）回内・回外

前腕の回内・回外の運動は，日常の食事や洗顔などあらゆる動作で必要不可欠である．前腕の中間位は母指を上に向けた肢位で，最大可動域は回内は75°，回外は85°である（**図3**）．

前腕の回内・回外の運動では，上橈尺関節と下橈尺関節の双方の運動と，同時に腕橈関節の軸回旋運動も重要な役割をもつ．いずれの関節においても運動制限が生じた場合に可動域制限が生じる．上橈尺関節での回外運動は，輪状靱帯と尺骨の橈骨切痕で構成する空間内を橈骨頭が回旋運動する．一方，下橈尺関節での回外運動では，橈骨の尺骨切痕が尺骨頭を転がりながら滑る運動が起こる．回内運動での関節包内運動は，回外運動とほぼ同じ運動が起こる（**図4**）．

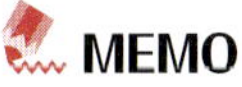

MEMO

尺骨神経溝

尺骨神経溝は肘部管を形成し，尺骨神経が通過する．この肘部管が狭くなることで神経麻痺（絞扼神経障害）が生じる（Step up参照）．

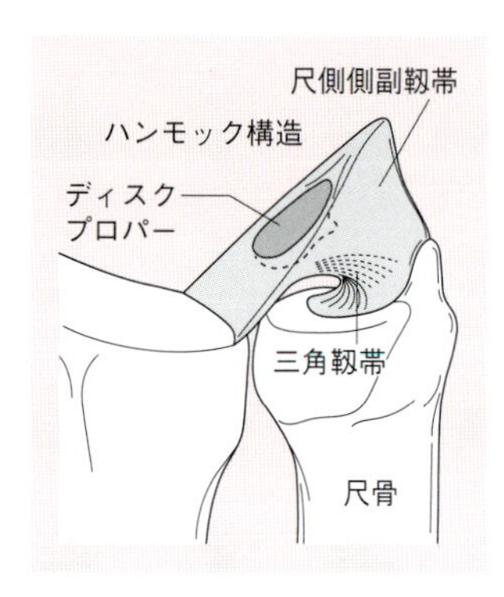

（中村俊康ほか．整・災害 1996；39：1417-1426[2]）

図５　三角線維軟骨複合体の構造

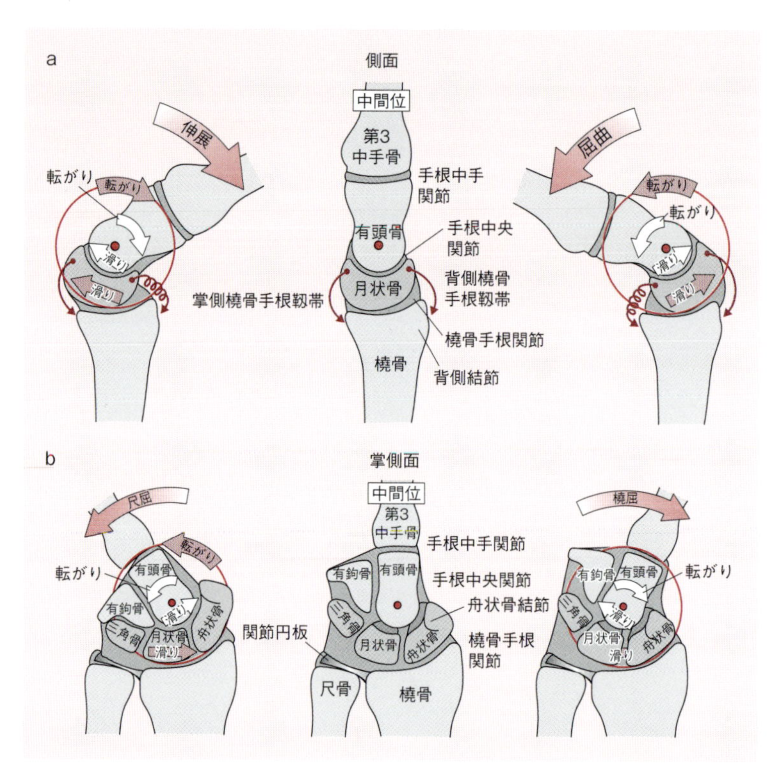

（Neumann DA．嶋田智明ほか〈監訳〉．カラー版 筋骨格系のキネシオロジー，原著第2版．医歯薬出版；2012．p254[3]）

図６　手根関節の運動
a：側面からみた伸展・屈曲　b：掌側面からみた尺屈・橈屈

2. 手関節（手根骨を含む）の運動

手関節から手指までの運動の基本は，つまみ動作・把握動作である．粗大な運動から巧緻性の高い動作までを実現する手の機能は，運動機能と感覚機能を含めた一つの機能単位としてとらえなければならない．

運動方向として掌屈・背屈（屈曲・伸展），および橈屈・尺屈が可能である手関節は，楕円関節を形成する．手関節は，橈骨と手根骨が構成する橈骨手根関節が主であり，尺骨と手根骨は直接的な関節面はもたず，あいだは関節円板と三角線維軟骨複合体（TFCC）により補強されている（**図5**）．手根の運動として伸展時に橈屈が，屈曲時に尺屈が伴いやすい特徴をもつ．

1）手根関節の運動：掌屈・背屈（図6a）

手根骨は８つから構成され，近位手根列と遠位手根列をなし，あいだには手根間関節（手根中央関節）をもつ．掌屈・背屈のときの関節包内運動は，橈骨手根関節と手根中央関節が凹の上で凸の回転運動が行われている．橈骨上で月状骨の凸面が背側へ転がり，掌側へ滑ると手関節背屈が起こり，同時に手根中央関節では有頭骨頭が月状骨上を背側へ転がりながら掌側へ滑る．この両方の運動により，完全背屈が起こる．

2）手根関節の運動：橈屈・尺屈（図6b）

手関節の尺屈は，橈骨手根関節で手根骨は尺側に転がり橈側に滑る．手根中央関節は有頭骨が尺側に転がり橈側に滑る．双方の運動が起こり尺屈が起こる．尺屈が完全に起こると，三角骨が関節円板に接触し，有鉤骨が三角骨を圧迫することで近位手根骨列が橈側に滑り，橈骨茎状突起を手根骨が押しつける．この圧迫が手根部を安定させ，握力の最大発揮に寄与する．

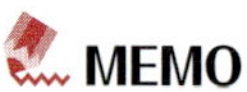

MEMO

三角線維軟骨複合体（triangular fibrocartilage complex：TFCC）

TFCCは遠位橈尺関節の安定性と，手関節尺側の軸圧に対する緩衝作用をもち，手関節への力を伝達する役割を担っている．橈骨，月状骨，三角骨尺骨のあいだにあり，三角線維軟骨（TFC），橈尺靱帯，メニスカス類似体，尺骨月状骨靱帯，尺骨三角骨靱帯で構成されている．

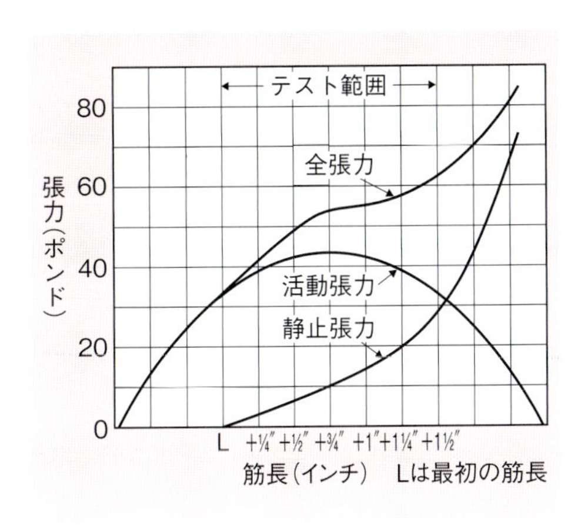

（Ralston, et al. 1947）

図 7　筋の長さと筋張力の関連

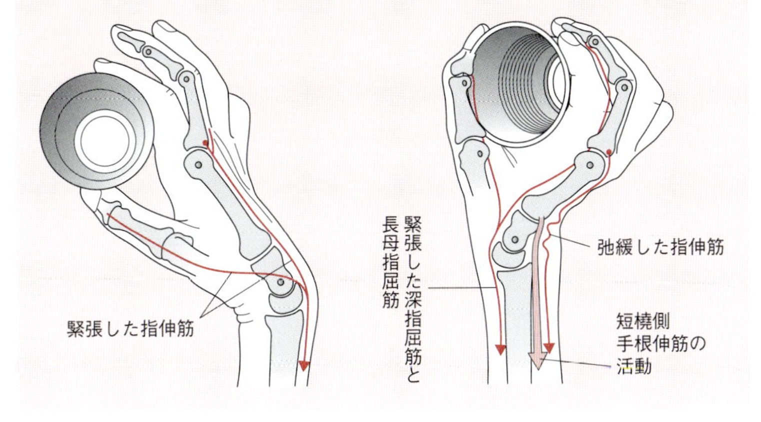

（Neumann DA．嶋田智明ほか〈監訳〉．カラー版 筋骨格系のキネシオロジー，原著第2版．医歯薬出版；2012．p297[3]）

図 8　テノデーシスアクションを用いた把持

LECTURE 5

3）手関節角度の変化による筋長の変化：握力との関連

手によるつまみ動作や握力把握を行う際に，手指の屈曲筋群の活動とともに，手根の位置を安定化させる伸筋群の作用も必要不可欠である．最大握力を発揮するときは，手関節は約 30° の背屈位，約 5° の尺屈を呈する．この手関節肢位は機能的肢位にも近い．

筋の張力は，筋収縮に参加した筋線維の数により決定される．筋の長さが変化することにより筋張力も変化する．静止筋で筋長を他動的に長くすると，結合組織などの弾性で静止張力が大きくなる．筋肉の全張力から静止張力を引くと筋活動により発生する活動張力が得られるが，筋が至適長でなくなると活動張力が減少する．つまり屈筋群や伸筋群の静止張力は至適長にないことにより活動張力が低下し，握力が低下する（**図 7**）．

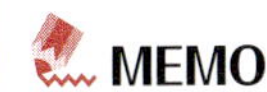

MEMO

機能的肢位

手の基本的な肢位には機能的肢位と安静肢位の 2 つがある．機能的肢位は，手関節中等度背屈（約 30°）位，軽度尺屈位で，母指は掌側外転・屈曲し，第 2～5 指は軽度屈曲で，母指と他の手指の先端が等距離にあり，各指の長軸は舟状骨へ収斂する位置にある肢位をいう．この機能的肢位にある状態は，さまざまな粗大運動やつまみ動作などの巧緻動作を起こしやすい肢位である．

テノデーシスアクション

テノデーシスアクション（腱固定作用〔効果〕）は，多関節筋が存在する関節でみられる．手関節でみられる運動としては，脱力した状態での手関節の掌屈により手指が伸展し，手関節を背屈すると手指が屈曲する状態をいう．これは手指屈曲筋群が手関節を背屈させることにより，手関節掌側面を通過するため伸張され，その静止張力が増加するために手指関節を屈曲させる現象である．

MEMO

多関節筋

筋の起始・停止間に複数の関節を通過する筋．

この作用は脊髄損傷の残存機能レベル C_6 以上で利用できる機能である．手指屈曲筋が麻痺して手指屈曲の運動ができなくても，手関節伸展筋である長・短橈骨手根筋の作用によりテノデーシスアクションを用いてコップを把持することが可能である（**図 8**）．

また，脳血管疾患後遺障害者で，手指のブルンストロームステージがⅢの患者は手指の集団屈曲を行うことが可能で対象物を把握することができるが，手指の伸展が困難であるため対象物を離すことができない．このとき，手関節の掌屈をすることで手指の伸展を促し，対象物を離すことができる．さらに，手指屈曲痙性の強い患者に対して手指の伸展を行う際に，理学療法士・作業療法士は，手関節を掌屈させた状態で手指伸展を行うと比較的容易に手指伸展が可能である．

3. 手指関節の運動

1）母指の関節運動

母指の手根中手関節（CMC 関節）は鞍関節であり，2 軸の運動が可能であること

手根中手関節（CMC 関節：carpometacarpal joint）

中手指節関節（MP 関節：metacarpophalangeal joint）

 **MEMO**

側副靱帯による中手指節関節制限

中手骨頭が掌側面側に膨らみをもつ．そのため，基節骨が中手指節関節伸展位にあるとき，側副靱帯は緩んでいるが，屈曲位にあるときは緊張することで外転方向の運動を制限する．

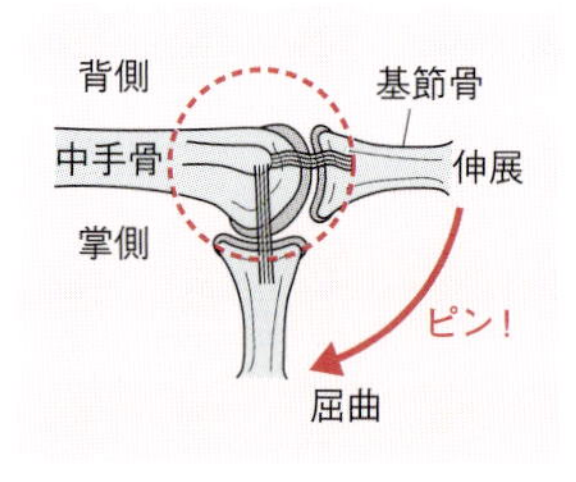

指節間関節（IP 関節：interphalangeal joint）
近位指節間関節（PIP 関節：proximal interphalangeal joint）
遠位指節間関節（DIP 関節：distal interphalangeal joint）

 **MEMO**

手指骨の配置

自然な手指の開排と手指屈曲により，すべての手指の長軸上に舟状骨がある（収斂する）．

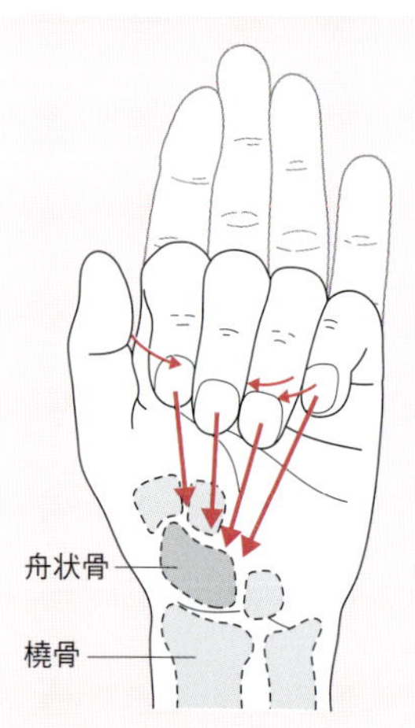

LECTURE 5

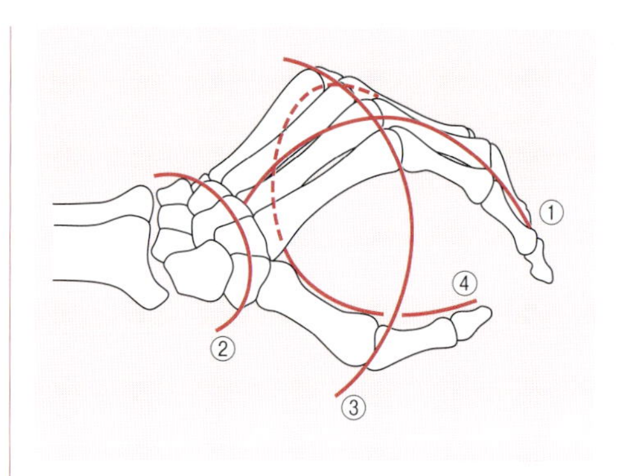

①縦のアーチ
②近位横のアーチ（手根骨部）
③遠位横のアーチ（MP 関節部）
④斜めのアーチ

図 9　手のアーチ構造

から，母指は掌側外転・掌側内転と，橈側外転・尺側内転の 2 つの外転方向をもつ．この運動により，対立運動や分回し運動が可能となっている．CMC 関節の屈曲と伸展は，中手骨の凹面が大菱形骨の凸面上を動き，屈曲時は凹面が尺側方向に転がり滑り，伸展時は橈側方向へ転がり滑る．

2）手指の関節運動

手指の手根中手関節は平面関節であるが，周囲の靱帯が強固に張り巡らされており，ほぼ可動性をもたない．そのなかで小指は，関節面の形状から鞍関節に類似した関節面をもつともいわれている．中手指節関節（MP 関節）は 2 軸の顆状関節であるが，伸筋腱や靱帯により可動性に大幅な制限が生じる．特に MP 関節伸展時は手指の外転が可能であるが，屈曲すると側副靱帯が緊張し外転方向の運動が制限される．MP 関節は橈側から尺側に向かって可動域が拡大する．これは尺側指の MP 関節の関節面の不一致が要因であり，可動性が高いことで尺側指での深い握りこみが可能となり，安定した把握ができる．指節間関節（IP 関節）の PIP 関節と DIP 関節は 1 軸性の蝶番関節で，自然に屈曲するとすべての指が舟状骨に収斂するように骨の配列，関節面の形状をしている．

手のアーチ機能（図 9）

リラックスした状態の手を観察してみると，手掌面は自然に凹面の形状をしている．これは多種多様な対象物を把持・把握，操作するために重要とされる「手のアーチ」が存在していることを示している．手には 4 つのアーチが存在し，①縦のアーチ，②近位横のアーチ（手根骨部），③遠位横のアーチ（MP 関節部），④斜めのアーチがあるとされている．このなかで，母指から小指への斜めのアーチが把握動作には最も重要とされている．

■**引用文献**

1）西村誠次ほか．日常生活動作における肘関節屈曲，前腕回旋の可動範囲．日本作業療法研究学会雑誌 2009；12（1）：7-10．
2）中村俊康ほか．手関節三角線維軟骨複合体（TFCC）の機能解剖．整・災害 1996；39：1417-1426．
3）Neumann DA．嶋田智明ほか（監訳）．カラー版 筋骨格系のキネシオロジー，原著第 2 版．東京：医歯薬出版；2012．p254，p297．

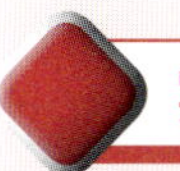

実習

実習課題 1. カパンジーの手の模型作製

1）実習目的

カパンジーの手の模型（**図 1**）を作製し，関節の構造と腱滑走などの手の構造を理解する．また，各関節の位置や運動軸の方向を確認し，実際の手の運動に類似するかを確認する．

2）対象

各自作製する．

3）使用機材

厚紙，たこ糸，クリップなどの針金，セロテープ，のり，鉛筆，コンパス，定規．

4）実習手順

①自分の片手の指全部を自然な形で伸ばし，厚紙の上に置く．

②自分の手の輪郭を厚紙に写しとる．手関節部は橈骨・尺骨茎状突起のすぐ遠位の部分まで写しとる．

③母指部を除き，示指の橈側縁から手関節橈側縁まで自然な線で繋ぐ．各指の側面から掌側指皮線の位置を確認し，その位置を輪郭に描き込む．

④輪郭線に従い切り抜き，第 4，第 5 中手骨に相当する区分に縦の切り込みを入れる．

⑤実際の母指の幅を横の長さ，母指の先端から第 1 中手骨底までの長さを縦の長さとする長方形を作製する．母指を当てて掌側指皮線の位置を描きいれる．近位端に相当する部分に半円を描き足す．

⑥⑤と同じものをもう 1 枚作製し，半円以外の部分を貼り合わせ，半円部分は開いて円板状にする．

⑦同じ幅で長さ 3cm 程度で半円部を加えた紙片を 2 枚作製し切り取る．

⑧⑦で作製したものを貼り合わせ，半円部分を開いて円状にする．

MEMO

アダルベール・カパンジーはフランスの整形外科医．機能解剖学，生体力学の第一人者．

MEMO

第 4，第 5 中手骨に相当する切り込みは，中手骨の配列を意識して入れる．母指との対立運動を可能にする．

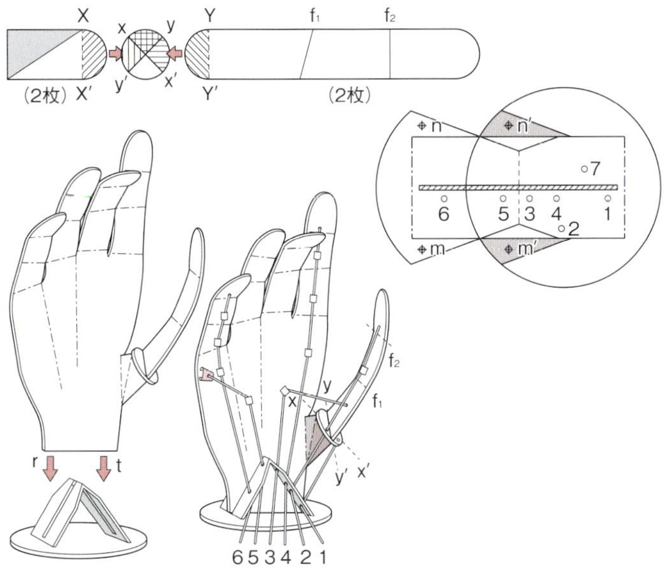

（Kapandji AI．塩田悦仁〈訳〉．カラー版 カパンジー機能解剖学 I 上肢，原著第 6 版．医歯薬出版；2010．巻末付録[1]）

図 1 カパンジーの手の模型

MEMO
母指の円板は手根中手関節(carpo-metacaepal joint)の鞍関節を再現し，2軸の運動が可能となる.

試してみよう
基節骨，中節骨につける腱鞘は手指関節を効率よく運動させるためのものである．位置や太さを工夫してみよう.

⑨母指列部分の2つの紙片を円板部分が接するように直列に並べ，2面が直交するように重ね合わせて貼り付ける.

⑩厚紙で三角錐を作製し，母指球の位置に配置し，母指列を手形に貼り付ける．三角錐は頂点を下に向ける.

台座の作製と腱の配置

手形の大きさに合わせて適宜大きさを変更して作製する．腱鞘を母指，示指，小指の基節骨，中節骨，末節骨部へ配置する．腱をたこ糸で作製し，台座に穴を開けて通す.

5）考察

指皮線に相当する位置を折り，すべての指の先端が収斂することを確認する．完成した手の模型を用いて，実際の手と近似性があることを確認する.

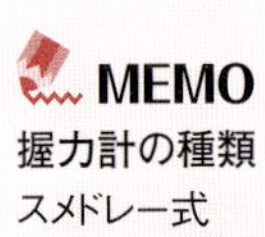

MEMO
握力計の種類
スメドレー式

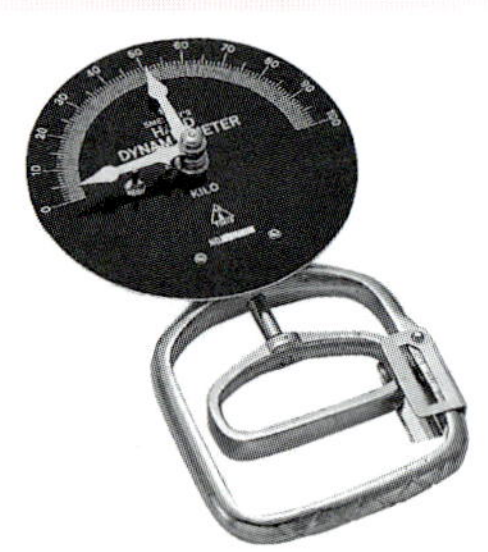

（酒井医療）

ジャーマー式

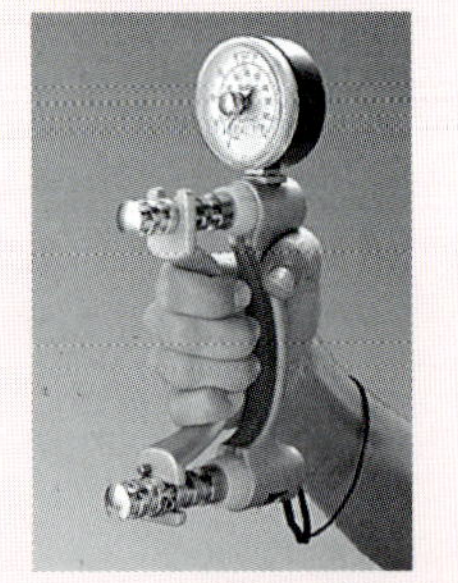

（日本メディックス）

LECTURE 5

実習課題 2. 手関節肢位の変化による握力発揮の違い

1）実習目的

手関節の異なる肢位で握力を測定し，最大筋力が発揮できる手関節の角度を確認し，その要因を考察する.

2）対象

被検者1人，検査者1～2人，記録者1人.

3）使用機材

ゴニオメータ，握力計（ジャーマー式，スメドレー式双方で可能）.

4）実習手順

①被検者は握力計を握る際に，手関節角度を掌屈45°，30°，15°，手関節中間位(0°)，背屈15°，30°，45°，60°に設定し握力計を握る．スメドレー式の場合は立位で上肢を体側へ垂らした状態で実施する．ジャーマー式の場合は椅子座位で実施する．机上に握力計を設置し，肘関節が90°になるように机の高さを調整する.

②検査者は手関節の角度を測定し，固定する．手関節掌屈，背屈の測定は日本整形外科学会ならびに日本リハビリテーション医学会の方法に従って行い，基本軸を橈骨，移動軸を第2中手骨とする.

③計測回数は十分な休憩を挟みながら3回ずつ行い，平均値を求める.

④求めた値を**表1**に記載する．またグラフ化する（**図2**）.

5）考察

手関節の肢位の違いによって，計測した握力に差異が生じた理由を考察する.

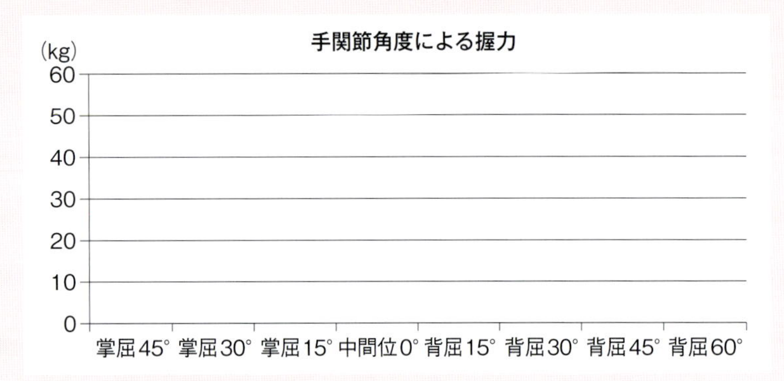

図2 手関節角度による握力

表1 手関節角度の違いによる握力

	掌屈45°	掌屈30°	掌屈15°	中間位0°	背屈15°	背屈30°	背屈45°	背屈60°
1回目								
2回目								
3回目								
平均								

表２　テノデーシスアクションによる手指関節角度変化

（最大掌屈・最大背屈）

	示指			小指		
	MP 関節	PIP 関節	DIP 関節	MP 関節	PIP 関節	DIP 関節
1 回目						
2 回目						
3 回目						
平均						

実習課題 3. テノデーシスアクションによる手指関節角度の変化

1）実習目的

手指関節（MP 関節，PIP 関節，DIP 関節）角度を手関節最大掌屈位と最大背屈位に固定して測定し，テノデーシスアクションによる関節運動範囲を理解する（**図 3**）．

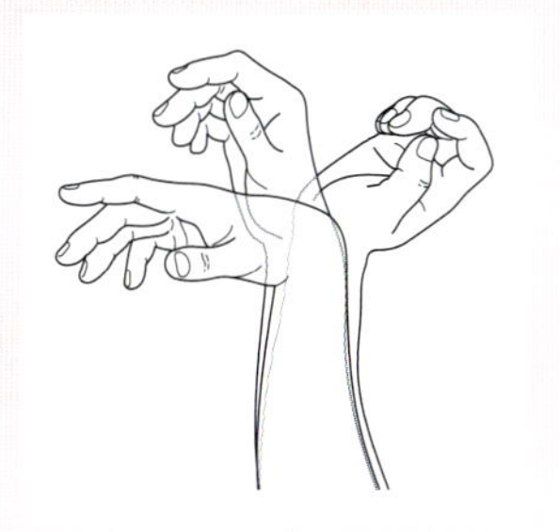

図３　テノデーシスアクションによる関節運動範囲

2）対象

被検者 1 人，検査者 1～2 人，記録者 1 人．

3）使用機材

ゴニオメータ（手指用）．

4）実習手順

①被検者は椅子座位で行う．手関節以遠を脱力する．

②検査者は被検者の手関節を他動で最大掌屈位，最大背屈位に固定し，示指と小指の MP 関節，PIP 関節，DIP 関節の角度を測定する．手指関節角度と手指関節可動域の測定は日本整形外科学会ならびに日本リハビリテーション医学会の方法に従って行い，MP 関節は基本軸を第 2，第 5 中手骨，移動軸を第 2，第 5 基節骨，PIP 関節は基本軸を第 2，第 5 基節骨，移動軸を第 2，第 5 中節骨，DIP 関節は基本軸を第 2，第 5 中節骨，移動軸を第 2，第 5 末節骨とする．

③計測は十分な休憩を挟みながら 3 回ずつ行い，平均値を求める．

④求めた値を**表 2** に記載する．

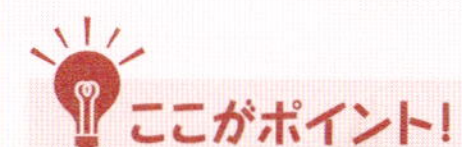

ここがポイント！
最大掌屈位での角度と最大背屈位での角度の差を測定範囲とし，テノデーシスアクションによって生じる関節運動を観察する．

5）考察

手関節の肢位の違いによって，手指の関節可動域に差異が生じた理由を考察する．加えてテノデーシスアクションにより把握可能なコップの周径を予想してみる．

実習課題 4. 対象物の形状に応じた把握時の手のかたちの分析

1）実習目的

多様な対象物の把握を行い，手指の使用（把握の型）と対象物との接触位置，手のアーチの観察を行い手のかたちを分析する．

2）対象

被検者 1 人，記録・観察者数人．被検者はグループ内で 3～4 人選出する．

3）使用機材

コップ，ボール，鉛筆，スプーン，茶碗，鍵，トランプ，サイコロ（小），お金など，形状や素材，大きさの違う対象物を揃える．

4）実習手順

①被検者は普段日常で把握する形で対象物を把持・把握する．

②このときの手の把握形態について接触箇所を調べ，手のアーチの状態などを観察し**表 3** に記載する．

③観察した内容をもとに，鎌倉らの形態分類（**表 4**）を参考に分類する．

LECTURE 5

④全対象物を把握した後に被検者を変更し，①～③を実施し把握の形態の相違について確認する．

5）考察

把握する対象物の形状や大きさの変化により把握形態が変化することを確認し，手のアーチの重要性を考察する．

表3　対象物の形状や大きさに応じた把握形態の分析

対象物	把握形態（鎌倉らの分類）	接触位置	手のかたちの観察・アーチの観察など
コップ			
ボール			
鉛筆			
スプーン			
茶碗			
鍵			
トランプ			
サイコロ（小）			
お金			

LECTURE 5

表4　把握の種類

大分類	小分類	記号	フォームの特徴と接触部位
握力把握系	握力把握－標準型 power grip-standard 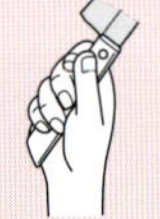	PoS	手掌上斜めに置かれた棒状物体を，曲げた全部の指と母指と手掌でしっかり固定する型．中手指節関節（以下MP関節）の屈曲が尺側の指ほど強く，小指列と環指列では手根中手関節（以下CM関節）も屈曲する．母指は他指の背面を覆って物体を締めつけるか，あるいは物体の長軸に沿うように伸ばして指腹でそれを押さえる．物との接触部位は，①全部の指の掌側面全長（やや橈側寄り），②小指球，母指球，小丘を含む広範な手掌領域，③母指の尺側面または掌側面．Napierのpower gripの基本型
	握力把握－鉤型 power grip-hook 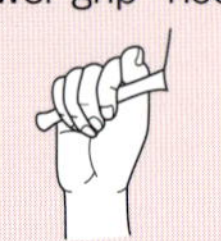	PoH	手掌上ほぼ真横（前腕長軸に対して垂直）に置かれた棒状物体を，曲げた全部の指と手掌で均一に巻き込んで固定する型．尺側・橈側間でMP関節の屈曲差が目立たないのが上記の標準型と異なる．母指は他指の背面を押さえるか，手掌に並ぶ位置で拘束を補強するか，手の橈側縁からはみ出した棒の断端を指腹で押さえるかのいずれかである．物との接触部位は標準型とほぼ同じであるが，小指球の関与が小さい．古典的分類の鉤握り（hook grasp）の一部に相当
	握力把握－示指伸展型 power grip-index extension 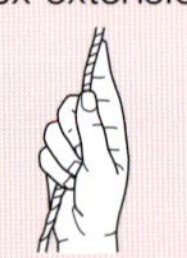	PoI	手掌上斜めに置かれた細い棒状物体を拘束するときに現れる型．指，手掌，母指で物を拘束する点は標準型と同じであるが，示指を物体の長軸に沿わせるように伸ばして指腹または指尖で触れる点が異なる．母指は指節間関節（以下IP関節）で伸展し，中指中節橈側と向かい合う位置で，指腹で物体（棒）を押さえていることが多い．物との接触は標準型に似ているが，接触面は小さい
	握力把握－伸展型 power grip-finger extension 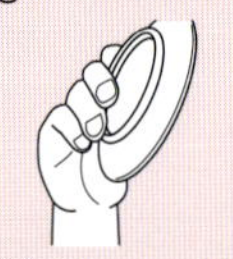	PoE	手よりも大きな扁平物体をしっかり拘束するときに現れる型．母指以外の指の橈側面（掌側寄り）と母指球およびそれに続く第1指列掌側面（橈側寄り）とのあいだに扁平物体を固定する．母指以外の指は遠位指節間関節（以下DIP関節）と近位指節間関節（以下PIP関節）の両方または一方で伸展位に近づく．物との接触部位は標準型に比べ，全体が手の橈側寄りになる．このため小指球は接触しない
	握力把握－遠位型 power grip-distal 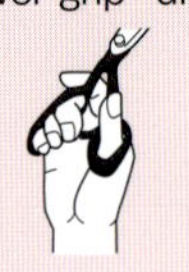	PoD	指の使われ方が標準型に似ているが，手掌が関与しない型．使われる指は必ずしも全部ではなく，屈曲度も小さい．質的には握力把握系から次の中間把握系への移行型とみるべきもの．手よりも小さい物体をしっかり固定する場合や，継ぎ手で連結している物体（例：はさみ）を拘束する場合などにみられる．接触部位は関与指の掌側面（橈側寄り）と母指の掌側面．手掌の接触はあってもごくわずかである

大分類	小分類	記号	フォームの特徴と接触部位
中間把握系	側面把握 lateral grip	Lat	小さな扁平物体の拘束に使われることがある型．示指の末節，中節，基節いずれかの橈側面と母指末節掌側面とが向かい合い，このあいだに物体がはさまれる．中指橈側面が示指橈側面による支えを補強することもある．手全体のフォームは握力把握－伸展型の指伸展が大きい場合に似ているが，尺側・橈側指間の MP 関節の屈曲差はこれより小さい．古典的分類の側面つまみ（lateral pinch）に相当する
	三面把握－標準型 tripod grip - standard	Tpd	細長い道具（例：筆記具）の拘束に使われることがある型．①中指 DIP 関節周辺の橈側面，②示指末端掌側面，③母指末節掌側面の 3 面が棒状物体の 1 か所を取り囲んで拘束する．第 2 接触部位は，棒が短ければ示指末節の掌側面（棒の断端を押さえる），長ければ示指の基節または MP 関節周辺部の橈側にある．指は全体として中程度屈曲．橈側指と尺側指のあいだの MP 関節の屈曲差は中～小程度．力を入れて拘束する場合は示指 DIP 関節が過伸展位になることがある
	三面把握－亜型Ⅰ tripod grip – variation Ⅰ	TVⅠ	細長い道具の拘束に使われることがある型．三面把握－標準型に似ているが，母指がこれより内転位にある．細長い物体は中指 DIP 関節周辺の橈側面から示指基節の橈側面へ橋のように架け渡され，そのあいだで母指が上から指腹で押さえ込む形になる．この第 1 固定に加えて，示指末端が標準型と同じように物体を支える．標準型よりも拘束性が増した型である
	三面把握－亜型Ⅱ tripod grip – variation Ⅱ	TVⅡ	同じく細長い道具の拘束に使われることがある型．三面把握－標準型に比べ，環指などの尺側指が拘束に加わる点が異なる．環指や小指は前方へ突き出した形になり，中指もこれにならうことが多い．示指は標準型と同じ．母指は標準型または亜型Ⅰのいずれかに似る．中指の接触は末節橈側面または掌側面
精密把握系	並列軽屈曲把握 parallel mild flexion grip	PMF	筒形，角形その他の物体を，並列させて軽く曲げた指とこれに向き合う母指とのあいだでとらえる型．MP 関節の屈曲の程度は物体の大きさに左右され，指ごとの屈曲差は小さい．接触部位は通常それぞれの指の末節掌側面（橈側寄り）であるが，物体が大きければ中節やまれに基節の掌側面に及ぶ．力を要する場合は DIP 関節が過伸展位にロックされることがある．尺側の指が不関与の場合，“曲げ”あるいは“巻き上げ”状態になることがある．古典的分類の筒握り（cylindrical grasp）の一部に相当
	包囲軽屈曲把握 circular mild flexion grip	CMF	円盤，球，直方体などを多方向から指で囲んで拘束する型．母指および関与するすべての指の末節掌側面が物体の中心に向かうように配置される．物体の径が大きければ指は外転位になり，関与する指も増える．接触部位は通常それぞれの指の末節掌側面であるが，母指や示指では尺側寄りになり，環指や小指では橈側面になることも多い．物体の奥行きが大きければ，近位の指節や小丘が触れることもある．古典的分類の球握り（spherical grasp）の一部に相当
	指尖把握 tip grip	Tip	非常に小さい物または薄い物をとらえる際に現れる型の一つ．母・示指の先端のあいだ，または母・示・中指の先端のあいだに物をはさむ．手全体のフォームは並列軽屈曲把握とあまり変わらないが，DIP または PIP 関節の両方または一方の屈曲がこれより強い．古典的分類の指尖つまみ（tip pinch）に相当
	並列伸展把握 parallel extension grip	PE	平たい大きい物を拘束する際に現れる型の一つ．母指以外の指が DIP，PIP 関節で伸展かつ内転し，1 枚の“板”を形成するのが特徴．この“板”に載せた物体上の 1 点を母指末節先端が固定する．把握と非把握の要素が混ざっていることが多い．筒形など扁平物以外のものの拘束に使われることもある
母指不関与系	内転把握 adduction grip	Add	母指以外の隣り合う 2 本の指のあいだに物をとらえる型．手全体のフォームは曲げの大きいものから小さなものまでかなりの幅がある．指の内転による拘束ではあるが，これのみで拘束していることはまれ．通常は 1 本の指の曲げと他の指の伸ばしによって補われている．接触部位は，1 本の指の尺側面掌側寄りと他方の指の橈側面背側寄りか，あるいは 1 本の指の尺側面背側寄りと他方の指の橈側面掌側寄りになる

（鎌倉矩子ほか．手を診る力をきたえる．三輪書店；2013．pp24-41[2]）

■引用文献

1） Kapandji AI．塩田悦仁（訳）．カラー版 カパンジー機能解剖学 Ⅰ上肢，原著第 6 版．東京：医歯薬出版；2010．巻末付録．

2） 鎌倉矩子ほか．手を診る力をきたえる．東京：三輪書店；2013．pp24-41．

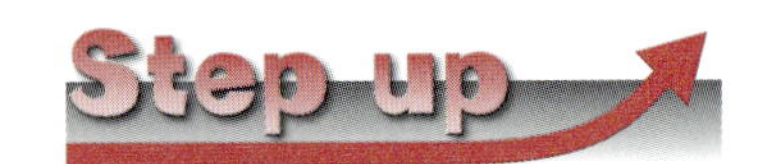

絞扼神経障害

絞扼神経障害とは，末梢神経とその周辺の構造物（骨，筋，腱鞘など）が接する場所や，トンネル状の場所で神経の圧迫が生じ，痺れや痛みなどの症状を呈するものである．反復した関節運動や局部的な変性などが原因で，トンネルが狭小化することが原因とされている．

1）正中神経

手根の手掌面で手根骨と屈筋支帯（横手根靱帯）により形成されるトンネルである手根管（carpal tunnel，図1）のなかを，正中神経，4本の浅指屈筋腱，4本の深指屈筋腱，および長母指屈筋腱が通っている．

（1）手根管症候群

手根部における正中神経の圧迫によって発症する．反復する筋収縮と不良な姿勢（手関節屈曲位での手指の握り）や，振動，気温などが原因とされる．また更年期障害やリウマチ，糖尿病などが原因となることもある．症状としては，夜間の手・前腕の痛み，手の痺れ・知覚障害，手の筋力低下（母指球の萎縮）・巧緻性低下があげられる．

（2）円回内筋による絞扼神経障害

回内筋症候群とも呼ばれ，正中神経が円回内筋の上腕頭と尺骨頭のあいだを通過することにより生じる．前腕近位掌側部に痛みがあり，労働や運動後に増悪する．母指や示指，中指の屈曲力の減弱を訴え，つまみ動作や書字動作が困難になることもある．

2）尺骨神経

（1）肘部管症候群

尺骨神経が肘内側にある尺側手根屈筋下の床面を尺骨神経溝，天井を滑車上肘靱帯で構成されている肘部管を通過する際に生じる．小指と環指にかけての知覚障害と鷲手変形（図2），骨間筋萎縮，握力の低下を引き起こす．

（2）ギヨン管症候群

尺骨神経が手関節部に存在する豆状有鉤靱帯，横手根靱帯，豆状骨，有鉤骨で形成されるギヨン（Guyon）管を通過する部で生じる．肘部管症候群と似た症状を訴えるが，手背部への知覚枝はギヨン管を通過しないので，手背部の知覚障害を認めないのが特徴である．

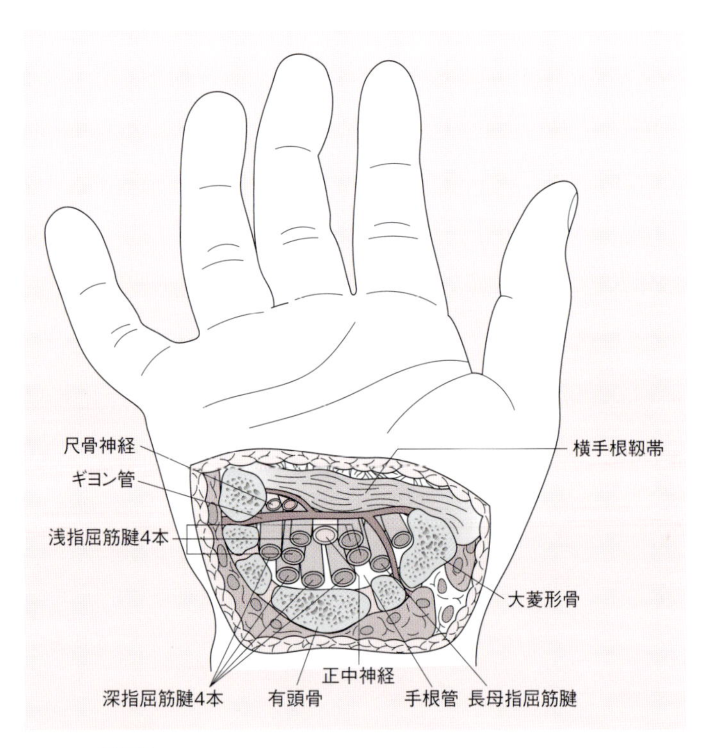

図1　手根管

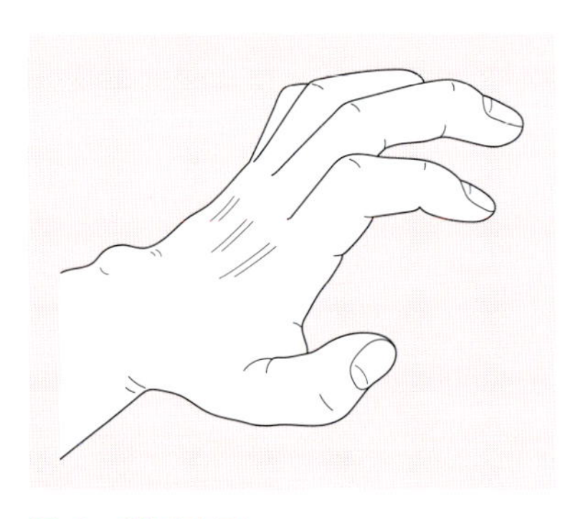

図2　鷲手変形

■参考文献

1）　工藤慎太郎．運動器疾患の「なぜ？」がわかる臨床解剖学．東京：医学書院；2012．pp44-52.

LECTURE 5

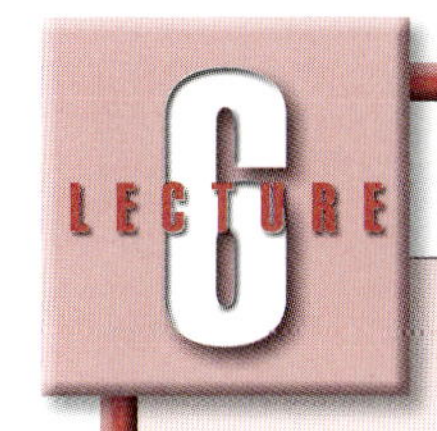

頭頸部・体幹の機能解剖

到達目標

- 頭頸部ならびに体幹を構成する組織のなかでランドマークとなる骨と表層の筋を触察し，その位置関係を理解する．
- 頭頸部ならびに体幹を構成する組織のなかでランドマークとなる骨と表層の筋を体表からとらえられるようになる．

この講義を理解するために

適切な理学療法・作業療法を実施していくためには，正確に骨や筋などを触察することが必要です．この講義では，頭頸部と体幹を構成する組織のなかで，ランドマークとなる骨の触察方法について学びます．また表層の筋の触察方法についても学びます．関節の位置や筋収縮によって触察のしやすさは変わりますので，姿勢の変化についても注意が必要です．また，触察のしやすさは筋肉の厚さや大きさ，皮下脂肪の量などの体格などにも影響されますので，多くの練習を重ねて技術を高めるようにしてください．

頭頸部・体幹の機能解剖を学ぶにあたり，以下の項目を確認・整理しておきましょう．

□ 頭頸部・体幹の骨および関節構造を復習しておく．

□ 頭頸部・体幹の筋の起始と停止と筋の作用を復習しておく．

□ 頭頸部・体幹の筋の重なりを復習しておく．

□ 頭頸部・体幹の運動学を復習しておく．

講義を終えて確認すること

□ 頭部と頸部の骨・筋の触察ができた．

□ 胸郭の骨・筋の触察ができた．

□ 腰部・骨盤の骨と筋の触察ができた．

講義

頭頸部（head and neck）
外後頭隆起（external occipital protuberance）
乳様突起（mastoid process）
第７頸椎の棘突起（spinous process of seventh cervical vertebra）

MEMO
頸動脈の触察
頸動脈は甲状軟骨の外側に走行しており，甲状軟骨を目安にすると拍動を触れることができる．救命救急の際に触察される総頸動脈は，甲状軟骨上縁で内頸動脈と外頸動脈とに分岐する．頸動脈での拍動は収縮期血圧が 40mmHg 以上でないと感じられない．

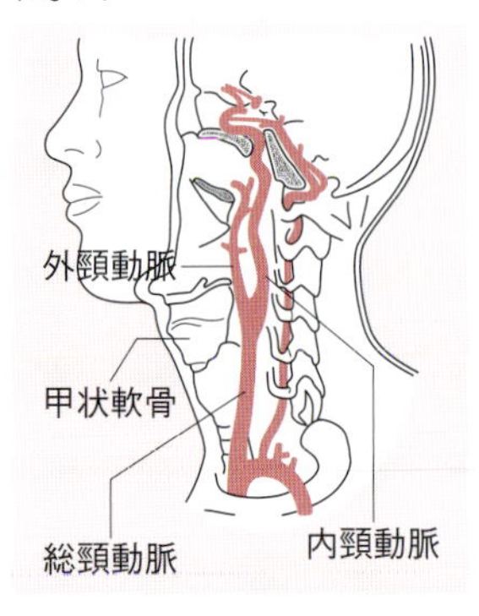

LECTURE 6

1. 頭頸部の骨と筋の触察

頭頸部において代表的なランドマークとなる部分は，後頭骨の外後頭隆起，側頭骨の乳様突起，第１頸椎（環椎）の横突起，そして第７頸椎の棘突起である（**図 1**）．

1）外後頭隆起

外後頭隆起は，後頭部で最も突出した骨隆起である．外後頭隆起には僧帽筋が付着する．また，長期臥床による褥瘡の好発部位の一つである．

2）乳様突起

乳様突起は外耳孔の後方にあり，下方へ突出した突起である．乳様突起には胸鎖乳突筋が停止しているので，胸鎖乳突筋を収縮させないようにしたほうが触察は容易である．また，下方へ突出しているため，触察する際は下方から上方へ向かって触れるほうがその先端を触知しやすい（**図 2**）．

3）環椎横突起

環椎横突起は，側頭骨乳様突起と下顎角を結んだ中点に位置する（**図 3**）．強く圧迫すると痛いので，触診の際は留意が必要である．リウマチなど関節病変を伴っている場合は特に注意する．

4）第７頸椎棘突起

第７頸椎棘突起は頸部の基部に位置している．第７頸椎棘突起は最も後方に突出しており，ランドマークとして最も重要である．触察する際は，頸部を屈曲位にし，最も後方に突出している骨隆起が第７頸椎棘突起である（**図 4**）．第７頸椎以外の棘突起も同程度に突出しているので，判断に迷う場合がある．第６頸椎との判別は，頸部を過伸展したときの棘突起の動きを触察することで，判別することができる．頸部を

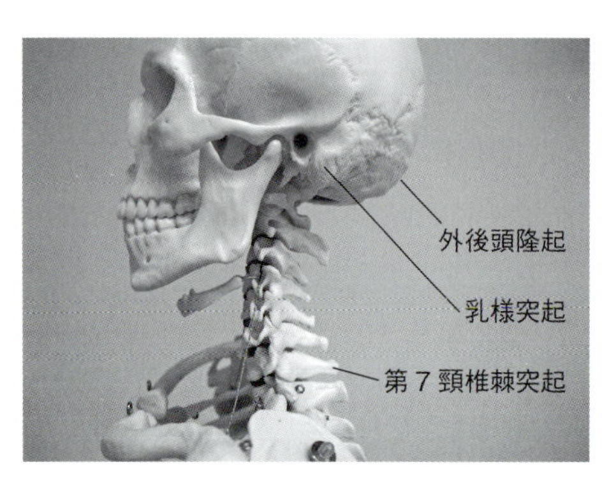

図１　頭頸部のランドマーク

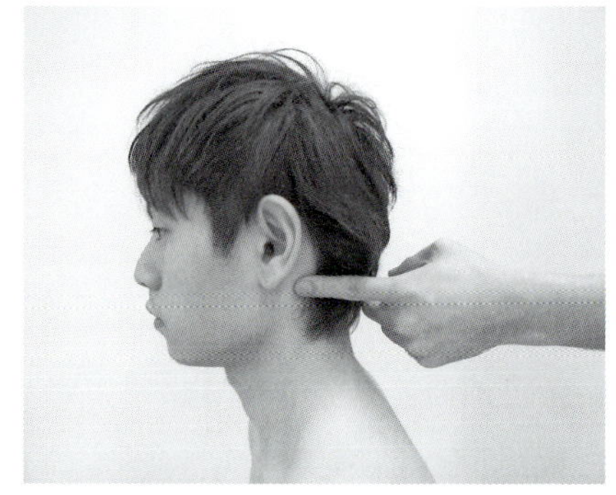

図２　乳様突起の触察

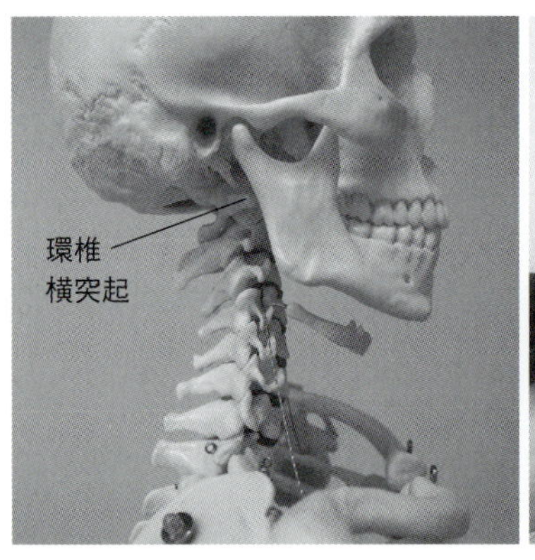

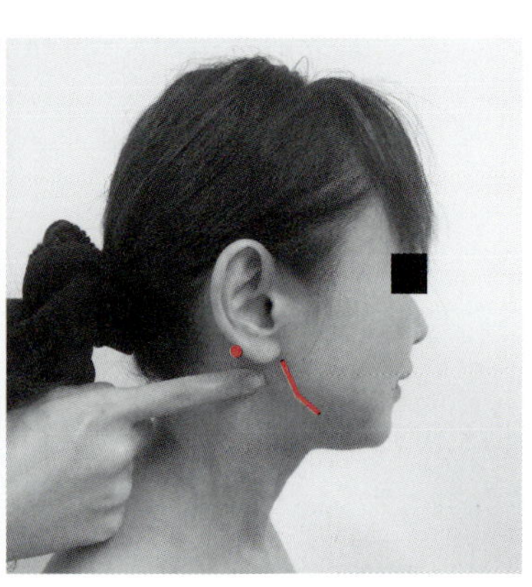

図３　環椎横突起

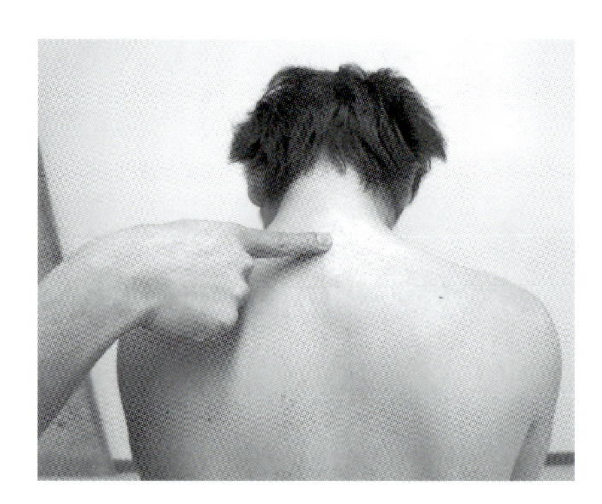

図４　第７頸椎棘突起の触察

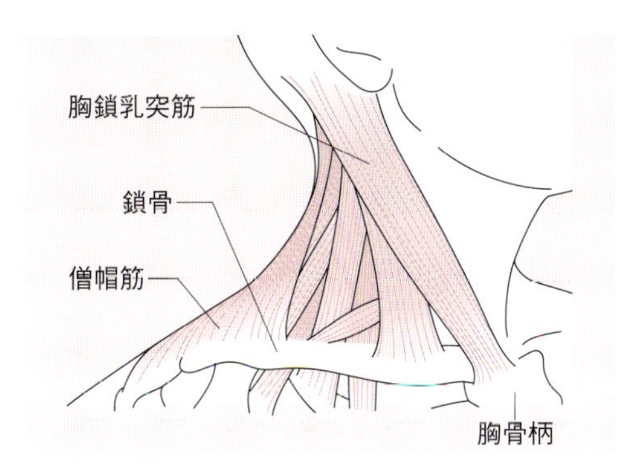

図５　胸鎖乳突筋

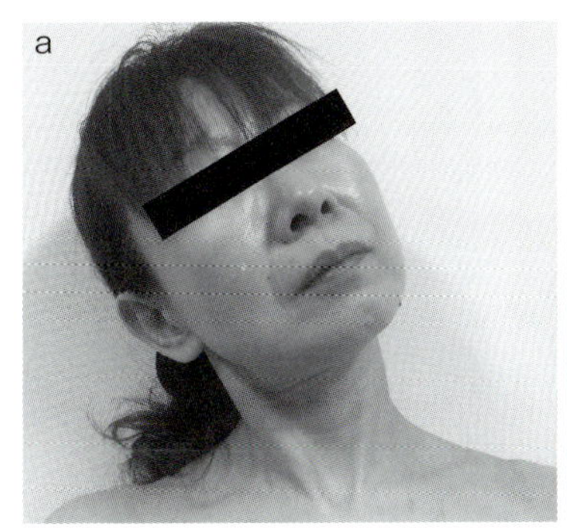

図６　胸鎖乳突筋の観察
a：頸部側屈　b：頸部回旋

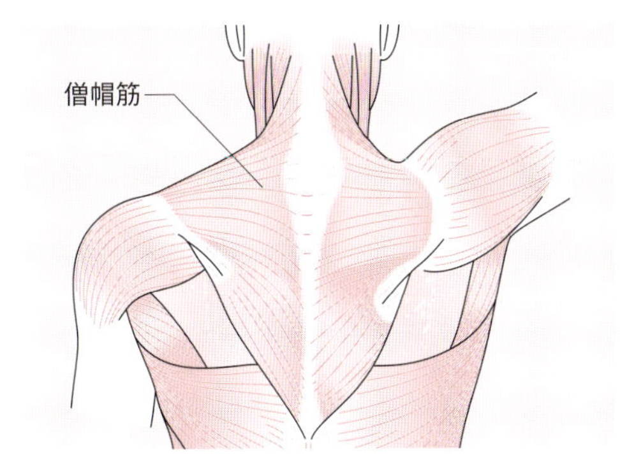

図７　僧帽筋

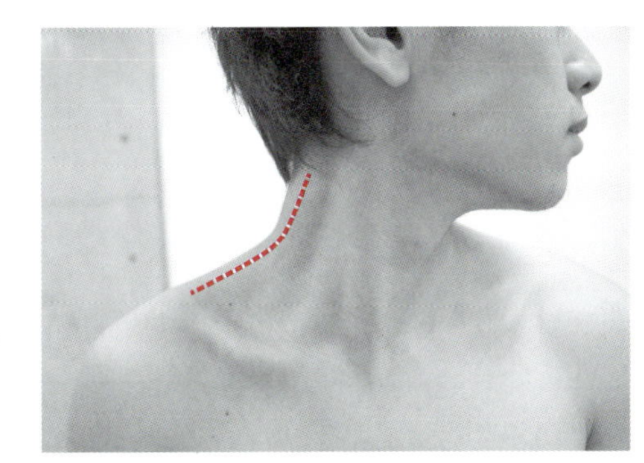

図８　僧帽筋上部線維の観察

過伸展すると，第６頸椎棘突起の骨隆起は消失する．また，頸部を回旋すると，第７頸椎棘突起はわずかに動きがあるが，第１胸椎棘突起には動きがない．第６頸椎棘突起は大きく動く．これらのことから，第７頸椎棘突起を判別することができる．

5）胸鎖乳突筋

胸鎖乳突筋は胸骨柄と鎖骨の胸骨端を起始とし，側頭骨の乳様突起と後頭骨の上項線外側部に停止する（**図5**）．両側同時に収縮すると，上位頸椎には伸筋として，下位頸椎には屈筋として作用する．触察する際には，片側のみを収縮させたほうが容易であり，同側への頸部の側屈と反対側への回旋によって，胸鎖乳突筋が浮き出るのがよくわかる（**図6**）．胸鎖乳突筋の起始部はていねいに触察することで，胸骨頭と鎖骨頭の２頭に分かれていることが確認できる．

6）僧帽筋上部線維

僧帽筋上部線維は，頸部背面で最も表層にある筋である（**図7**）．後頭骨の上項線，外後頭隆起，項靱帯を起始とし，鎖骨の外側 1/3 に終わる．鎖骨の停止部の近傍で僧帽筋上部線維を確認することは容易である（**図8**）．

胸鎖乳突筋の後縁と僧帽筋上部線維の前縁とのあいだの深層では，斜角筋群を触れることができる．

2. 胸郭の骨と筋の触察

胸郭は 12 個の胸椎，12 対の肋骨および１個の胸骨からなる．胸郭における代表的なランドマークは，胸骨の頸切痕，胸骨柄結合，剣状突起である（**図9**）．また，第２肋骨や第 10 肋骨も臨床において触察を求められる部分である．

1）胸骨頸切痕

胸骨の頸切痕は胸骨の上部にある（**図10**）．上部から触察は容易である．

胸鎖乳突筋（sternocleidomastoideus）

MEMO
胸鎖乳突筋の起始と停止
起始：胸骨柄と鎖骨の胸骨端
停止：側頭骨の乳様突起と喉頭骨の上項線外側部

胸鎖乳突筋▶『運動学』p88

MEMO
上項線とは，後頭骨の外後頭隆起の高さから左右に走っている隆起線のことをいう．

僧帽筋（trapezius muscle）

MEMO
僧帽筋の起始と停止
起始：〔上部線維〕後頭骨の上項線，外後頭隆起，項靭帯，〔中部線維〕T1〜T6（棘突起），棘上靭帯，〔下部線維〕T7〜T12（棘突起），棘上靭帯
停止：〔上部線維〕鎖骨の外側 1/3，〔中部線維〕肩甲骨（肩峰，肩甲棘），〔下部線維〕肩甲骨（肩甲棘）

胸郭（thorax）

胸骨頸切痕（jugular notch of sternum）

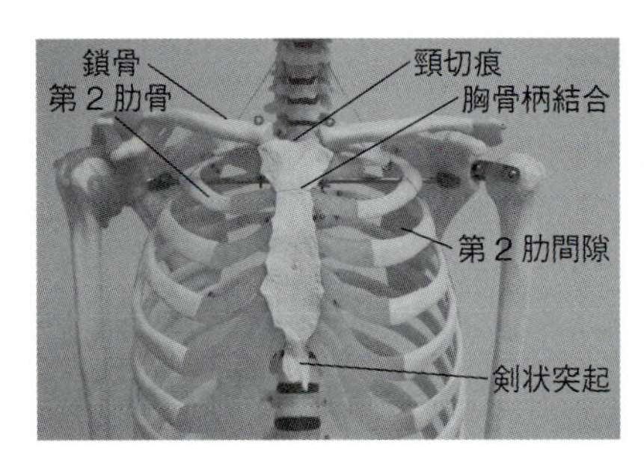

図 9　胸郭のランドマーク

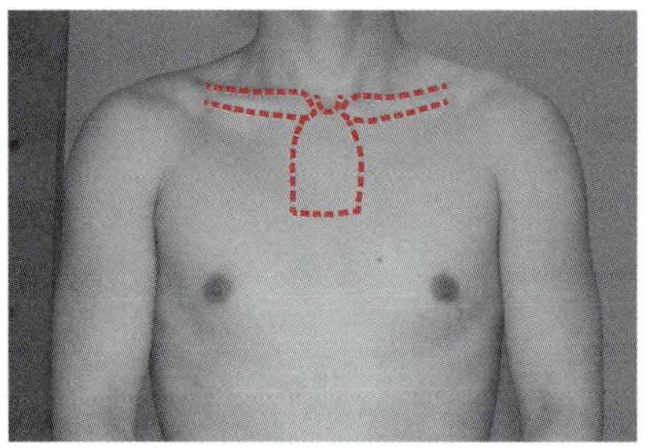

図 10　胸骨頸切痕の観察

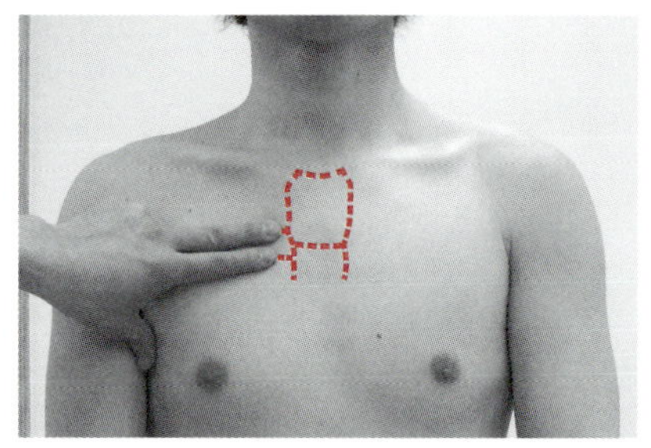

図 11　第 2 肋骨の触察

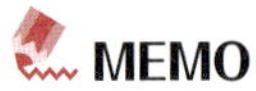

MEMO

剣状突起

肋骨弓は，上部では同じ面上で左右がつながる．剣状突起は，その面よりもさらに深層に位置する．

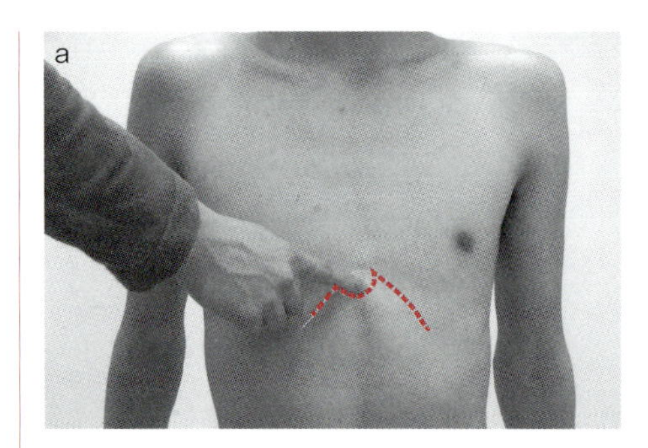

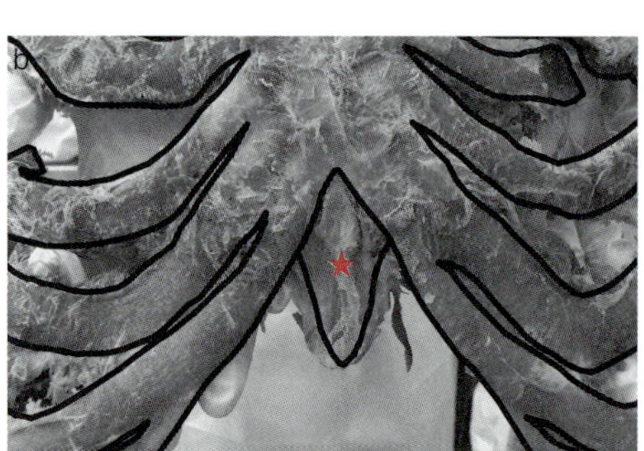

図 12　剣状突起

a：触察　b：解剖体の胸郭前面．★が剣状突起

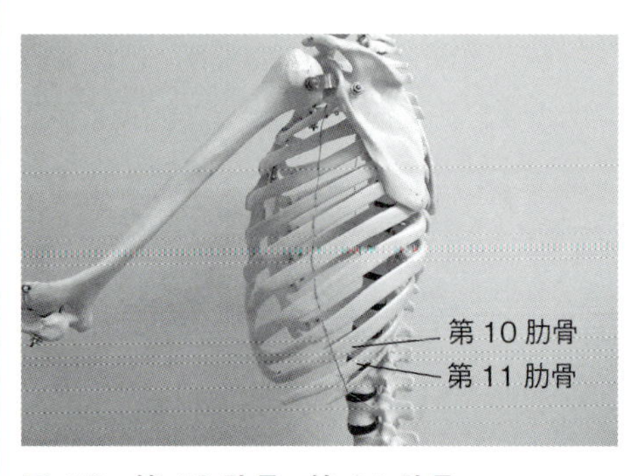

図 13　第 10 肋骨・第 11 肋骨

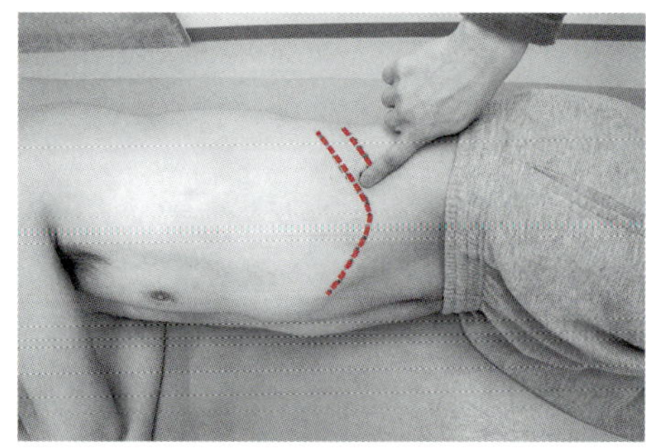

図 14　第 11 肋骨の触察

2）胸骨柄結合・第 2 肋骨

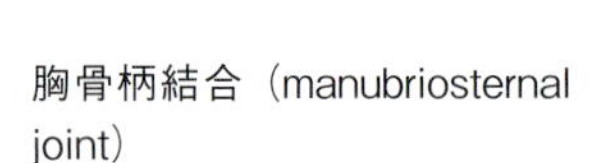

胸骨柄結合（manubriosternal joint）

胸骨柄結合は胸骨体と胸骨柄との結合部分である．前方にやや突出し胸骨角をつくっていることから，頸切痕より尾側に触察していくと突出している部分が胸骨柄結合である．

第 2 肋骨（second rib）

第 2 肋骨は，胸骨柄結合に付着している．胸骨柄結合から側方へ触察していくことで，第 2 肋骨を触れることができる（**図 11**）．第 2 肋骨の下が第 2 肋間隙である．

3）剣状突起

剣状突起（xiphoid process）

第 7～10 肋軟骨の前部が連結して肋骨弓ができるが，剣状突起はこの肋骨弓を尾側から頭側にたどり触察する（**図 12a**）．ただし，剣状突起は深層にあり，かつ，後方や側方に傾いている（剣状突起の先端が深層に向いている）こともあるため，触察は容易ではない（**図 12b**）．

4）第 10 肋骨・第 11 肋骨

第 10 肋骨（tenth rib）
第 11 肋骨（eleventh rib）

第 10 肋骨は肋骨弓の下端の部分にあたる．浮遊肋骨である第 11 肋骨の先端は，胸郭前後径の 2 等分線よりやや前方にある（**図 13**）．触察の際は，側臥位となるので腹筋群が収縮しないように気を配る．**図 14** では，示指の側面で第 11 肋骨の先端を触察している．第 11 肋骨は強く触れると痛みが生じるため，配慮する．

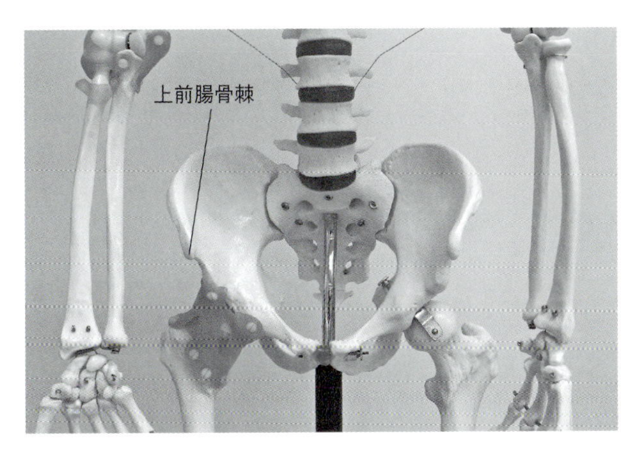

図 15　上前腸骨棘
前面

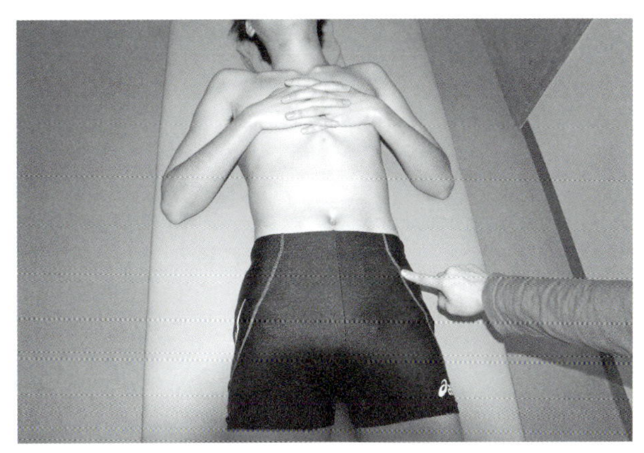

図 16　上前腸骨棘の触察

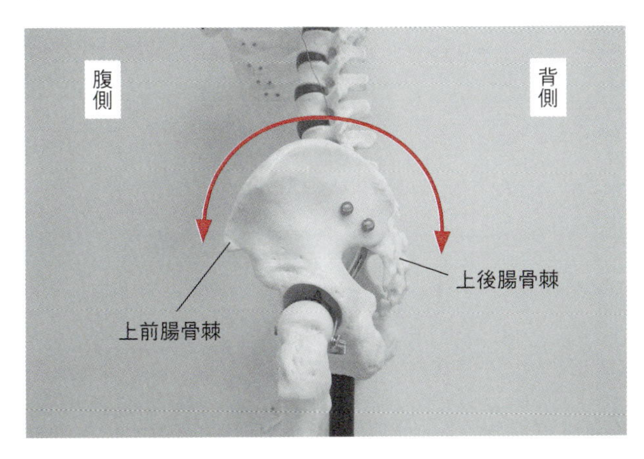

図 17　腸骨稜
矢状面左側．矢印部分が腸骨稜

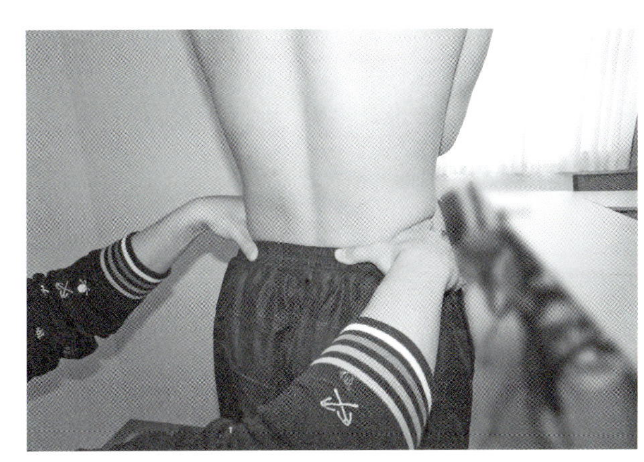

図 18　腸骨稜の触察
両示指の側方で，腸骨稜を頭側より圧迫すると触察しやすい

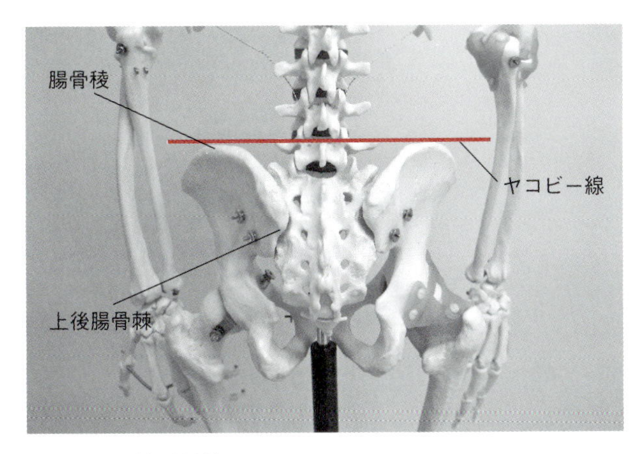

図 19　上後腸骨棘
後面

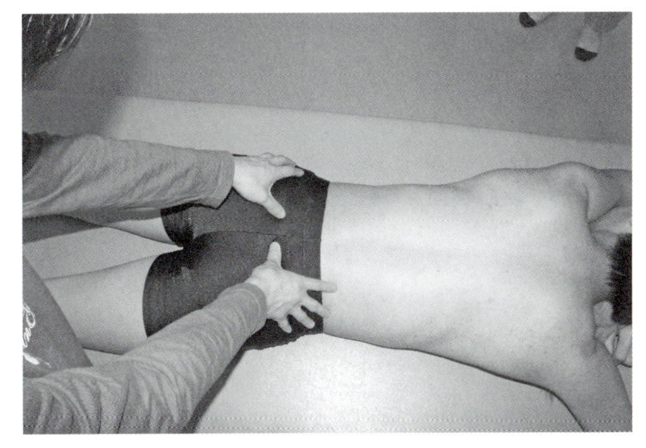

図 20　上後腸骨棘の触察
両母指で，上後腸骨稜を確認する

3. 腰部・骨盤の骨と筋の触察

骨盤は左右の寛骨と仙骨・尾骨によって構成されている．腰部・骨盤で代表的なランドマークとなるのは，上前腸骨棘，腸骨稜，上後腸骨棘である．

骨盤（pelvis）
腰部（lumbar）

1）上前腸骨棘

上前腸骨棘は，下肢長の計測や可動域計測の際などに，ランドマークとして用いることが非常に多い部位である（**図 15**）．上前腸骨棘は下向き，つまり尾側に突出しているので，触察する際は尾側から頭側に向かって触る．また，骨盤の前面は特に違和感を生じやすい場所になるので，手掌面全面でその近傍を触り，ある程度場所の見当をつけた後に指尖で上前腸骨棘を触察するほうがよい（**図 16**）．上前腸骨棘には縫工

上前腸骨棘（anterior superior iliac spine）

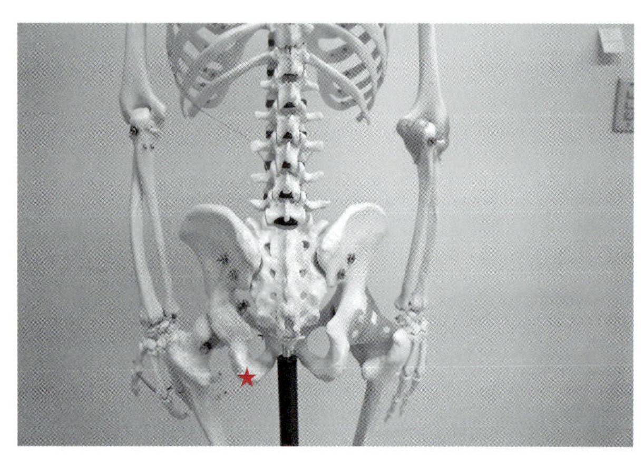

図 21　坐骨結節

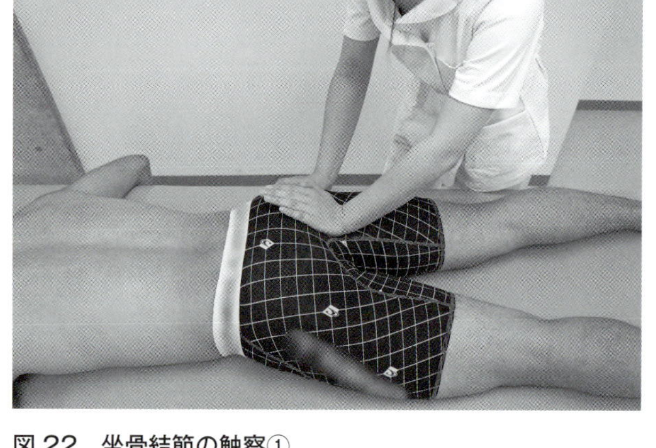

図 22　坐骨結節の触察①

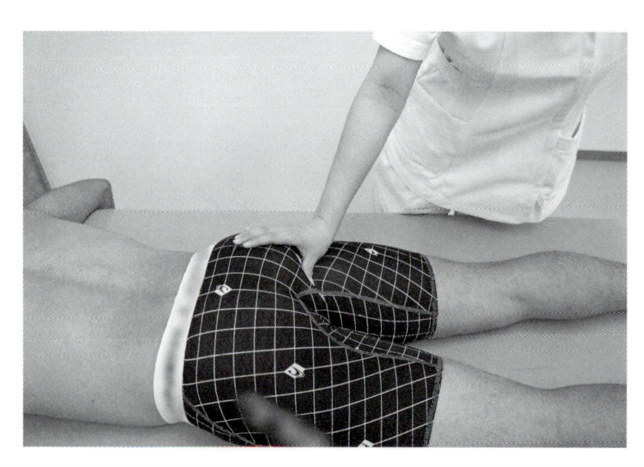

図 23　坐骨結節の触察②

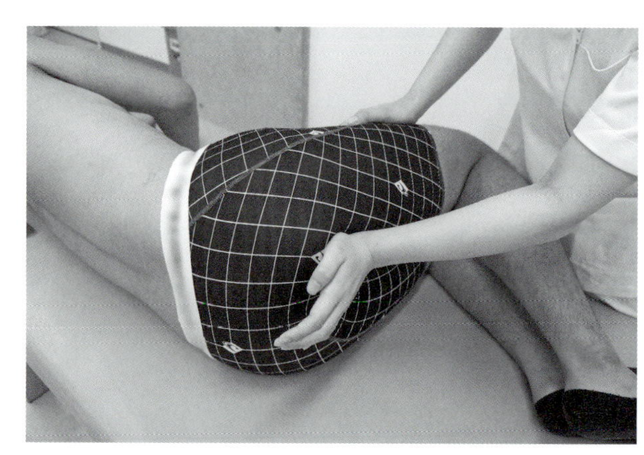

図 24　坐骨結節の触察③

LECTURE 6

筋や大腿筋膜張筋が付着しているので，これらの筋の収縮をさせないように，できるだけ脱力させることも重要である．

2）腸骨稜

腸骨稜（iliac crest）

腸骨の上縁に位置する腸骨稜は，前方は上前腸骨棘に始まり，後方では上後腸骨棘に終わる（**図 17**）．腸骨稜には外腹斜筋，内腹斜筋，腹横筋が停止している．腸骨稜は，側腹部を頭側より尾側に向けて圧迫すると，触察することができる（**図 18**）．左右の腸骨稜の最も高い点を結ぶ線はヤコビー線と呼ばれ，第 4 腰椎棘突起と第 5 腰椎棘突起のあいだを通る（**図 19**）．

3）上後腸骨棘

上後腸骨棘（posterior superior iliac spine）

腸骨稜を後端までたどり，後方に突出した骨隆起が上後腸骨棘である（**図 19**）．上後腸骨棘は上前腸骨棘と同様に下方に突出した突起なので，尾側から頭側へ，あるいは下方から外側へ円を描くように手掌面である程度場所の見当をつけた後に，指尖でさらに確認することが望ましい（**図 20**）．

4）坐骨結節（**図 21**）

殿部を下方より上方へ押し上げるように手掌部で坐骨結節の大まかな位置を確認する（**図 22**）．その後，指尖で坐骨結節を触察する（**図 23**）．

坐骨結節は，股関節伸展時は大殿筋に覆われているが，屈曲時は大殿筋に覆われておらず，座位の際に体重を支持する場所となっている．股関節を屈曲位にすると触察が容易になるので，触察がなかなかできない場合には，側臥位で両股関節と膝関節を屈曲位とし，坐骨結節周辺を手掌部で大まかに触察するとよい（**図 24**）．

5）腹直筋

腹直筋（rectus abdominus muscle）

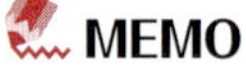

MEMO

腹直筋の起始と停止

起始：恥骨結合と恥骨結節のあいだ

停止：第 5～7 肋軟骨と剣状突起の前面

腹直筋は，恥骨結合と恥骨結節のあいだから起こり，第 5～7 肋軟骨と剣状突起の

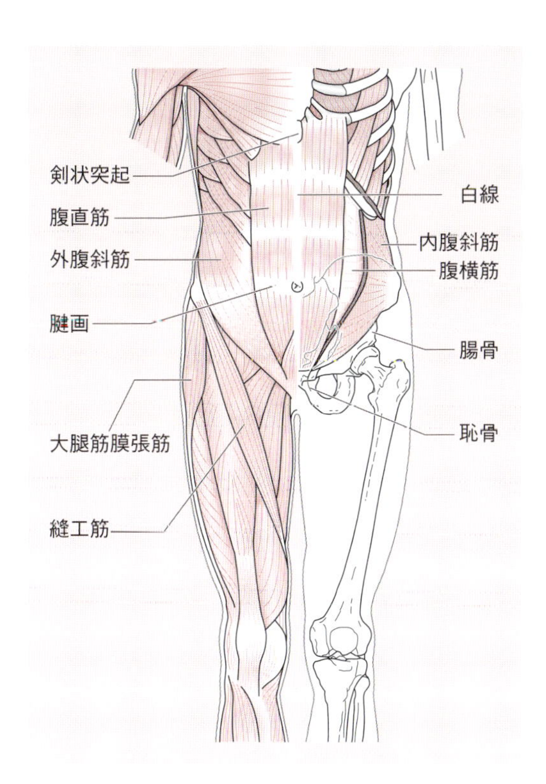

図 25 腰部の骨と筋

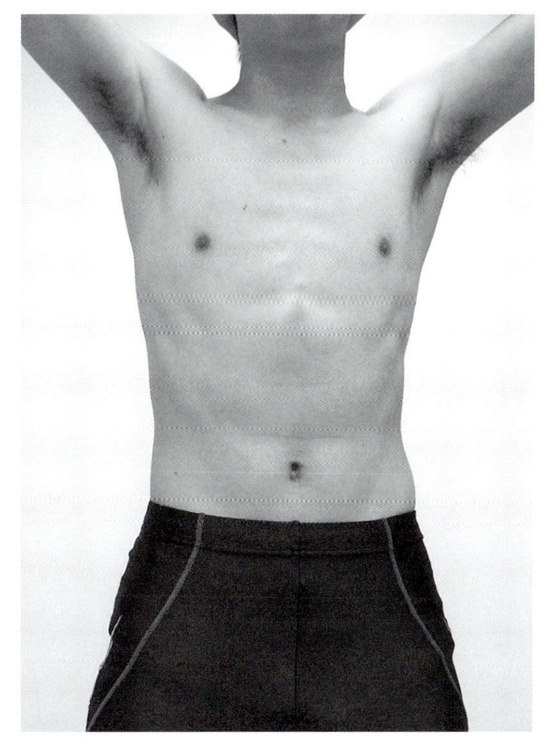

図 26 腹直筋の観察

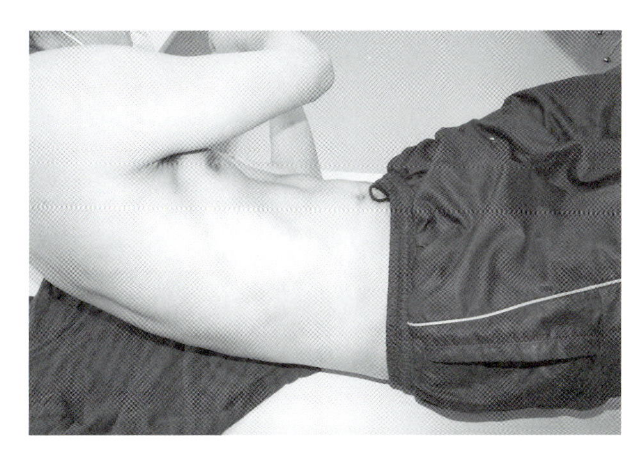

図 27 外腹斜筋の観察

前面に停止する（**図 25**）．両側の側腹筋腱膜が正中線で混じり合い，白線という結合組織のひも状の構造物が構成される．側腹筋腱膜は腹直筋鞘の前葉と後葉をつくっている．

白線の両側を縦走する腹直筋は，臍の高さまでに 3 つの腱画を有する．腱画とは，結合組織の線維束で形成される腱が，筋腹のあいだを横切って線状となっているものをいう．ときおり臍より下にも，さらに 1 つ～2 つの腱画がみられることがある．腹直筋の触察の場合は，背臥位にて頸部の屈曲をしたまま臍をのぞき込むような体幹の屈曲運動を指示する．この際には，体幹の左右への回旋が入らないように注意する．また，立位でも腹部を強く引っこめるように動かすと，腹部前面で腹直筋の収縮を確認できる（**図 26**）．腹部の脂肪が少ない場合は，筋の収縮だけでなく白線や腱画も観察することができる．

腱画（tendinous intersection）

6）外腹斜筋

外腹斜筋は第 5～12 肋骨の外面から始まり，腸骨稜外唇，腱膜となって鼠径靱帯，腸骨稜，腹直筋鞘前葉を介して白線に終わる．外腹斜筋は側腹部において最も表層にある筋であり，腹直筋の外側に位置している（**図 25**）．側腹筋群は体幹の回旋運動の

外腹斜筋（external oblique muscle）

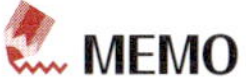

MEMO

外腹斜筋の起始と停止

起始：第 5～12 肋骨の外面
停止：腸骨稜の外唇，鼠径靱帯，腸骨稜，腹直筋鞘前葉

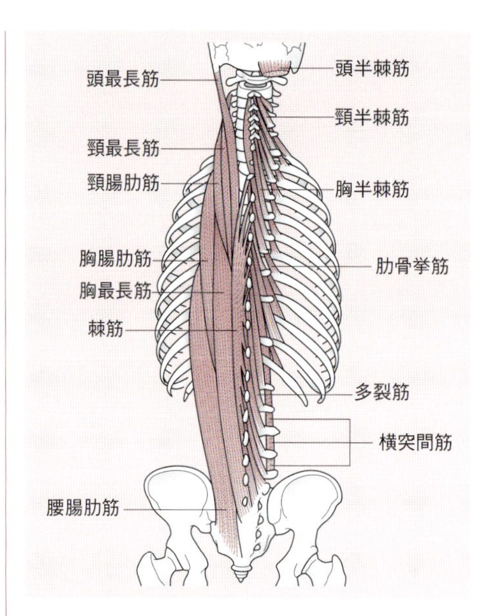

図 28　固有背筋

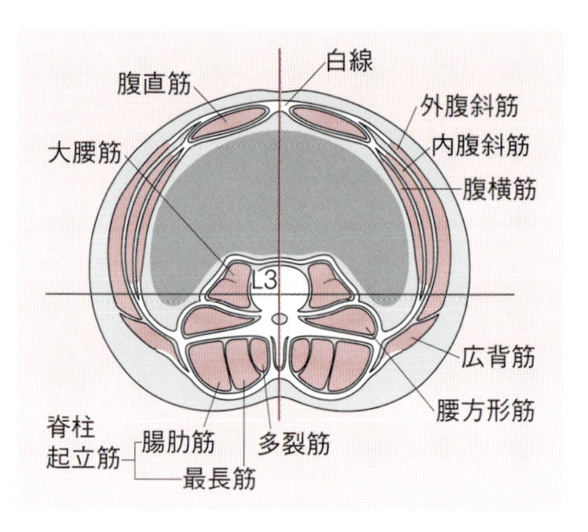

図 29　第 3 腰椎レベルでの体幹の水平断面における筋の位置関係

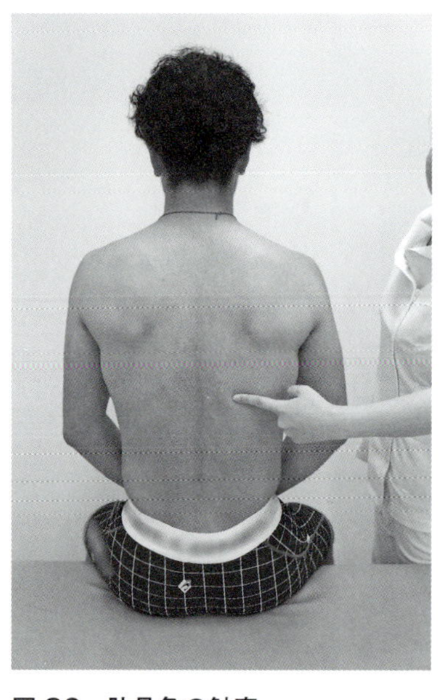

図 30　肋骨角の触察

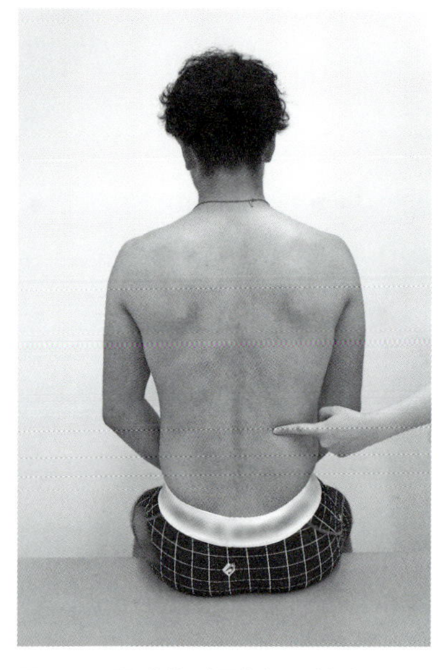

図 31　腸肋筋（腰部）の触察

LECTURE 6

MEMO

肋骨角

胸郭のなかで肋骨の角度が急に変わるところを肋骨角という.

腸肋筋　最長筋　棘筋

肋骨角

胸骨

主動作筋としてはたらくが, 外腹斜筋は反対側への回旋時にはたらく. 体幹回旋時に腹直筋の外側部を触察することで収縮を触れることができる (**図 27**).

7）固有背筋

体幹の伸展筋である固有背筋は板状筋群, 脊柱起立筋群, 横突棘筋群などに分けられる (**図 28**). 脊柱起立筋群はさらに腸肋筋群, 最長筋群, 棘筋群に分けられ, そのうち最も外側に位置しているのが腸肋筋である (**図 29**). 固有背筋は胸部では肋骨角よりも正中に位置しており肋骨角を確認し (**図 30**), その外側に位置しているのが腸肋筋である. 胸部の腸肋筋の外側縁を下方へたどり腰部の腸肋筋を確認する (**図 31**). 皮下脂肪が厚いと触察が難しくなるので注意深く触察する必要がある.

■参考文献

1）林　典雄. 骨盤. 青木隆明（監）. 運動療法のための機能解剖学的触診技術, 改訂第 2 版. 東京：メジカルビュー社；2012. pp2-17.
2）林　典雄. 体幹—胸郭・脊柱関連組織. 青木隆明（監）. 運動療法のための機能解剖学的触診技術, 改訂第 2 版. 東京：メジカルビュー社；2012. pp268-311.
3）Serge T. 頸部, 体幹・仙骨. 奈良　勲（監訳）. 触診解剖アトラス　頸部・体幹・上肢, 第 2 版. 東京：医学書院；2010. pp1-76.

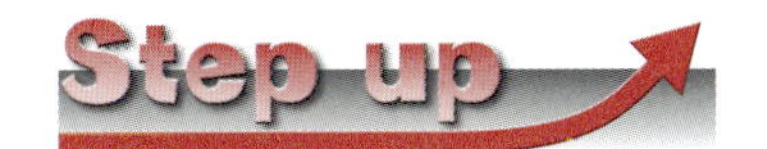

1. 横隔膜

横隔膜は胸腔と腹腔を分けている．横隔膜は腰椎部，肋骨部，胸骨部からなり停止は腱中心と呼ばれ，その形態は上に凸となっている．横隔膜の腱中心は吸息時に下がり，呼息時に上がる．その高さは姿勢によって変化し，臥位のほうが立位や座位よりも高い位置にある．また，女性は男性より高く，若い人は高齢者より高い位置にある．平均すると，横隔膜の高さはおおよそ右は第5肋軟骨，左は第6肋軟骨となる（図1）．

横隔膜は発生学的には頸部の筋であるため，その支配神経は頸神経の枝からなる横隔神経である．

2. 内臓と椎骨の高さ

内臓のおおよその高さは以下の通りである．

心臓は第2肋間から第5肋間のあいだに位置する（図1）．

気管は第6頸椎の高さから始まり，第4胸椎の下端で左右の気管支に分岐する（図2）．肺の下端は前方では第6肋骨と剣状突起のあいだにあり，側方では第8肋骨の高さに，背側では第10肋骨の高さにある（図3）．

消化器では，咽頭は頭蓋底から第6頸椎の高さに，食道は第6頸椎から第11胸椎の高さに，胃は第11胸椎から第1腰椎の高さに位置する．十二指腸は第1腰椎から第3腰椎の高さに位置する（図4）．

膵臓は第1腰椎から2腰椎の高さにある（図4）．

腎臓は第11胸椎から第3腰椎の高さにあるが，上部に肝臓が位置する右腎のほうが左腎よりやや下位にある（図5a）．膀胱は骨盤腔内の最も前方に位置する（図5b）．

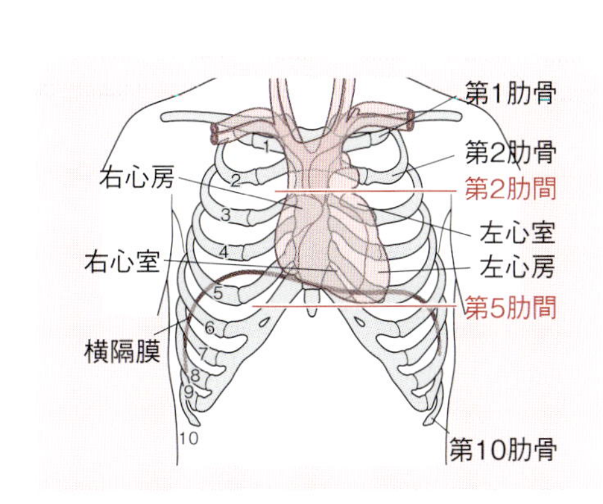

図1　横隔膜，心臓と肋骨の高さ

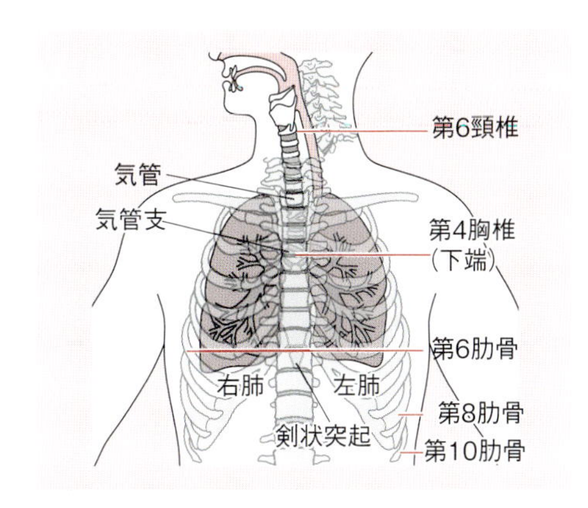

図2　気管，気管支と脊柱の高さ

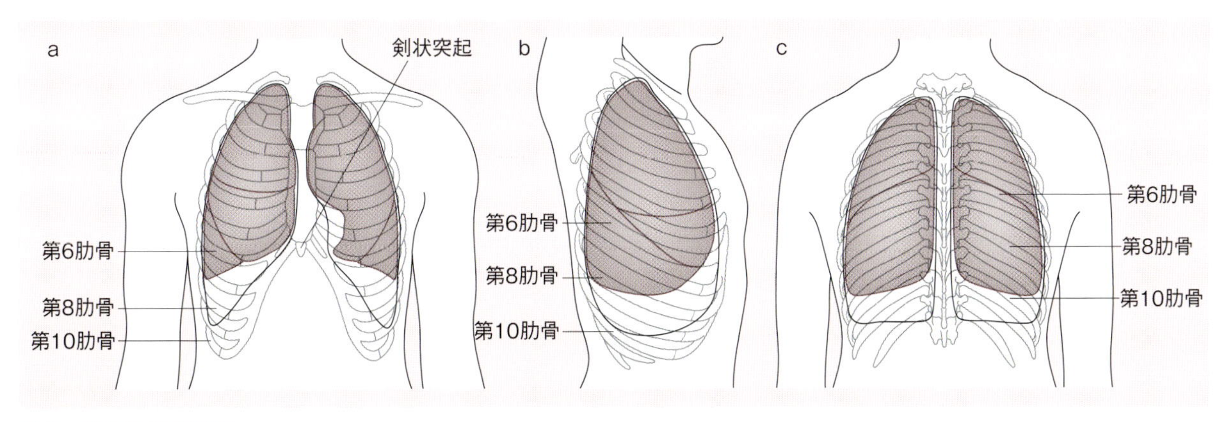

図3　肺と肋骨の高さ
a：前面　b：側面　c：背面

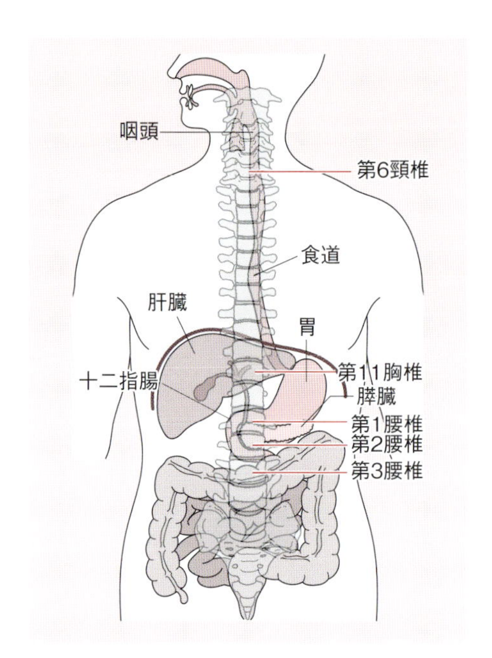

図４　消化器と脊柱の高さ

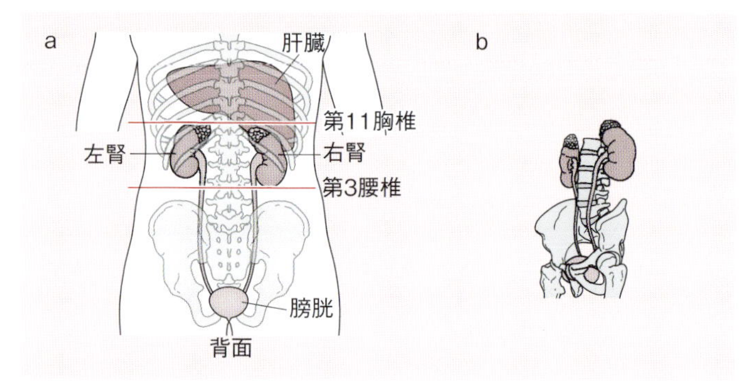

図５　腎臓，膀胱と脊柱の高さ
a：背面　b：斜め横

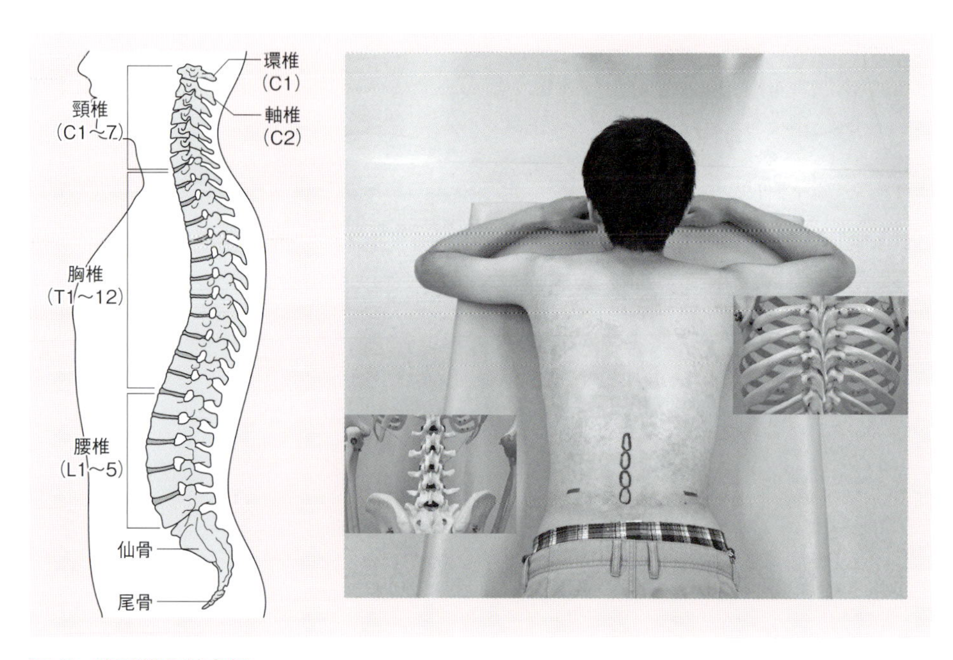

図６　胸腰椎の棘突起

3．胸腰椎の棘突起（図６）

胸腰椎の棘突起は，上部の胸椎であれば第７頸椎棘突起を基準として，下方に一つ一つ胸椎棘突起を触察する．下部の胸椎であれば第４腰椎から上方に腰椎棘突起を，次いで胸椎棘突起を触察する．

胸椎の棘突起は１つ下の胸椎の横突起とほぼ同じ高さとなる．これは胸椎のモビライゼーションなどの際の目安となる．

腰椎の棘突起は縦幅があるのが特徴である．特に生体において触察する際は，骨格模型で見るよりも縦幅は厚く感じられ，棘突起間は狭く感じられる．

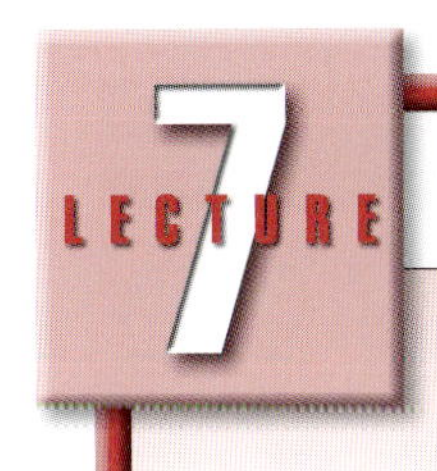

脊柱・体幹の関節運動

到達目標

・脊柱ならびに体幹の運動方向とその範囲を確認する.
・脊柱における運動学的特徴について確認する.

この講義を理解するために

脊柱の動きは身体の他の部位の動きに影響されます．この講義では，動作のなかで脊柱が他の部位の動きから受ける影響，脊柱の動きが他の部位に与える影響について学習します.

脊柱・体幹の関節運動を学ぶにあたり，以下の項目を確認・整理しておきましょう.

□ 脊柱・体幹の解剖学的構造を復習しておく.
□ 脊柱・体幹の運動学を復習しておく.

講義を終えて確認すること

□ 座位における骨盤肢位と脊柱カーブの関係について理解できた.
□ 体幹前屈時の骨盤の動きを理解できた.
□ 立位での股関節屈曲の際の骨盤の動きを理解できた.

1. 座位姿勢における骨盤肢位が脊柱カーブに及ぼす影響

正常な脊柱の彎曲は，頸部と腰部が前彎，胸部と仙骨部が後彎を呈する．座位姿勢においては，骨盤が立位の際とは異なりもともと後傾位をとっている．座位では股関節は屈曲位となっているため，立位時のように骨盤を直立位にすることは股関節の真の屈曲角度を考えると難しい．また，体重支持は，左右の坐骨結節の2点に大きく依存した状態から，安楽座位のように，後傾した骨盤および仙骨尖と坐骨結節での3点支持となりやすい．

安楽座位では，骨盤の後傾に合わせ腰椎も前彎が少なくなり，重心は後方へ移動する．この後方へと移動した重心位置を前方へ移動しようとすると，胸部はさらに後彎する．また，胸部が後彎することで顔面は下方を向いてしまうので，前面を向こうとすれば頸部は伸展し前彎を強める（**図1a，図2a**）．こういった安楽座位は，できるだけ筋収縮を伴わずに保持される．その結果，安楽座位姿勢維持により短縮位となる組織，つまり，ハムストリングス，前縦靱帯，線維輪の前部線維などが，適応性の短縮に陥る恐れがある．頸部も伸展することで後頭下筋群に適応性の短縮が生じるともいわれている[1]．

安楽座位から正しい座位をとる際は，骨盤をできるだけ前傾させ，仙骨尖と坐骨結節での3点支持から，坐骨結節2点と足部へ大きく荷重をかけていくことで，重心を前方へ移動させる．頭部が下を向いてしまうので，体幹を伸展させる．この体幹伸展

MEMO
骨盤
骨盤は，左右の寛骨と仙骨および尾骨によって構成される．

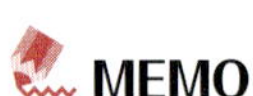

MEMO
適応性の短縮
骨格筋は，筋活動に加わる張力に応じて筋節（sarcomere）の数を増減させ，筋長を変化させることで，骨格筋に加わる張力を一定に保とうとする．骨格筋を短縮位となる位置で固定すると，それに適応して骨格筋は短縮する．

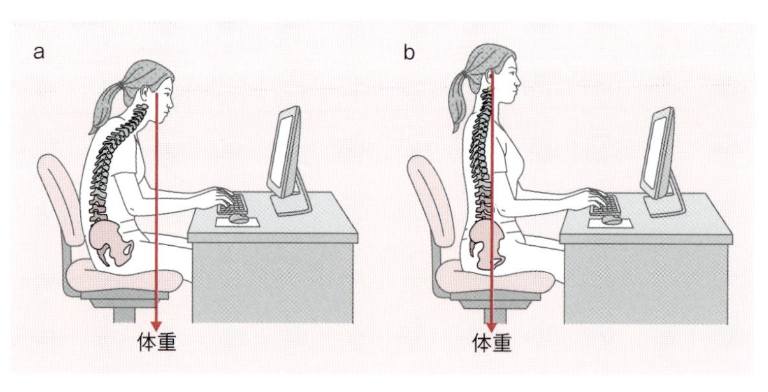

図1　座位姿勢
a：安楽座位　b：正しい座位

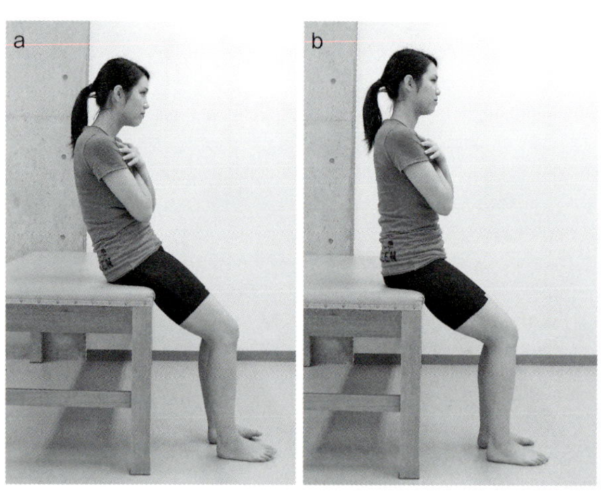

図2　座位姿勢における骨盤の傾き
a：骨盤後傾位　b：骨盤中間位

は，腰椎の前彎によって大きくなされる．また，胸部の後彎を減少させるにつれて頸椎の伸展も減少し，顎を引いた姿勢をとることができる（図 1b，図 2b）．

2. 立位における骨盤の傾き

安静立位においては，前額面上では左右の上前腸骨棘は同じ高さとなる（図 3a）．また，同様に左右の上後腸骨棘も同じ高さとなる（図 3b）．骨盤の回旋・前後傾などに左右差があると上前腸骨棘や上後腸骨棘の高さにも左右差を生じる．さらに，脚長差によっても前額面上での左右差を生じる．

矢状面上では，骨盤腔は立位時には斜めに傾いており，骨盤上口と水平面は約 60°の角度をなし（図 4a），上前腸骨棘と恥骨結節とを結んだ線が水平面に対して直角となる（図 4b）．また，矢状面から見た骨盤が前後傾中間位の場合は，上後腸骨棘のほうが上前腸骨棘より高い位置にあり，この 2 点を結んだ線と水平面とのなす角は 7～15° となる（図 4c）．

立位時の骨盤の前後傾により，脊柱の前彎・後彎は座位のときと同様に変化する．しかし，立位は座位ほど支持基底面が大きくないことから，その変化は座位ほどは大きくない（図 2，5）．

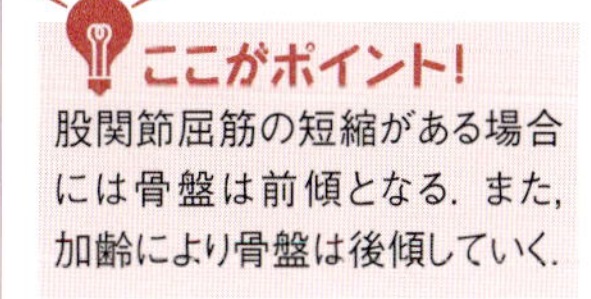

股関節屈筋の短縮がある場合には骨盤は前傾となる．また，加齢により骨盤は後傾していく．

3. 前屈時の骨盤と腰椎の運動学的関係

1）仙腸関節

仙腸関節の一部は滑膜性連結で，一部は線維性連結である[2]．小児の仙腸関節は，柔軟な関節包に覆われた滑膜性関節である．思春期から青年期にかけて仙腸関節は半関節に漸次変化し，加齢とともに柔軟性と可動性は失われる[3]．

MEMO

骨の連結には線維性連結，軟骨性連結，滑膜性連結がある．

線維性連結：連結部に線維性結合組織が介在するもので，一般的に可動性はほとんどない．

滑膜性連結：連結部に滑液を満たす狭い間隙が介在し，その内面に滑膜が存在する連結のことをいい，一般的に関節と呼ぶ．

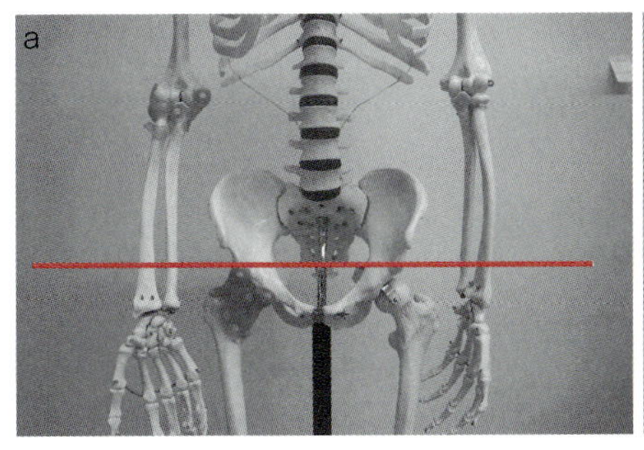

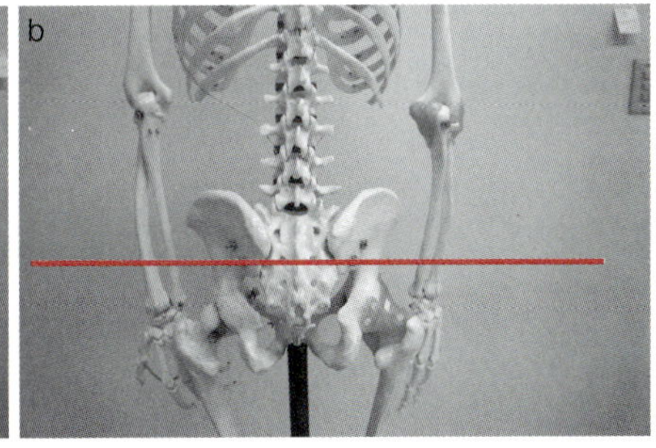

図 3 安静立位前額面の骨盤の傾き

a：腹側面　b：背側面

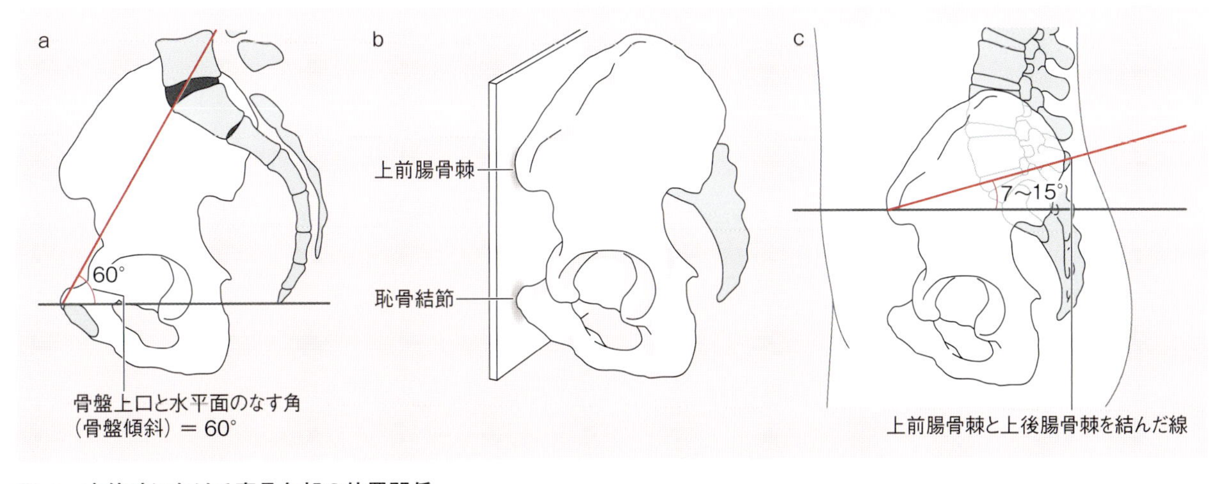

図 4 立位時における寛骨各部の位置関係

a：骨盤傾斜　b：前額面上に恥骨結節と上前腸骨棘　c：上前腸骨棘，上後腸骨棘

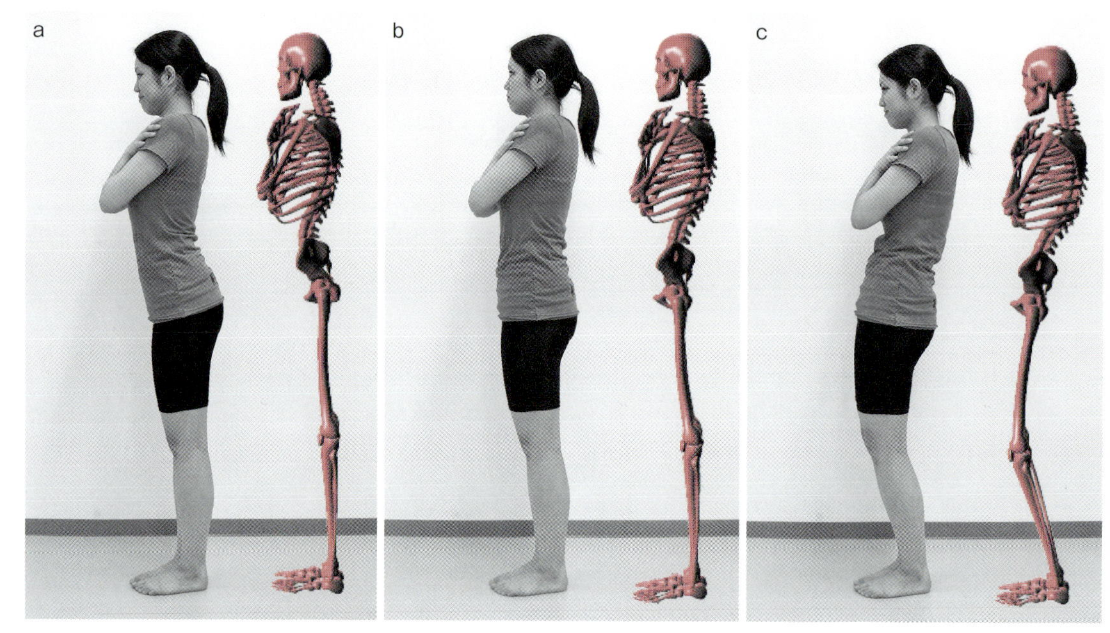

図５　立位姿勢における骨盤の傾き
a：骨盤前傾位　b：骨盤中間位　c：骨盤後傾位

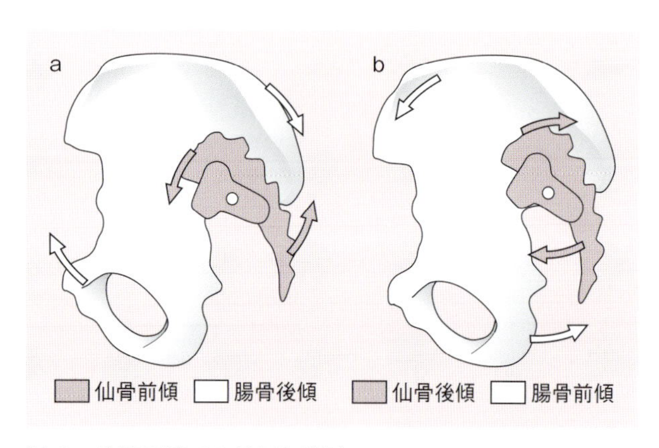

図６　仙腸関節での前屈と後屈
a：前屈（うなずき）運動　b：後屈（起き上がり）運動

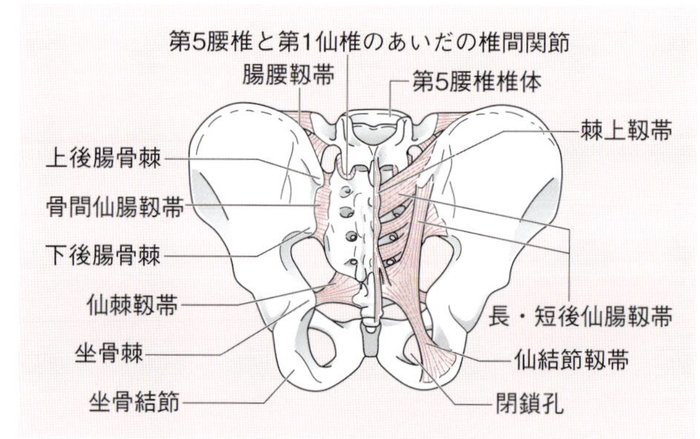

図７　仙腸関節と靱帯（後方から見た図）

MEMO
前屈運動はうなずき運動（nutation）とも呼ばれ，寛骨に対して仙骨がうなずくように前方へ回旋する動きをいう．
後屈運動は，起き上がり運動あるいは逆うなずき運動（counternutation）とも呼ばれ，寛骨に対して仙骨がうなずくのと逆方向，後方へ回旋する動きをいう．

関節しまりの位置（CPP：close-packed position）
関節ゆるみの位置（LPP：loose-packed position）

仙腸関節を直接的に動かすような筋肉はない．仙腸関節の動きは，仙骨や寛骨に付着する腰椎や股関節の筋肉に影響される[2]．仙腸関節の運動には，前屈運動と後屈運動がある（**図6**）．これらの運動は，仙骨および寛骨の耳状面のあいだで起こる運動である．関節面の長軸方向では前後方向へのスライドが，短軸方向では上下方向へのスライドが関節内で起こり，運動を可能としている[4]．仙腸関節のしまりの位置は前屈運動，ゆるみの位置は後屈運動である．

仙腸関節はいくつかの強靱な靱帯によって補強されている．長後仙腸靱帯は骨盤の前方への回旋，仙骨の後屈運動を制限し，短後仙腸靱帯は骨盤と仙骨のすべての動きを制限する．仙結節靱帯と仙棘靱帯は，仙骨の前屈運動と寛骨の後方への回旋を制限する．腸腰靱帯は第５腰椎を腸骨に固定している（**図7**）[2]．

体幹前屈は，仙腸関節にとっては股関節屈曲と同側方向の動きとなる．体幹前屈時，寛骨は骨盤として両股関節の上を前方へ傾斜する．背臥位から座位に起き上がるときも同様のことが起こり，これを同側方向腰椎骨盤リズムという（**図8**）．最初は，仙骨は前屈するが，正常であれば体幹60°程度の屈曲位を超えると仙骨は後屈する．これは，寛骨が大腿骨頭上を前方に回り続けようとしても，後方にある深部の構造

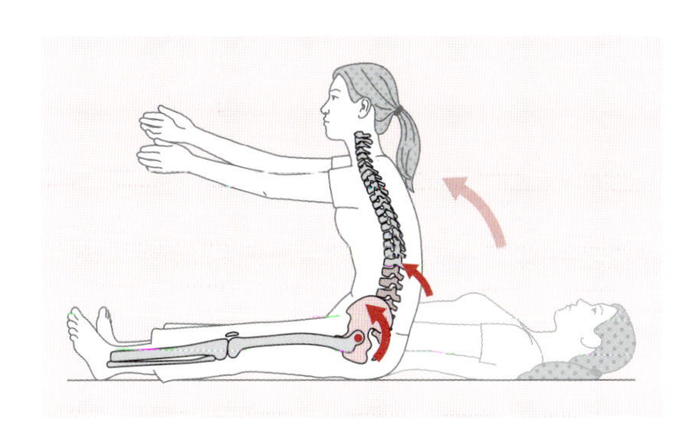

図8 背臥位から座位への起き上がり動作における同側方向腰椎骨盤リズム

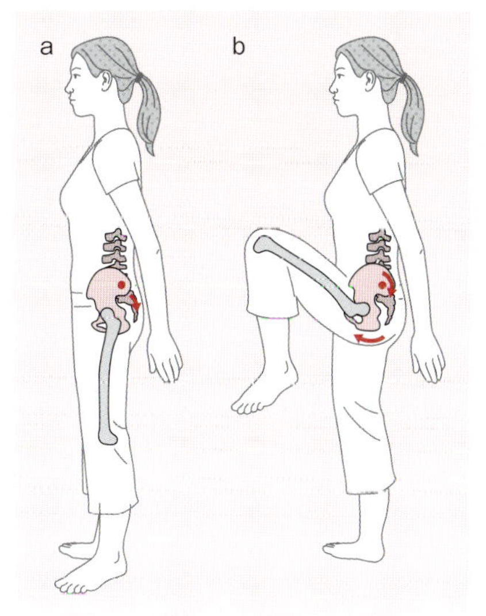

図9 立位における股関節の自動的な運動の仙骨への動きへの影響

a：対側が最大屈曲時の支持側．仙骨は相対的に後傾している　b：屈曲側．寛骨が後傾し，仙腸関節は前屈運動が起こる

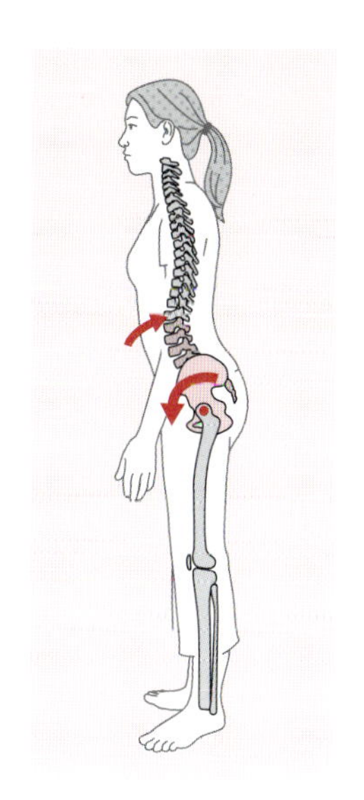

図10 対側方向腰椎骨盤リズム

(deep and posterior oblique muscle system，胸腰筋膜，仙結節靱帯）が伸張されるために後屈運動となる．さらに，体幹を屈曲させる際にこの後屈運動を維持するためには，多くの筋活動が必要となり，後屈運動が関節不安定性を引き起こす原因となる．したがって，体幹前屈時の早期に仙骨の後屈運動が起こることは，関節不安定性を助長する一因となる．過度な仙骨の後屈運動は，ハムストリングスの柔軟性が低下している人に起こりやすい．

股関節の自動的な運動も仙骨の動きに影響を与える．立位から足を持ち上げ膝関節を屈曲した状態で股関節を90°以上屈曲すると，屈曲した側の寛骨は後傾することから，屈曲した側の仙腸関節には前屈運動の動きが起こる．股関節を最大可動範囲まで屈曲していくと，支持側に対して仙骨は後傾することが求められ，したがって，支持している側の仙腸関節は後屈運動となる（**図9**）．正常であれば屈曲側の上後腸骨棘は下方へ移動するが，仙腸関節の可動性減少があれば下方への移動は起こらず，上方への移動が観察される場合もある．

MEMO

deep and posterior oblique muscle system

腰椎や股関節と骨盤帯をサポートしている筋はいくつかの筋群に分類される．腹横筋，横隔膜，多裂筋，骨盤底筋群は深部の筋群に分類され，これらの筋のなかで斜めの位置関係にあるものどうしで骨盤にかかる負荷を伝え合っている．

可動性減少（hypomobile）

2）腰椎骨盤リズム

腰椎骨盤リズムには，同側方向腰椎骨盤リズムと対側方向腰椎骨盤リズムがある．同側方向腰椎骨盤リズムでは骨盤と腰椎が同じ方向に回転し，対側方向腰椎骨盤リズムでは腰椎の回転方向と骨盤の回転方向が反対となる（**図10**）．**図8**で示したような体幹前屈や立位での股関節屈曲は同側方向腰椎骨盤リズムを呈するが，前述したような安楽座位から正しい座位への動きは対側方向腰椎骨盤リズムとなる．

■引用文献

1） Neumann DA．嶋田智明ほか（監訳）．体軸骨格：骨と関節構造．カラー版 筋骨格系のキネシオロジー，原著第2版．東京：医歯薬出版；2012．pp316-317．
2） Magee DJ．Pelvis．Orthopedic Physical Assessment，4th ed．Pennsylvania：Saunders；2002．p567．
3） Neumann DA．嶋田智明ほか（監訳）．体軸骨格：骨と関節構造．カラー版 筋骨格系のキネシオロジー，原著第2版．東京：医歯薬出版；2012．p320．
4） Magee DJ．Pelvis．Orthopedic Physical Assessment，4th ed．Pennsylvania：Saunders；2002．p576．

実習

実習課題 1. 座位における骨盤前後傾に伴う脊柱の動き

1）実習目的

座位での骨盤後傾に伴う脊柱の動きを理解する．

2）対象

被検者（著しい腰痛のない者）1 人，検査者 1～2 人，記録者 1 人．

3）使用機材

高めの治療ベッドあるいは椅子，または，高さが変更できる治療ベッドあるいは椅子．

> **ここがポイント!**
> 治療ベッドや椅子は，座面が沈まないものを用いる．

4）実習手順

①被検者には足底を床につけ，座面に座ってもらう（図 1a）．

②被検者には前方を見たままでいるように指示し，骨盤をできるだけ後傾位にするように指示する（図 1b）．

③次に被検者には前方を見たままでいるように指示し，さらに骨盤をできるだけ前傾位にするように指示する（図 1c）．

④骨盤後傾位あるいは前傾位の際の頸部，胸部，腰部の動きを観察し，後傾位と前傾位とに分けて記載する．

※被検者に腰痛がある場合には，痛みが出ない範囲で行うこと．

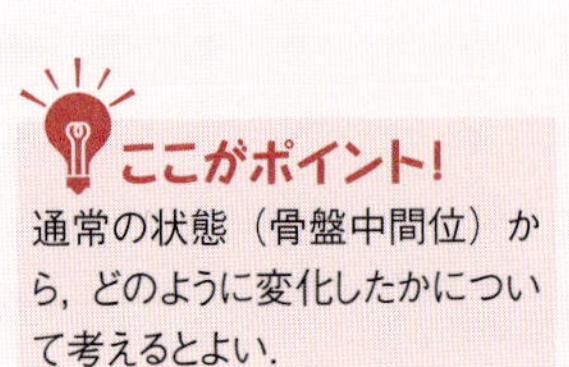

> **ここがポイント!**
> 通常の状態（骨盤中間位）から，どのように変化したかについて考えるとよい．

5）考察

骨盤の動きに合わせて，骨盤より上部の脊柱がどのように動いているかについて考察する．骨盤が前傾しているときと後傾しているときに分けて記載する．

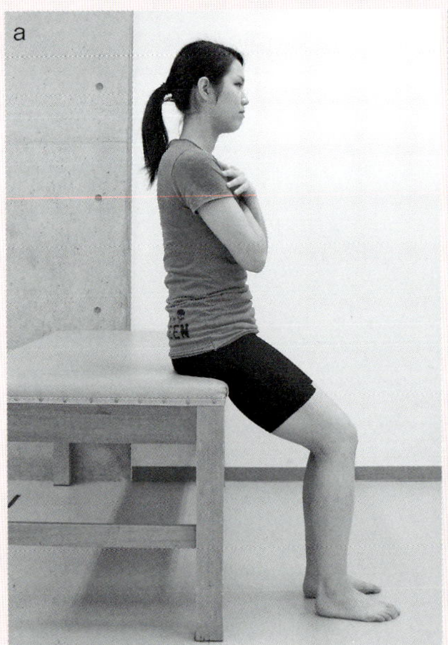

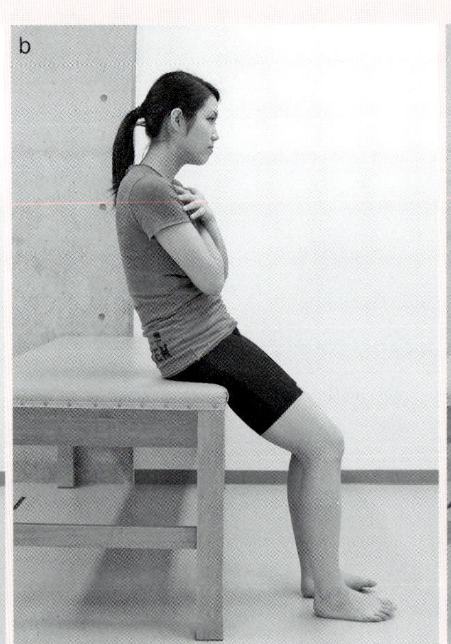

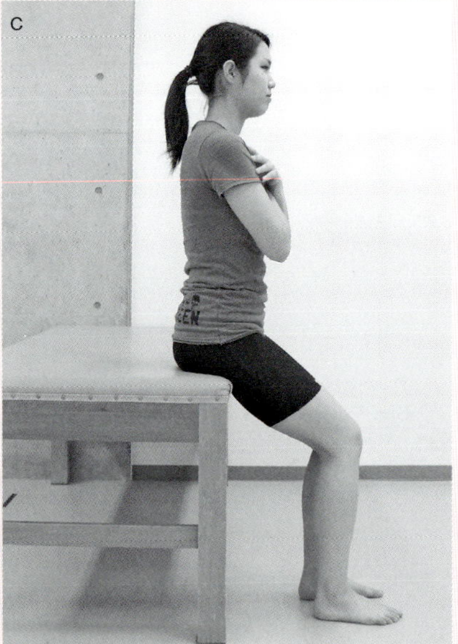

図 1　座位における骨盤前後傾に伴う脊柱の動き
a：通常　b：骨盤後傾位　c：骨盤前傾位

LECTURE 7

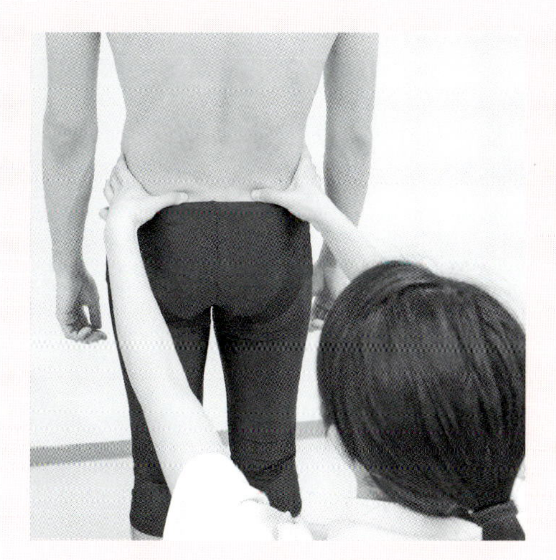

図２　前額面での左右の上後腸骨棘の確認

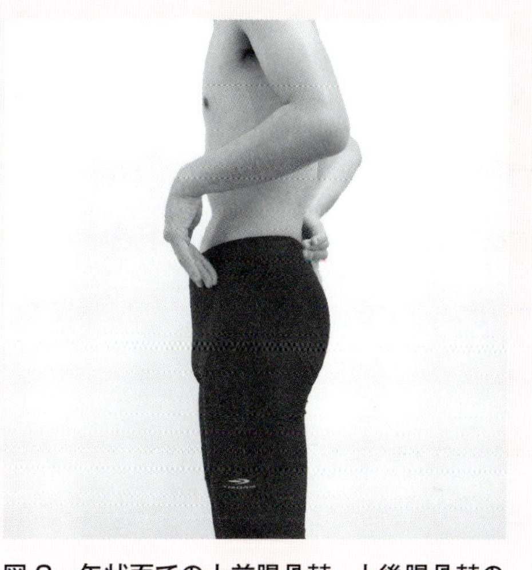

図３　矢状面での上前腸骨棘，上後腸骨棘の確認
左中指で上前腸骨棘，右中指で上後腸骨棘を示した

実習課題 2. 安静立位における骨盤の傾き

1）実習目的

安静立位における骨盤の傾きを理解する．

2）対象

被検者（著しい腰痛のない者）1人，検査者1～2人，記録者1人．

3）使用機材

特になし．

4）実習手順

①被検者には肩幅程度に足を開いた状態で自然な立位をとってもらう．視線は前方となるように指示する．
②前額面および矢状面から被検者の上前腸骨棘，上後腸骨棘の高さを触診，観察する（図2，3）．なお，棘は人体においては基本的には尾側に凸なので，下方つまり尾側より頭側に向かって触診する．
③前額面上での左右の上前腸骨棘の高さを比較し，記録する．
④前額面上での左右の上後腸骨棘の高さを比較し，記録する．
⑤右矢状面および左矢状面上での上前腸骨棘と上後腸骨棘の高さを比較し，記録する．
※被検者に腰痛がある場合には，痛みが出ない範囲で行うこと．

5）考察

安静立位における正常な骨盤の傾きについて考察する．骨盤だけでなく立位姿勢全体についても観察し，考察することが必要である．

ここがポイント！
左右の足部への荷重が均等であるかどうかについても，注意が必要である．また，腸骨棘の高さを比較する際は，検査者の頭部が左右に傾くと判定が難しくなる．検査者は，頭部を左右に傾けることなく観察するように注意すること．

実習課題 3. 体幹前屈時および前屈位から安静立位までの体幹後屈時の骨盤の動き

1）実習目的

体幹前屈時と前屈位から安静立位までの体幹後屈時の骨盤の動きを理解する．

2）対象

被検者（著しい腰痛のない者）1人，検査者1～2人，記録者1人．

3）使用機材

特になし．

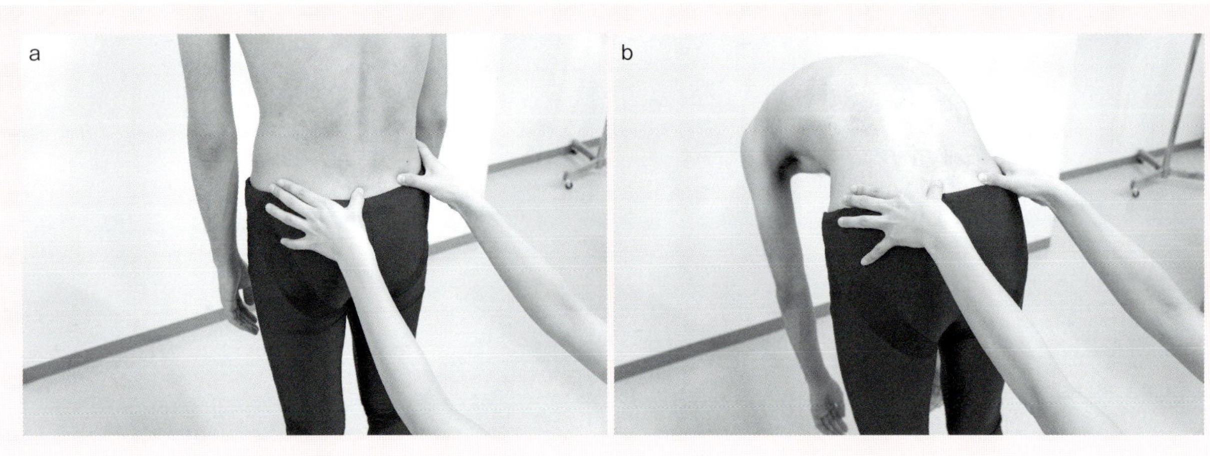

図 4　立位での上後腸骨棘と同じ高さの仙骨の触診
a：通常　b：体幹前屈位

4）実習手順

①被検者には両足に同じぐらい体重をかけて立位をとってもらう．

②体幹前屈に先立ち，検査者は後方から被検者の上後腸骨棘を触診しておく（**図 2**）．

③被検者に体幹を前屈するように指示し，検査者は上後腸骨棘の対称性などについて確認する．

④片方の親指を上後腸骨棘に，もう一方の親指を上後腸骨棘と同じ高さの仙骨に置き，被検者には体幹の前屈と安静立位までの後屈を指示し，仙骨の動きを触診ならびに観察する（**図 4**）．

⑤体幹前屈運動時に，仙骨が前屈し始める際のおおよその股関節の屈曲角度を確認し，記録する．また，仙骨が後屈し始める際のおおよその股関節の屈曲角度も確認し，記録する．

※被検者に腰痛がある場合には，痛みが出ない範囲で行うこと．

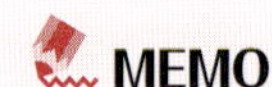
MEMO
SLR（straight leg raising；下肢伸展挙上）

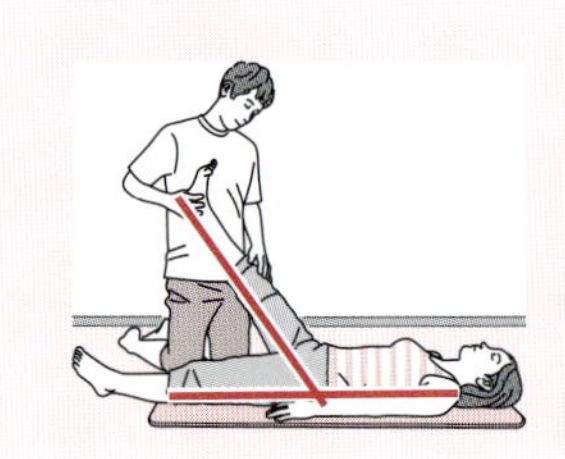

5）考察

前屈する際の仙骨の動きについて考察する．

後屈する際の股関節屈曲角度が小さい場合には，SLR などでハムストリングスの柔軟性も調べておく．ハムストリングスが仙骨の動きにどのように影響しているかを考察する一助となる．

実習課題 4. 立位での股関節屈曲時の骨盤の動き

1）実習目的

立位で片側の股関節を屈曲し，その際の骨盤の動きを理解する．

・股関節屈曲の際に屈曲側の寛骨と仙骨の動きを確認する．

2）対象

被検者（著しい腰痛のない者）1 人，検査者 1〜2 人，記録者 1 人．

3）使用機材

特になし．

4）実習手順

①被検者には両足に同じぐらい体重をかけて立位をとってもらう．

②検査者は後方より屈曲する側の上後腸骨棘と同じ高さの正中仙骨稜を両親指で触察しておく（**図 5a**）．

③被検者に膝関節とともに股関節を屈曲するように指示し，屈曲側の上後腸骨棘の

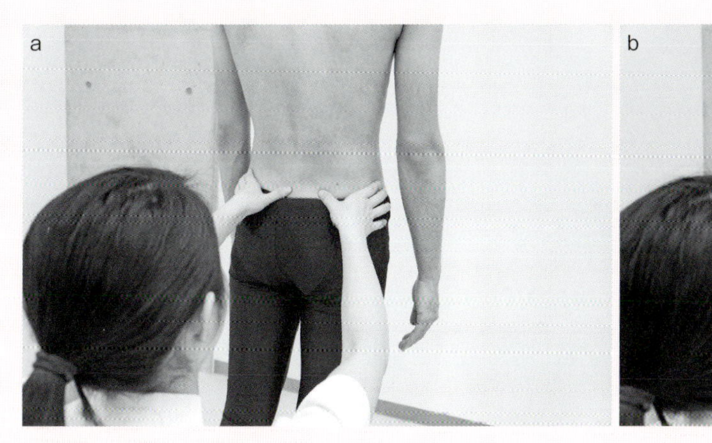

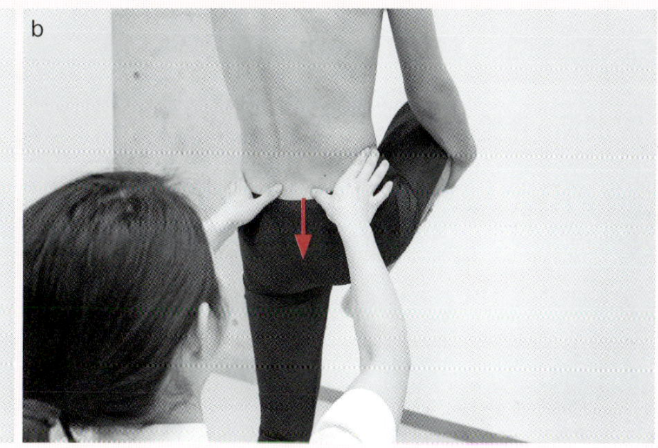

図５　立位での上後腸骨棘と同じ高さの正中仙骨稜の触診
a：通常　b：股関節屈曲位

動きを触察する（**図 5b**）．膝関節屈曲位での股関節屈曲がおおむね 90° を超えてくると，上後腸骨棘は下方あるいは尾側へと動く．これは，股関節屈曲によって，屈曲側の仙骨が後屈することで起こる．上後腸骨棘が動き出す際の股関節屈曲角度も確認し，記載する．

※被検者に腰痛がある場合には，痛みが出ない範囲で行うこと．

5）考察

正常であれば，上記のような仙骨の動きが起こる．仙腸関節が硬い場合には，上後腸骨棘は下方へ移動しない．上後腸骨棘が動き出す股関節屈曲角度も確認しながら，仙腸関節の動きを確認する．

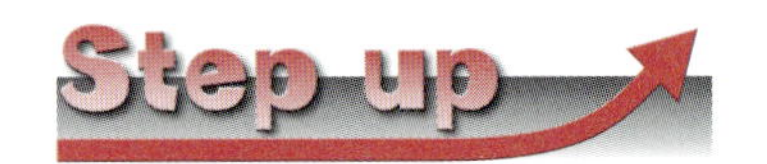

1．股関節-骨盤-脊椎症候群

股関節-骨盤-脊椎症候群（hip-spine syndrome）とは，加齢に伴う股関節や腰椎の退行性変性から生じる症候群の総称で，1983年にオフィエルスキー（Offierski）によって提唱された．股関節の可動制限により，腰椎に二次的に障害が惹起されるものである．高齢者は股関節の伸展が制限されており，加えて脊柱の後彎もあるために，骨盤を前傾させようとすると腰椎に過度の伸展外力が加わり，神経根で刺激症状が誘発される病態のことである[1]．片側変形性股関節症などで脚長差が30mm以上になると，腰椎側彎が発生するという報告もなされている[2]．

2．仙腸関節捻挫

仙腸関節捻挫（sacroiliac joint sprain）は，代表的な損傷ではないものの，腰痛の原因になりうると考えられている（図1）．特に，荷重時にねじる動作や殿部から転倒するような受傷機転がある場合には，考慮する必要がある．一般的には，受傷した仙腸関節にかかるような片側性の鈍い痛みがあり，それが腰椎の領域や殿部や下肢に及んでいる．繰り返し異常な力が関節にかかっても，この障害を起こしうる[3]．

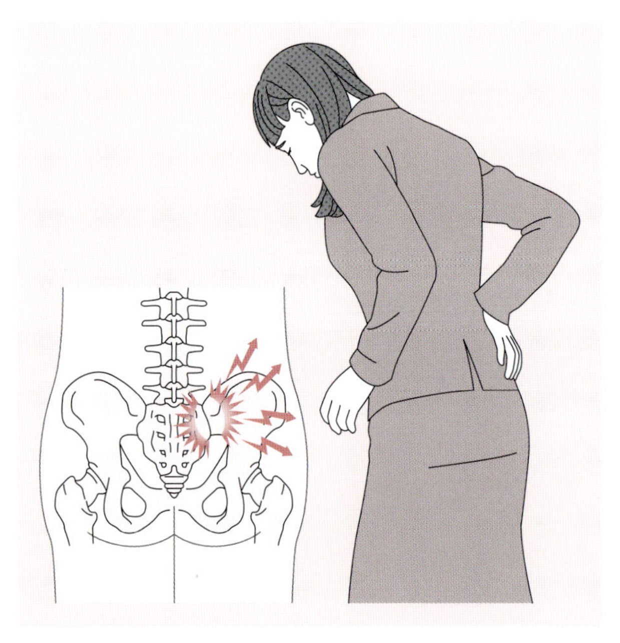

図1　仙腸関節捻挫

■引用文献

1）岩本俊彦．脊柱後弯の様々な弊害－Hip-spine syndromeなど－．*Geriat Med* 2010；48：1238-1239.

2）森本忠嗣ほか．変形性股関節症の脚長差と腰椎側弯の関係：Hip-Spine Syndrome．整形外科と災害外科 2010；9：586-589.

3）Dyrek DA, et al. Injuries to the thoracolumbar spine and pelvis. Zachazewski JE, et al (eds). Athletic Injury and Rehabilitation. Pennsylvania：Saunders；1996. pp465-484.

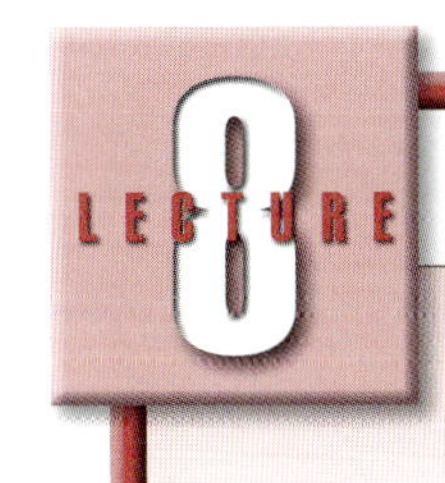

筋力

到達目標

・力のモーメント（トルク）の概念について理解する.
・関節トルクと関節角度の関係について理解する.
・関節トルクと筋の収縮様式の関係について理解する.
・関節トルクと関節運動速度の関係について理解する.

この講義を理解するために

この講義では，身体運動を生じさせるための基本となる要素である筋力について学習します．筋力とは，筋が発揮した張力が腱や関節を介して伝えられた力であり，筋力を理解するためには力のモーメントの概念がとても重要となります．

最初に人体が発生する筋力としての関節トルクの概念について学びます．つぎに発揮される関節トルクは，関節角度によって違うのか，違うとすれば何が影響するのかを理解していきます．さらに，筋の収縮様式によって発揮される関節トルクに違いがあるのかを学習します．最後に，関節運動速度によって発揮される関節トルクに違いがあるのかを学習します．

関節トルクと関節角度，筋の収縮様式，および関節運動速度の関係から筋力の特性について理解していきます．

筋力を学ぶにあたり，以下の項目をあらかじめ確認，整理しておきましょう．

□ 物理学における力について復習しておく．
□ 筋の収縮様式について復習しておく．

講義を終えて確認すること

□ 力のモーメントの概念について理解できた．
□ 関節トルクと関節角度の関係について理解できた．
□ 関節トルクと筋の収縮様式の関係について理解できた．
□ 関節トルクと関節運動速度の関係について理解できた．

講義

1. 力のモーメント

MEMO
回転運動とは，力のモーメントが作用して物体が向きを変える運動である．物体が位置を変える運動は並進運動と呼ばれる．

MEMO
特に，固定された回転軸まわりの力のモーメント（moment）をトルク（torque）という．

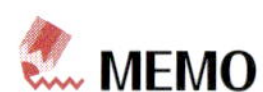
MEMO
作用線とは，力が物体に作用するとき，作用点を通り力の方向に引いた直線である．

関節運動は，関節軸を中心とした回転運動である．そして回転運動は，回転軸と力のはたらく点の位置関係によって変化する．力の大きさと向きが同じであれば，回転軸よりも遠い位置では回転運動に与える影響は大きくなる．このように回転運動には力だけではなく，力がはたらく点が重要となる．

力のモーメントは，回転力やトルクとも呼ばれ，物体の回転運動を変化させ，力の大きさ，力の作用線と回転軸との距離（最短距離）との積で表される．つまり，トルクの大きさは，力の大きさ，力の向き，作用点の位置によって異なる（**図 1**）．力の大きさ F，力の作用線と回転軸との距離 d とすると，回転軸 O のまわりのトルク T は以下のような関係が成り立ち，単位は Nm を用いる．

$$T = F \times d$$

図 1 は，回転軸のまわりに，向きと大きさが同じ力 F がそれぞれ異なる位置にある．回転軸から力の作用線までの距離は，それぞれ d_1 と d_2 であり，d_1 より d_2 のほうが長い．そのため，回転軸から d_2 の距離にある力 F によって生じるトルクのほうが大きくなる．

2. 関節トルクと関節角度

関節トルク（joint torque）

モーメントアーム（moment arm）
レバーアーム（lever arm）

関節における回転力を関節トルク（関節モーメント）という．外力の影響によって回転させられる力に対抗し，筋や靱帯などによって生体内部ではたらいている．

図 2 のように下腿と足部を下垂した姿勢で膝関節を伸展するとき，下腿と足部の重力 F_1 の作用線は，回転軸上にあるためトルクは発生しない．そのため，このときの膝関節伸展トルクは膝関節軸から力の作用線までの距離 r（モーメントアーム，レバーアーム）と下腿部前面に加わる力 F_2（モーメントアームに垂直な力）を計測し，その積（$F_2 \times r$）を計算することによって求めることができる．

図 3 は，異なる肘関節屈曲角度における上腕二頭筋の筋張力 F のモーメントアームが変化するようすを示している．上腕二頭筋の筋張力が垂直方向を向いていると仮定すると，肘関節伸展位から 45° 屈曲すると（**図 3a**），筋張力 F の法線成分 F_y（$F \times \sin 45°$）は，F のおよそ 7 割となる．肘関節を 90° に屈曲したときは（**図 3b**），筋張力 F は，モーメントアームの法線成分と一致し，筋張力 F のすべてがトルクに寄与する．

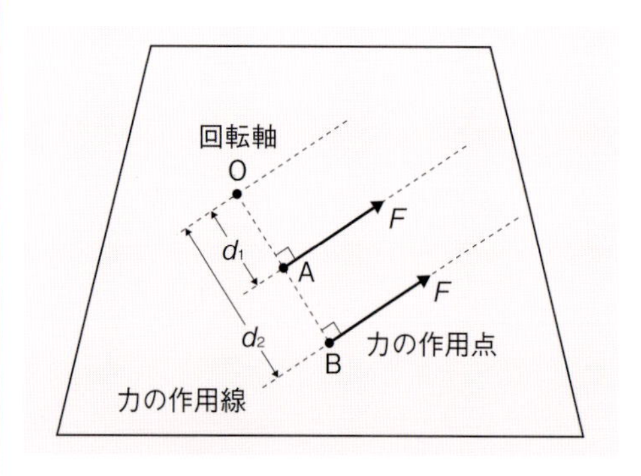

図 1　力と回転運動
トルク（力のモーメント，回転力）は，力の大きさ・向き，回転軸からの力の作用線までの距離によって決まる．力の大きさ・向きが同じであれば，点 A よりも点 B におけるトルクは大きくなる．

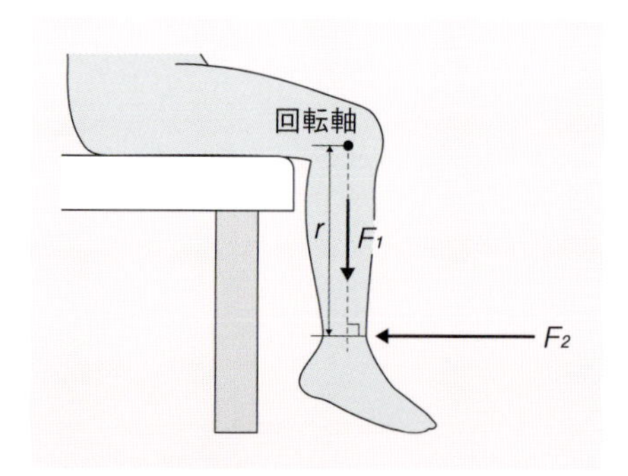

図 2　膝関節伸展トルク
重力（F_1）のトルクが発生しないため，膝関節伸展トルクは，下腿・足部の下腿長軸に垂直な力 F_2 を計測することで求めることができる．

LECTURE 8

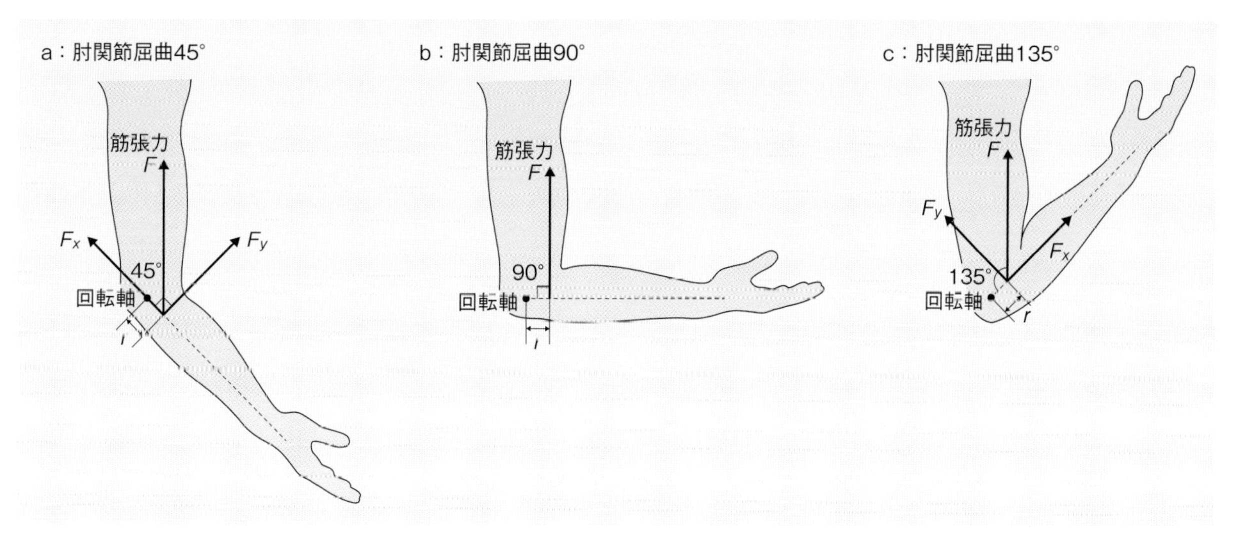

図３　肘関節角度による筋張力の法線成分（F_y）の変化

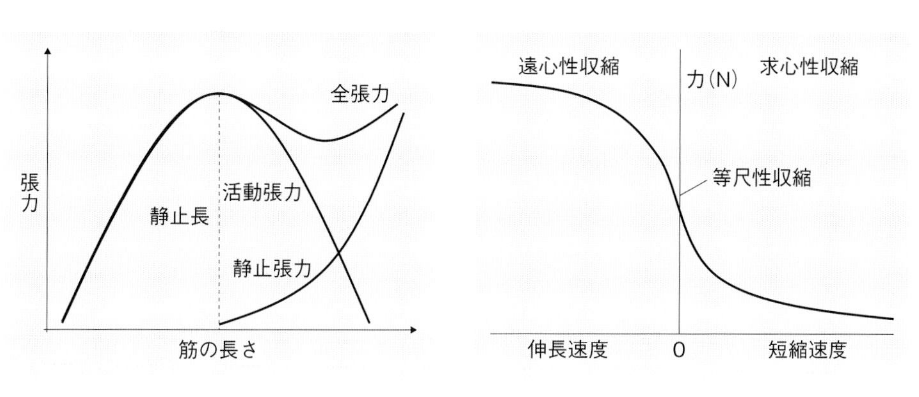

図４　長さ−張力の関係

図５　力−速度の関係

肘関節を135°まで屈曲させると（**図3c**），法線成分 F_y（$F \times \sin 135°$）は，屈曲45°と同じように F のおよそ7割まで減少する．この条件においては，肘関節の屈曲角度90°で関節トルクが最大となる．

さらに，肘関節の屈曲トルクには，筋の長さ−張力関係が関連するため静止長に近い中間的な角度で最も大きな張力を発生する（**図4**）．つまり，関節トルクと関節角度の関係は，筋の長さ，モーメントアームに関連する．

3. 筋の収縮特性

筋の収縮は，等尺性収縮，求心性収縮，遠心性収縮の3つに分類できる．等尺性収縮は，筋の長さを一定にしたときの収縮である．筋収縮につれて筋の長さが短くなる収縮は求心性収縮であり，筋の長さが長くなる収縮は遠心性収縮である．

等尺性収縮（isometric contraction）
求心性収縮（concentric contraction）
遠心性収縮（eccentric contraction）

求心性収縮と遠心性収縮において発揮される筋力は，速度に関連している（**図5**）．求心性収縮では，筋の短縮速度が大きい場合は発揮できる張力は小さいが，短縮速度が小さくなるにつれ発揮できる張力は大きくなる．短縮速度がゼロに達すると等尺性収縮となる．遠心性収縮では，筋がゆっくりと伸長されることで等尺性収縮時よりも大きな張力が発揮されるが，伸長速度が大きくなるにつれ発揮できる張力は限界に達する．

これは力−速度の関係として知られているが，実際には等速性筋力測定機器（トルクマシン）を用いることで，関節トルク−関節角速度の関係として同様な関係をみることができる．

等速性筋力測定機器（isokinetic dynamometer；トルクマシン）

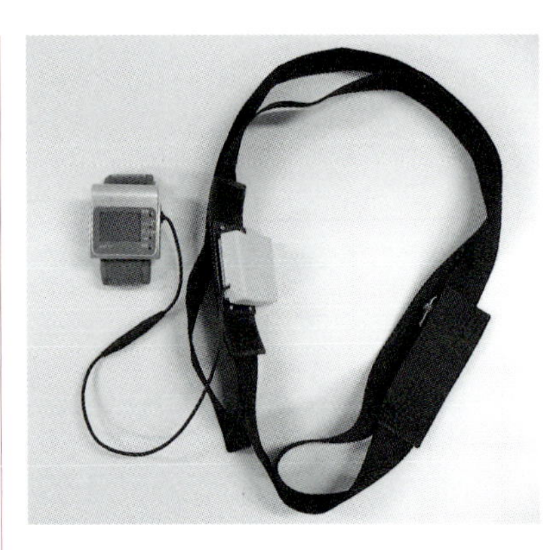

図６　ハンドヘルドダイナモメータ（μ tas F-1）

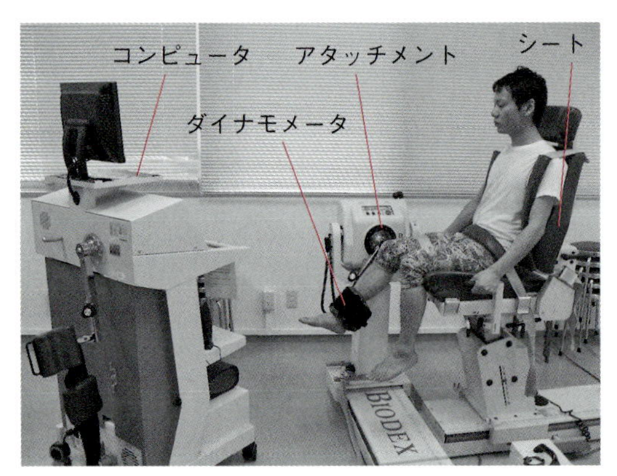

図７　トルクマシン（BIODEX）

4. ハンドヘルドダイナモメータ

ハンドヘルドダイナモメータ（hand-held dynamometer）

MEMO
膝関節伸展筋力が強い場合は，伸縮性のないバンドと治療台の脚部を利用し，受圧部をしっかりと固定させて計測する．

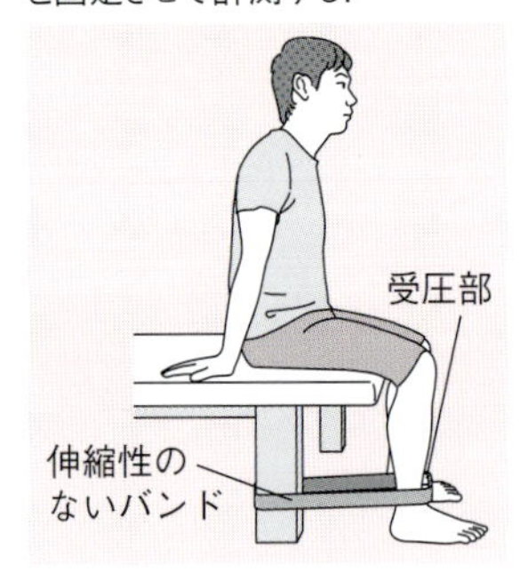

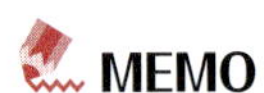

LECTURE 8

ハンドヘルドダイナモメータは，ひずみ計を利用した圧力センサから伝えられる圧力をデジタル表示させたものである（**図６**）．手のひらサイズで，筋力を定量的に評価できることから，臨床現場でも幅広く利用されている．徒手筋力検査法を行うなかで実際に掌に加わる圧力が数値化できるため，ハンドヘルドダイナモメータの汎用性は高いが，一般的に計測できるのは等尺性の筋力に限られる．

測定するときは受圧部を密着させ，肢節に対して垂直に力を加えることで，ズレが生じないように保持する必要がある．膝関節伸展筋力のように大きな筋力が発揮できる関節では，計測部位に大きな圧力が加わるため，痛みが生じやすくなる．そのため，痛みを和らげるパッドなどの緩衝材が利用されている．さらに膝関節伸展筋力が強い場合には，最大筋力を発揮したときに機器を保持できずに動いてしまい，正確な計測が困難となる．そのような場合は伸縮性のないバンドを機器に取り付け，安定した場所（治療台の脚部など）にバンドを介することで，機器をしっかりと固定させて計測することができる．

5. トルクマシン

MEMO
角速度とは，回転運動する物体が単位時間あたりに回転する角度である．

トルクマシンは，シート，ダイナモメータ，コンピュータ，アタッチメントからなる（**図７**）．アタッチメントのレバーアームを介してダイナモメータの回転軸に伝わる力（トルク）と，回転軸の角度と角速度を計測する．サーボモータにより，任意の角速度を一定（等速）に保つことができるため，設定した角速度以上の運動によって生じたトルクが計測される．

シートは高さ，座面の奥行き，背もたれの角度などを調整することで，計測に適した姿勢に合わせることができる．また，固定ベルトにより代償運動を防ぐ．ダイナモメータは，サーボモータやトルクセンサ，角度センサ，角速度センサなどが内蔵されており，等速性運動，等尺性運動，等張性運動，他動運動が可能である．ダイナモメータは角度調整により，各関節に合わせて最適な角度に設定できる．コンピュータは，ダイナモメータを制御し，計測したデータの表示と解析を行う．

■参考文献

1）嶋田智明ほか（監訳）．筋骨格系のキネシオロジー．東京：医歯薬出版；2005．pp11-23．
2）内山　靖ほか（編）．計測法入門～計り方，計る意味．東京：協同医書出版社；2001．pp106-143．
3）中村隆一ほか（編）．運動学実習，第３版．東京：医歯薬出版；2004．pp49-56．

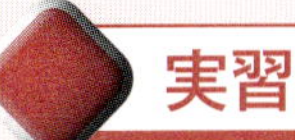

実習

実習課題 1. 膝関節トルクの計測

1）実習目的

下腿部の計測部位の力から膝関節トルクを計測し，関節トルクの概念を理解する．

2）対象

被検者2～3人，検査者1人，記録者1人．

3）使用機材

ハンドヘルドダイナモメータ，メジャー，固定バンド．

4）実習手順

①膝関節の伸展および屈曲トルクを計測する．

②被検者は，台に腰掛け膝関節が90°（下垂位）となるようにする．台の高さは，足部が床に接触しないように調整する（**図1**）．

③ハンドヘルドダイナモメータによる計測部位を決め，膝関節の回転軸（大腿骨外側上顆）から計測部位までの長さを測定する．

④ハンドヘルドダイナモメータの受圧部を下腿の計測部位に当て，伸縮性のないバンドを利用して水平方向にしっかりと固定する．膝関節伸展では下腿遠位部の前面に，膝関節屈曲では後面に当てる．膝関節伸展では膝窩部にタオルを当てるとよい．

⑤合図により膝関節伸展（屈曲）の最大努力を行わせるが，急激に力を入れると受圧部のズレにより痛みを生じることがあるので，数秒後に最大となるように指示する．

⑥測定は数回の練習を行って問題がないことを確認した後，各運動とも3回測定する．

⑦記録は3回のうち最大となった値を記録する（**表1**）．

⑧記録された力と回転軸から計測部位までの距離の積から，トルクを計算する．

⑨膝関節伸展については，異なる計測部位（下腿中央）を決め，回転軸からの距離を測定する．

⑩ハンドヘルドダイナモメータの受圧部を下腿前面の計測部位に当て，伸縮性のないバンドを利用して水平方向にしっかりと固定する．

⑪⑤～⑧の手順を繰り返す．

5）考察

①膝関節屈曲と伸展では，どちらの関節トルクが大きかったかを示し，その理由を考察する．

②異なる計測部位で膝関節伸展トルクを計測すると，計測部位の圧力はどのように変化したかを示し，その理由を考察する．

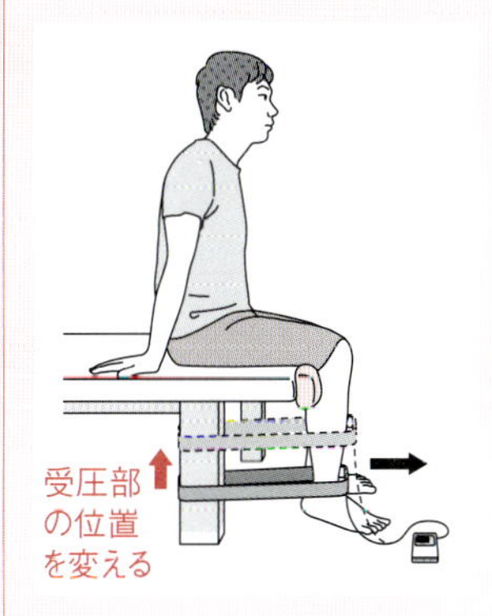

図1 膝関節伸展トルクの計測

気をつけよう!

受圧部と下腿のあいだには痛みが生じやすいので，パッドなどの緩衝材を使って最大努力が行えるようにする．

ここがポイント!

最大努力を要求するときの掛け声を統一しておく．掛け声ありでは，掛け声なしに比べ，発揮される筋力が増大するといわれている．

LECTURE 8

表1 膝関節伸展力および膝関節屈曲力の測定

被検者	膝関節伸展		膝関節屈曲
	下腿遠位部（　　m）	下腿中央部（　　m）	下腿遠位部（　　m）
1			
2			
3			

単位：N（ニュートン）

実習課題 2. 肘関節屈曲角度と肘関節屈曲トルクの関係

1）実習目的

異なる肘関節角度で肘関節屈曲トルクを計測し，関節トルクと関節角度の関係を理解する．

2）対象

被検者 2〜3 人，検査者 1 人，記録者 1 人．

3）使用機材

ハンドヘルドダイナモメータまたは握力計，メジャー，角度計，固定バンド．

ハンドヘルドダイナモメータがない場合，握力計を利用することも可能である．握力計の握りの部分と前腕遠位部とを，伸縮性のないバンドで連結する．握力計を動かないようにしっかりと固定し，肘関節を屈曲したときに握力計の目盛りが振れるようにする．肘関節が 90° 屈曲位のときは前腕遠位部の直下（**図 2a**），90° より小さい角度では椅子の後ろ（**図 2b**），90° より大きい角度では椅子の前方（**図 2c**）に握力計を位置させる．握力計と計測部位を結ぶバンドと前腕長軸が垂直になるように調整する．

4）実習手順

①被検者は，背もたれのある椅子に腰かけ，上腕後面を背もたれに当て固定させる．
②前腕の計測部位を決め，肘関節の回転軸（上腕骨外側上顆）から計測部位までの長さを測定する．
③肘関節 90° 屈曲位にて，ハンドヘルドダイナモメータの受圧部を前腕の計測部位に当て，垂直方向に力が加えられるようにする．握力計の場合，計測部位の直下に握力計を位置させ，バンドが計測部位にくるようにする．
④合図により肘関節屈曲の最大努力を行わせるが，急激に力を入れると受圧部のズレにより痛みを生じることがあるので，数秒後に最大となるように指示する．
⑤測定は数回の練習を行って問題がないことを確認した後，各運動とも 3 回測定する．
⑥記録は 3 回のうち最大となった値を記録する（**表 2**）．

試してみよう
ハンドヘルドダイナモメータや握力計の固定が可能であれば，肘関節 45° 屈曲位，135° 屈曲位でも計測してみよう．

LECTURE 8

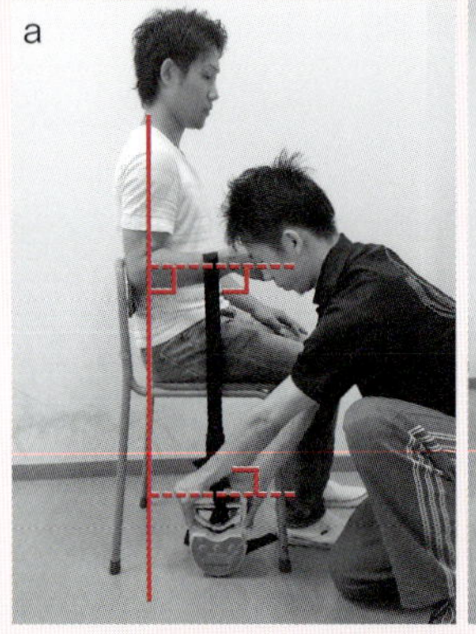

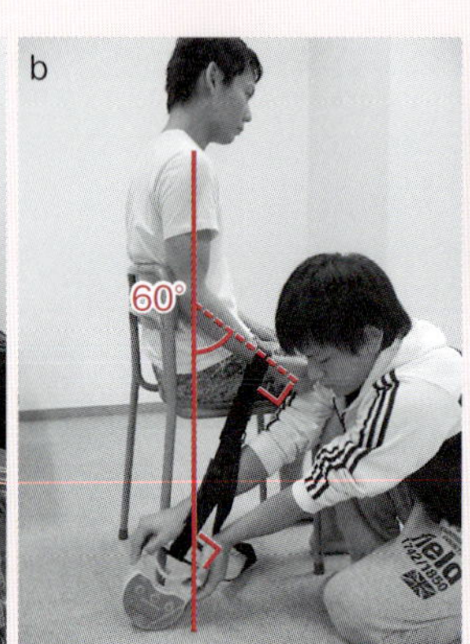

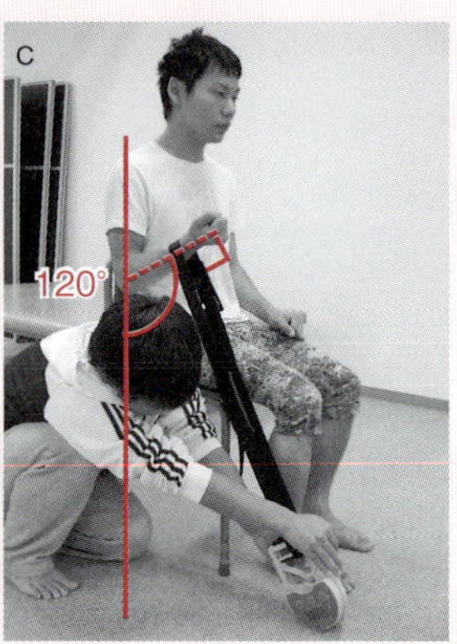

図 2　握力計を使った肘関節屈曲トルクの計測
a：肘関節屈曲 90°　b：肘関節屈曲 60°　c：肘関節屈曲 120°

表 2　異なる肘関節屈曲角度における肘関節屈曲力の測定

被検者	肘関節屈曲角度		
	60°	90°	120°
1			
2			
3			

単位：kgf（重量キログラム）．1kgf は，約 9.8N である．

⑦記録された力と回転軸から計測部位までの距離の積から，トルクを計算する．
⑧肘関節 60° 屈曲位と 120° 屈曲位にてハンドヘルドダイナモメータの受圧部を計測部位に当て，垂直方向に力が加えられるようにする．握力計では，前腕に対してバンドが垂直になるように椅子の位置を前後させる．
⑨④～⑦の手順をそれぞれの角度で繰り返す．

5）考察

肘関節屈曲角度と関節トルクの関係を示し，その理由を考察する．

実習課題 3．遠心性・等尺性・求心性収縮時の膝関節伸展トルクの計測

1）実習目的

遠心性･等尺性･求心性収縮時の膝関節伸展トルクを計測し，筋の収縮特性を理解する．

2）対象

被検者 2～3 人，検査者 2 人（コンピュータ操作 1 人，アタッチメント・シート調整 1 人）．

3）使用機材

トルクマシン．

4）実習手順

①各機器のマニュアルに従って，トルクマシンの電源を入れ，計測可能な状態にする．
②被検者のデータを入力する．
③計測プロトコルを設定する．⑴関節運動の選択（膝関節伸展），⑵運動モードの選択（等速性），⑶筋収縮様式の選択（求心性，等尺性，遠心性），⑷反復回数の設定（3 回），⑸セット数の設定（1 セット），⑹計測時間の設定（なし），⑺計測側の選択（右），⑻角速度の設定（60°/秒），⑼練習の有無と反復回数（あり：3 回）．
④被検者の計測姿勢を設定する．マニュアルに従ってシートとダイナモメータを調整する．膝関節の回転軸（大腿骨外側上顆）にダイナモメータの中心軸を合わせ，下腿の長軸とレバーアームを平行にする（**図 3**）．
⑤関節の運動範囲と解剖学的 0° の位置を設定する．
⑥重力補正を行う．レバーアームを膝関節伸展位付近でロックさせ，膝関節周囲筋をリラックスさせる．下腿･足部とアタッチメントの重力によるトルクが測定される．重力補正した膝関節伸展トルクでは，この値が計測されたトルクに加えられる．
⑦練習を行ったのち，膝関節伸展（求心性）の最大努力を繰り返す．
⑧膝関節伸展トルクに関するデータを出力し，最大値を記録する（**表 3**）．
⑨筋収縮様式（等尺性，遠心性）を変えて④～⑧までの手順を繰り返す．

5）考察

筋の収縮様式の違いと膝関節伸展トルクの関係を示し，その理由を考察する．

MEMO
バイオデックスシステム（酒井医療）では，電源を入れ「スタート」ボタンを押すことでダイナモメータの初期化が開始される．このときダイナモメータの軸部が自動的に回転するので，操作前にアタッチメントがダイナモメータに装着されていないことを確認しておく．

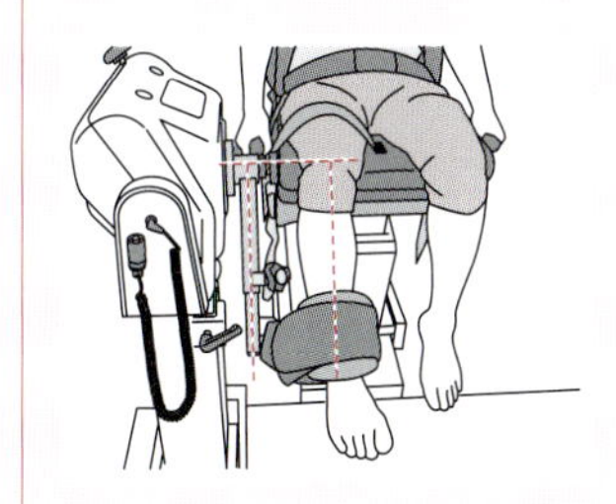

図 3 トルクマシンの回転軸とレバーアームの調整

MEMO
重力補正は，大腿四頭筋の筋張力によって発揮されたトルクを計測するために行われる．座位にて，下腿・足部を下垂した姿勢から膝関節伸展を行う場合，下腿・足部とアタッチメントの重力によるトルクが加えられる．

LECTURE 8

表 3 異なる収縮様式における膝関節伸展トルクの測定

被検者	収縮様式		
	求心性	等尺性	遠心性
1			
2			
3			

単位：Nm

実習課題 4. 関節運動速度の違いが膝関節伸展トルクに及ぼす影響

1）実習目的

異なる関節運動速度で膝関節伸展トルクを測定し，関節トルクと関節角速度の関係を理解する．

2）対象

被検者 2～3 人，検査者 2 人（コンピュータ操作 1 人，アタッチメント・シート調整 1 人）．

3）使用機材

トルクマシン．

4）実習手順

①各機器のマニュアルに従って，トルクマシンの電源を入れ，計測可能な状態にする．

②被検者のデータを入力する．

③計測プロトコルを設定する．⑴関節運動の選択（膝関節伸展），⑵運動モードの選択（等速性），⑶筋収縮様式の選択（求心性），⑷反復回数の設定（3 回），⑸セット数の設定（1 セット），⑹計測時間の設定（なし），⑺計測側の選択（右），⑻角速度の設定（60°/秒，120°/秒，180°/秒），⑼練習の有無と反復回数（あり：3 回）．

④被検者の計測姿勢を設定する．マニュアルに従って，シートとダイナモメータを調整する．膝関節の回転軸（大腿骨外側上顆）にダイナモメータの中心軸を合わせ，下腿の長軸とレバーアームを平行にする．

⑤関節の運動範囲と解剖学的 0° の位置を設定する．

⑥重力補正を行う．レバーアームを膝関節伸展位付近でロックさせ，膝関節周囲筋をリラックスさせる．下腿・足部とアタッチメントの重力によるトルクが測定される．重力補正した膝関節伸展トルクでは，この値が計測されたトルクに加えられる．

⑦練習を行ったのち，膝関節伸展の最大努力を繰り返す．

⑧膝関節伸展トルクに関するデータを出力し，最大値を記録する（**表 4**）．

⑨関節運動速度を変えて④～⑧までの手順を繰り返す．

5）考察

膝関節における関節トルクと関節角速度の関係を示し，その理由を考察する．

MEMO

正常歩行における膝関節伸展の角速度は，遊脚相で最大 180°/秒に達する．膝関節屈曲の角速度は，遊脚相で最大 200°/秒を超える．

表 4　異なる角速度における膝関節伸展トルクの測定

被検者	角速度		
	60°/秒	120°/秒	180°/秒
1			
2			
3			

単位：Nm

LECTURE 8

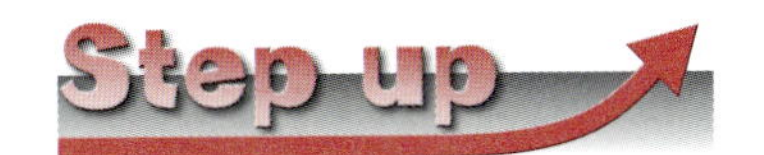

1. 重錘を負荷した膝関節伸展運動

図1は，椅子に座って重錘を足関節につけて，ゆっくりと膝関節を伸展させている場面である．このとき発揮される膝関節伸展トルクは，下腿・足部および重錘の重力によるモーメントの合計の大きさと等しくなる．この関係から膝関節伸展トルクを導き出すために，2通りの計算方法がある．

一つは講義の**図2**のように膝関節軸から重力の作用点までをモーメントアームとし，それに対する垂直な力（重力の法線成分）との積から求める方法である．もう一つは，膝関節軸を通る垂線と重力の作用点との最短距離（水平距離）をモーメントアームとし，重力との積から求める方法である．図1では，後者の方法を用いて膝関節伸展トルクの変化を示している．つまり，膝関節伸展トルクの相対的な変化は，膝関節軸を通る垂線と重力の作用点までの水平距離から，視覚的に判断することができる．このように，関節軸または重心を通る垂線を考えることで，姿勢変化に伴う下肢関節の相対的なモーメントの視覚的な判断に役立つ．

2. 異なる肩関節屈曲角度で重錘を負荷した肘関節屈曲運動

図2は，座位にて，肩関節屈曲0°と肩関節屈曲45°の2つの異なる肢位で，重錘を持って肘関節を屈曲させている場面である．

前腕水平位の場合（図2a，b），肘関節屈曲に必要なトルクはどちらの肢位も同じであるが，肩関節屈曲45°では，肩関節屈曲0°のときより約1.4倍の筋張力を発揮しないと肘関節を屈曲させることができない（図2b）．肩関節屈曲0°では，筋張力Fがモーメントアームの法線成分と一致するため，そのすべてが肘関節屈曲トルクに寄与する．しかし，肩関節屈曲45°では筋張力$F\cos 45°$が法線成分となるため，約1.4倍の筋張力が必要となる．したがって，同じ重錘でも肩関節屈曲位をとることで肘関節屈筋への負荷は増大することになる．

前腕が水平位でない場合（図2c，d），肩関節屈曲0°における筋張力の法線成分（$F\cos\theta$），手・前腕部の重力の法線成分（$F_1\cos\theta$），重錘の重力の法線線分（$F_2\cos\theta$）は，ともに前腕水平位からの傾斜角度θ（伸展方向＋，屈曲方向－）の余弦で表すことができる．筋張力および重力によるモーメントのつり合いを考えるとき，$\cos\theta$は打消しあうため，肘関節屈曲に必要な筋張力Fは変化しない（図2c，d）．一方で，肩関節屈曲45°において肘関節が伸展位に近づくとき，筋張力の法線成分は$\cos(45°+\theta)$の積で表され，重力のモーメントに拮抗するためにはさらに大きな筋張力が必要となる．$\theta = 30°$のとき$F\cos 30°$を法線成分とする筋張力は，筋張力Fの約3.3倍になる（図2e）．逆に，前腕水平位から肘関節を屈曲させるとき，重力の法線成分は減少し，筋張力の法線成分が増大するため，$\theta = 30°$のとき$F\cos 30°$を法線成分とする筋張力は筋張力Fの約0.9倍になる（図2f）．

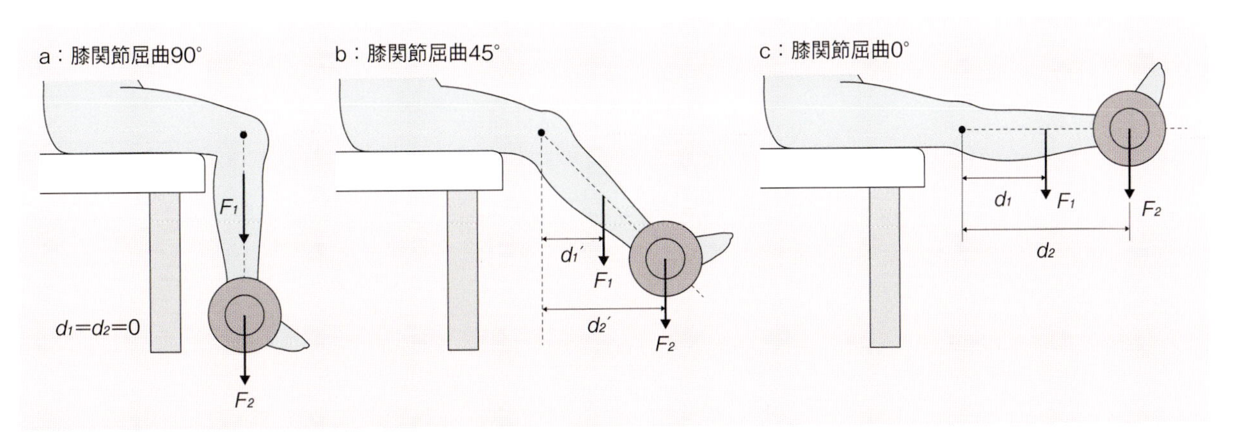

図1 座位で足首に重錘を負荷した膝関節伸展運動
膝関節伸展トルクの相対的な変化は，膝関節軸を通る垂線と重力の作用点までの水平距離（d_1，d_2）から視覚的に判断することができる．

a：肩関節屈曲0°で前腕水平位のとき

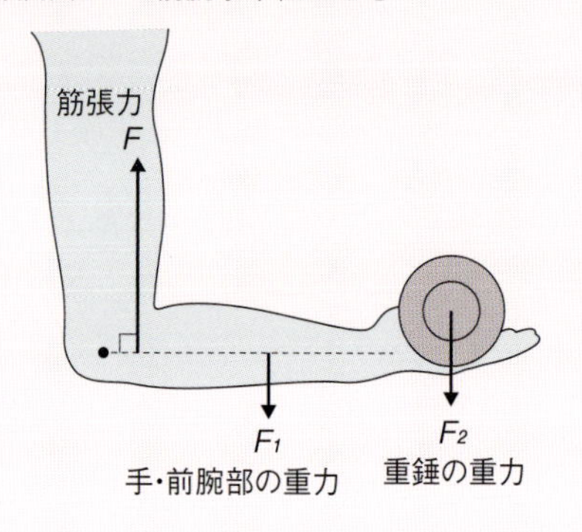

b：肩関節屈曲45°で前腕水平位のとき

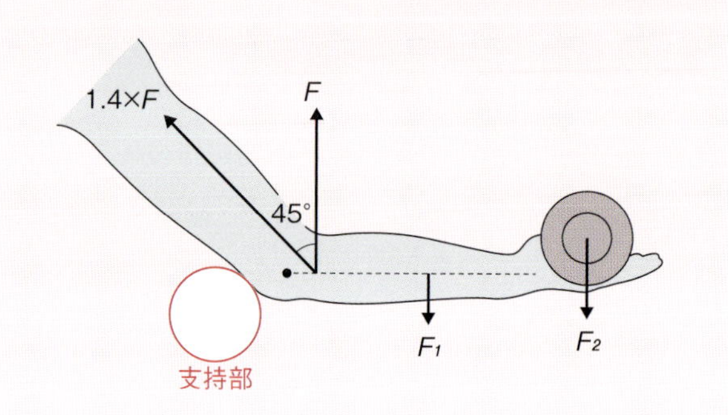

c：肩関節屈曲0°で前腕水平位でないとき

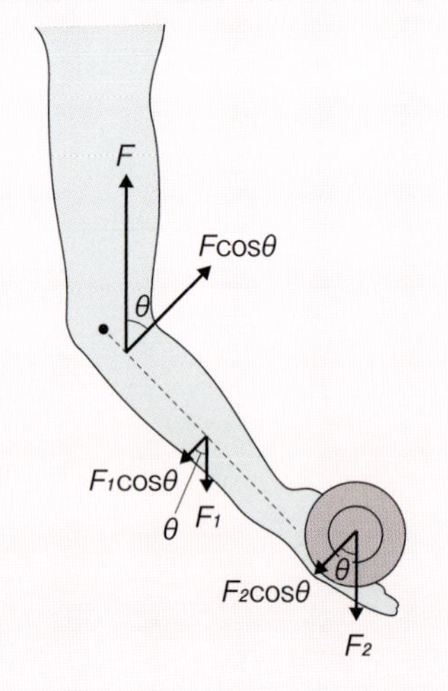

d：肩関節屈曲0°で前腕30°傾斜位（伸展方向）のとき

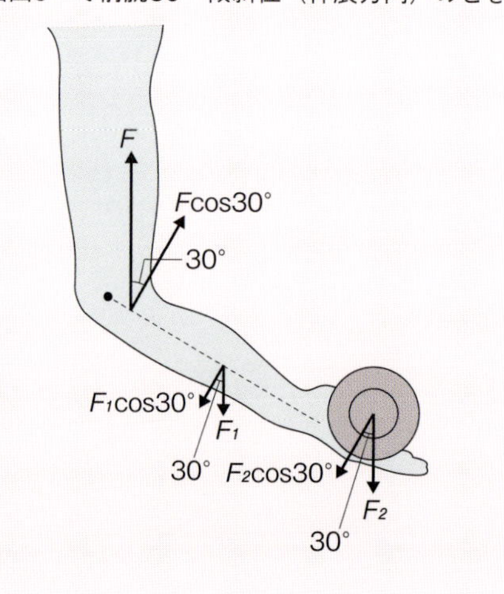

e：肩関節屈曲45°で前腕30°傾斜位（伸展方向）のとき

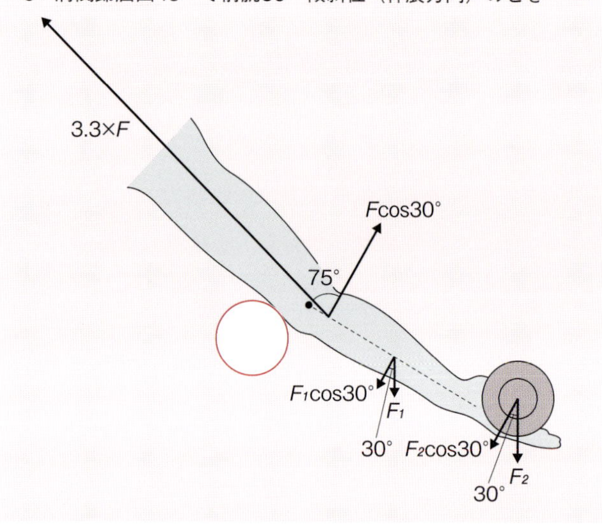

f：肩関節屈曲45°で前腕30°傾斜位（屈曲方向）のとき

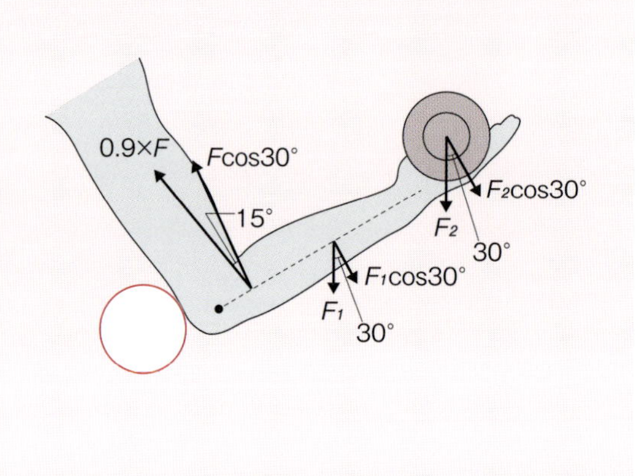

図2　異なる肩関節屈曲角度で重錘を負荷した肘関節屈曲運動

前腕が水平位にあるとき，肩関節屈曲45°で重錘を持って肘関節屈曲するためには肩関節屈曲0°よりも約1.4倍の筋張力が必要となる（a, b）．前腕が水平位でないとき，肩関節屈曲0°では筋張力 F は変化しないが，肩関節屈曲45°では肘関節がより伸展位に近づくにつれさらに大きな筋張力が必要となる（c, d, e）．逆に，肩関節屈曲45°で前腕水平位から肘関節を屈曲するとき，必要な筋張力は減少する（f）．

■参考文献

1）嶋田智明ほか（監訳）．筋骨格系のキネシオロジー．東京：医歯薬出版；2005．pp78-81.

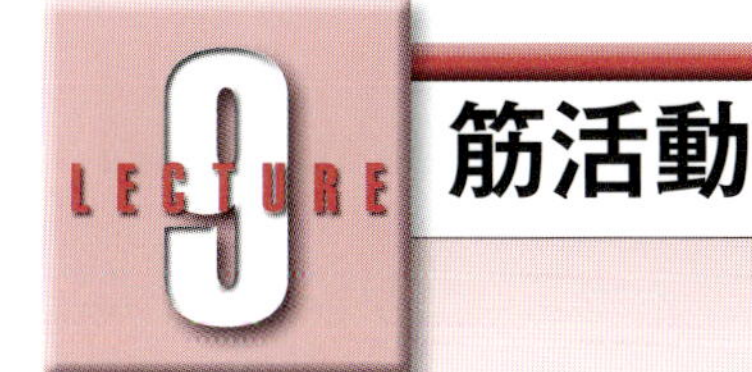

筋活動

到達目標

・筋電図の概念を理解する.
・筋活動と筋収縮の関係を理解する.
・動作筋電図を計測できる.
・計測した筋電図波形を解釈し，筋のはたらきを理解する.

この講義を理解するために

この講義では，筋の活動を客観的に評価できる筋電図の基本的概念を理解したうえで，実際に計測を行い，得られた筋電図波形を解釈する技術を学びます．筋活動を正しく理解することは，理学療法，作業療法における評価はもちろん，効果的な治療プログラムを立案していくうえで必須となります．そのためには，まず筋電図に関する基本的知識，筋活動と筋収縮の関係を理解し，筋電図の測定および解釈の方法の実際を学ぶ必要があります.

筋活動を学ぶにあたり，以下の項目をあらかじめ確認・整理しておきましょう.

□ 筋収縮の生理学的メカニズムを復習しておく.
□ 筋の解剖学，運動学的作用を復習しておく.
□ 体表解剖の知識，技術を整理しておく.

講義を終えて確認すること

□ 筋電図の基本的概念を理解できた.
□ 筋活動と筋収縮の関係が理解できた.
□ 動作筋電図の測定方法が理解できた.
□ 筋電図波形の解釈方法が理解できた.

講義

1. 筋電図の基本的概念

1）筋電図のメカニズム

筋電図とは，筋が収縮する際に生じる電気的な現象を波形として描いたものである．筋の収縮は，その筋を支配している運動神経に生じた興奮が，筋線維に伝達されることで生じる．つまり，測定された筋電位は，筋が収縮した結果として発生するものではなく，筋を収縮させる原因である．

運動神経からの興奮は，神経筋接合部に到着する．神経筋接合部では，神経終末から神経伝達物質であるアセチルコリンが放出され，それによって筋線維の電気的興奮，すなわち筋線維膜上の脱分極が生じる．発生した電気的興奮は，筋線維の両端に向かって伝搬する（**図 1**）．この電位変化を導出したものが筋電図である．

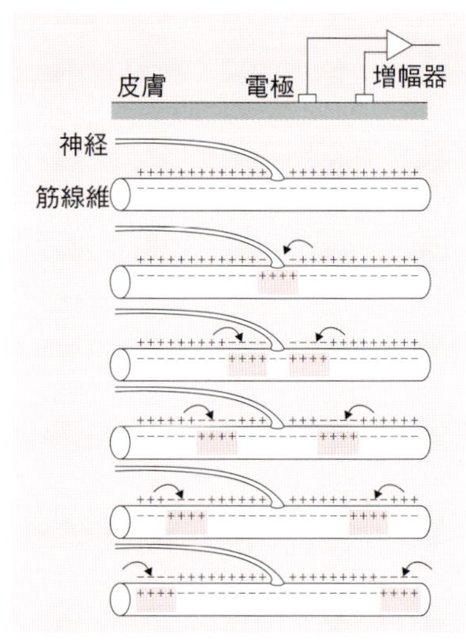

（木塚朝博．表面筋電図．東京電機大学出版局；2006．p4[1]）

図 1　筋電位の発生メカニズム

筋電図（electromyography：EMG）

覚えよう!
神経筋接合部での興奮の伝達
①運動神経の興奮が軸索終末部に達する．
②終末部の脱分極によりアセチルコリンがシナプス間隙に放出される．
③終板膜電位にアセチルコリンが結合する．
④終板膜の透過性が亢進し，脱分極を起こす．
⑤筋線維膜に活動電位が発生する（筋活動の発生）．
⑥活動電位は横行小管から筋小胞体に伝わり，カルシウムイオンが放出される．
⑦カルシウムイオンによって，アクチンとミオシンが連結する．
⑧ ATP の分解で発生するエネルギーを使って，アクチンとミオシンが滑走し，筋収縮が生じる．

2）電極のしくみ

筋電図の計測には，ワイヤー電極，もしくは表面電極が用いられる．ワイヤー電極は皮下に挿入して用いられ，単一の運動単位の活動を導出することが可能である．一方，表面電極は，筋全体の筋活動量を観測することになる．

表面筋電図のほとんどは，2 つの電極間の電位差を計測する双極誘導が用いられている．表面筋電図は，非侵襲的であることから，リハビリテーション分野では広く用いられている．この講義では，この表面筋電図を使用して実習を行う．

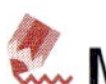
MEMO
運動単位（motor unit）
1 個のα運動ニューロンが支配している筋線維群のこと．

LECTURE 9

MEMO
表面電極を用いた筋電図計測のことを表面筋電図と呼ぶ．

3）表面電極の種類

表面電極には，受動電極と能動電極がある．電極と皮膚表面間のインピーダンス（電気的信号の通しにくさ）が高いと，温度，湿度，動きの影響などを受けやすく，アーチファクト（雑音）が発生するため，受動電極を使用する際には貼付部位の準備や電極ペーストを使用する．

これに対して，能動電極は，アーチファクトの発生を抑える機能が備わっているため，皮膚表面を軽くアルコールで拭き取るだけで計測が可能である．近年は機器の開発が進み，この能動電極の普及が広まってきている．

受動（passive）電極
能動（active）電極

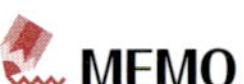
MEMO
受動電極を使用する際の皮膚処理
①体毛を剃る．
②アルコールで皮膚の汚れや角質を落とす．
③皮膚前処理剤で皮膚の角質をはがす．

4）双極誘導と電極間距離

双極誘導における電極間距離は 10～20mm とし，基本的には一定にする．電極間距離が大きいと，クロストークの問題が発生するからである．

MEMO
クロストーク（cross-talk）
クロストークとは，目的としている筋からの電位だけでなく，近傍にある共同筋や拮抗筋からの電位も導出してしまうことである．

5）電極の設置部位

電極を設置する際には，以下のことに注意して部位を決定する．
①筋線維の走行と平行になるようにする．
②運動終板をまたがないようにする．
③動きの邪魔にならないようにする．
④クロストークを最小限に抑える．
⑤アース電極は電気的な変化の少ない骨突起部に貼付する．

気をつけよう!
動きを伴う場合，電極がはがれやすくなるので，必要に応じてテープで固定する．

6）筋電図の周波数帯域

表面筋電図の場合，ヒトにおける表面筋電図の周波数成分がおおよそ含まれている10〜500Hz程度の周波数帯域で記録する．低い周波数帯域は，動きのノイズと関連しやすいため，注意が必要である．

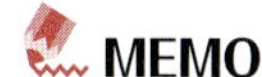

MEMO

運動終板
脊髄からの神経線維の末端が，筋細胞質の表面に接触しているところ．

動きのノイズ（motion artifact）

7）サンプリング周波数

サンプリングとは，1秒間にどの程度の情報をデジタルデータとしてパソコンに取り込むかということである．基本的には記録する最高周波数の2倍以上で取り込む必要があるため，500Hzまで記録したアンプからの信号をデジタル化する際には，1,000Hz以上のサンプリングが必要となる．

8）筋電図の評価項目

表面筋電図で明らかにできる主な要素は，以下の3点である．

（1）筋活動の量的評価

筋活動の強さは最も多く用いられている評価であり，筋の発揮筋力の強さを推定する．

（2）筋活動の時間的評価

対象筋の収縮のタイミングや順序から筋の活動パターンを評価する．

（3）筋疲労の評価

周波数解析や量的要素により，筋の疲労をとらえることや，筋線維タイプの同定を行う．

2. 筋活動と発揮筋力の関係

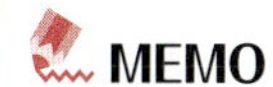

MEMO

筋活動と発揮筋力の関係については，対象とする筋によって異なる．

発揮筋力と筋活動量の関係は，ほぼ線形性（直線性）が保たれている（**図2**）．ただし，発揮筋力が10%以下のように低かったり，90%以上のように高かったりすると，線形性が崩れることがある．また，このS字状のカーブの形は，小筋群と大筋群で異なる場合もある．

LECTURE 9

3. 筋電図の解析（図3）

1）整流化

測定により得られた筋電図は，正と負を行ったり来たりする連続の信号波形である．そのため，生波形のまま筋活動量を平均化すると，ゼロに近い値になってしまう．この問題を解決するために，整流化という手法が用いられる（**図3b**）．整流化とは，すべての値を正の値に変換する処理である．

2）平滑化

整流化した筋電図波形も，波が細かく上下移動しており，活動量を把握しにくい．そのため，波形を滑らかにすることを目的として，平滑化という処理が行われる（**図3c**）．平滑化にはいくつかの手法が存在するが，そのうちの一つに二乗平均平方根がある．これは，一定の時間範囲内の筋電位信号を二乗して，範囲内の平均を求めた後，平方根をとった量であり，波形を滑らかにする作用がある．ただし，この値も電極貼付部位，脂肪厚などの影響を多く受けるため，目的に応じて正規化という手法が用いられる．

二乗平均平方根（root mean square：RMS）

3）正規化

量的な筋活動を評価する際には，発揮筋力と筋活動量の関係を利用して，最大等尺性随意収縮や，その50%の筋力発揮の際の筋活動をもとに筋活動を正規化する手法が用いられる（**図3d**）．ダイナミックな運動時の筋活動を解析する際には，動作中の最大値を100%とした正規化の手法も用いられる．

最大等尺性随意収縮（maximal voluntary contraction：MVC）

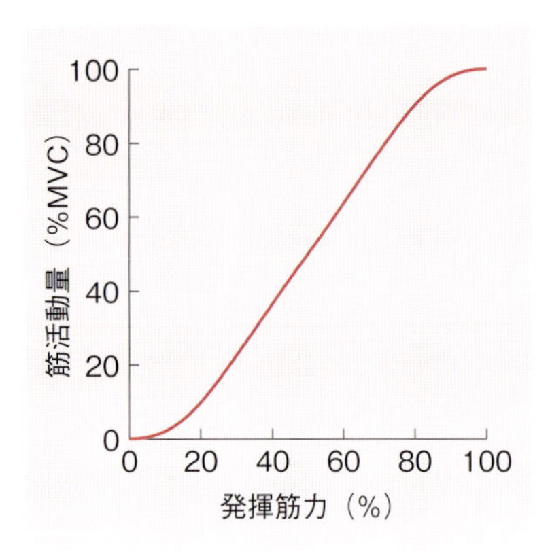

（木塚朝博．表面筋電図．東京電機大学出版局；2006．p17[1]）

図２　発揮筋力と筋活動量の模式図

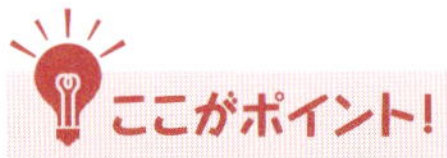

明らかなノイズや，不自然な波形がある場合，測定が正しく行えていない可能性がある．生波形をよく見て判断する習慣をつける．

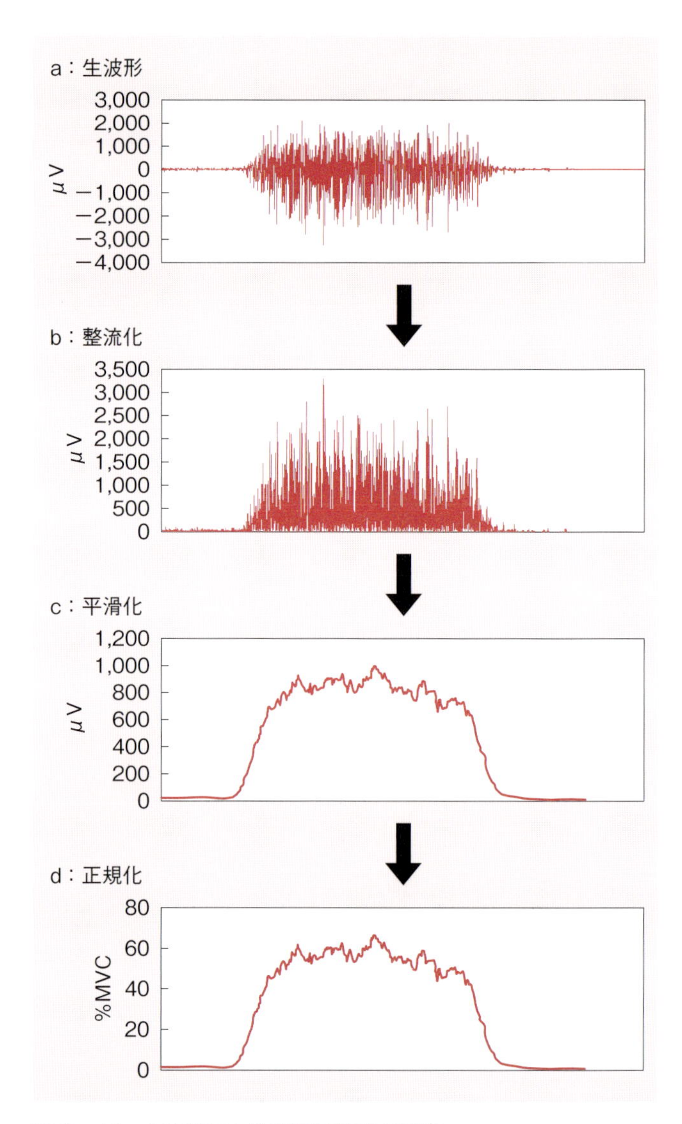

図３　データ処理による筋電図波形の変化

4. 筋電図の解釈の注意点

筋電図の振幅は，電極間距離や皮膚抵抗，電極の位置によって影響を受ける．また，得られた値そのものが，発揮筋力を表しているわけではない．そのため，異なる筋間において，筋活動量を比較することに対しては慎重であるべきである．また，正規化した値であっても，そもそもの正規化の動作（最大等尺性随意収縮の動作）が異なる場合は，異なる筋間の活動量を比較することは推奨されない．

■引用文献

1）木塚朝博．表面筋電図とは．バイオメカニズム学会（編）．バイオメカニズム・ライブラリー 表面筋電図．東京：東京電機大学出版局；2006．pp3-49.

■参考文献

1）下野俊哉．表面筋電図マニュアル　基礎編．表面筋電図の基礎．東京：酒井医療；2004．pp15-32.
2）Winter DA．Biomechanics and Motor Control of Human Movement，4th ed．New York：John Wiley & Sons；2009．／長野明紀ほか．バイオメカニクス－人体運動の力学と制御．東京：ラウンドフラット；2011.

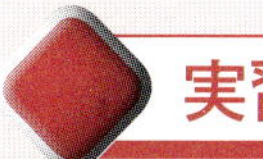

実習

実習課題 1. 筋活動量と発揮筋力の関係

1）実習目的

随意的な筋の収縮を行った際の筋電図を測定し，筋活動量と発揮筋力との関係を理解する．

2）使用機材

筋電図測定装置，電極および関連する消耗品，ハンドヘルドダイナモメータ．

3）対象筋 [1)]

上腕二頭筋（電極貼付部位：肩峰の内側と肘窩を結ぶ線の遠位3分の1，**図1**）．

4）実習手順

①被検者には安静座位をとらせ，電極を貼付する．

②筋電図測定装置と電極を接続する．

③被検者の前腕遠位にハンドヘルドダイナモメータを当て，肘関節90°屈曲位における最大肘屈曲筋力を測定する．その際の筋電図を3秒間測定し，最大等尺性随意収縮（MVC）時の筋活動を測定する（**図2**）．

④測定した最大筋力をもとに，10～90% までの10% 刻みの筋力値を算出する．

⑤ハンドヘルドダイナモメータの値をバイオフィードバックとして用い，それぞれの筋力を発揮した際の筋活動を3秒間測定する．疲労の影響を考慮し，測定順はランダムとする．

⑥整流化，平滑化の後，MVC 測定時の筋活動を基準として，各発揮筋力測定時の筋活動の正規化を行い，%MVC を求める．求めた値を**表1**に記載し，図式化する（**図3**）．

5）考察

負荷量の変化と筋活動の関係を考察する．

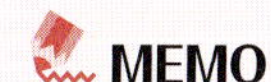

ここがポイント!

3秒間のデータを測定する際は，測定開始と終了時に筋活動量の変動が入らないようにするため，少し長めに測定し，そのうちの3秒間の区間を計測するようにするとよい．

MEMO

バイオフィードバック

本来は知覚することができない生理学的な指標をとらえ，それを対象者に知覚できるようにフィードバックして制御する技法のこと．

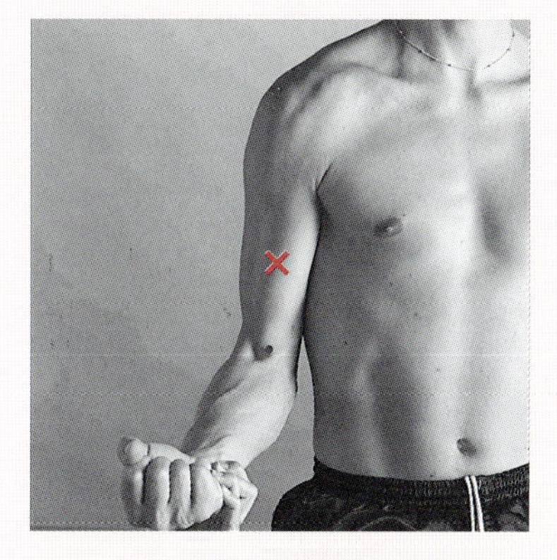

図1 上腕二頭筋電極貼付部位

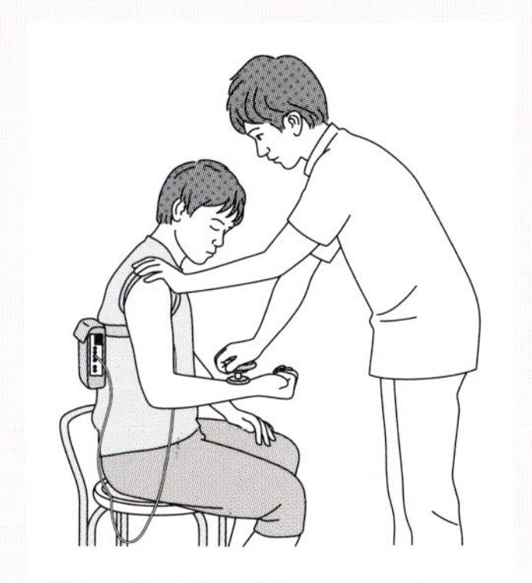

図2 測定風景

表1 筋活動量と発揮筋力（記入用）

発揮筋力（%）	10	20	30	40	50	60	70	80	90	100
発揮筋力値（N）										
筋活動量（%MVC）										

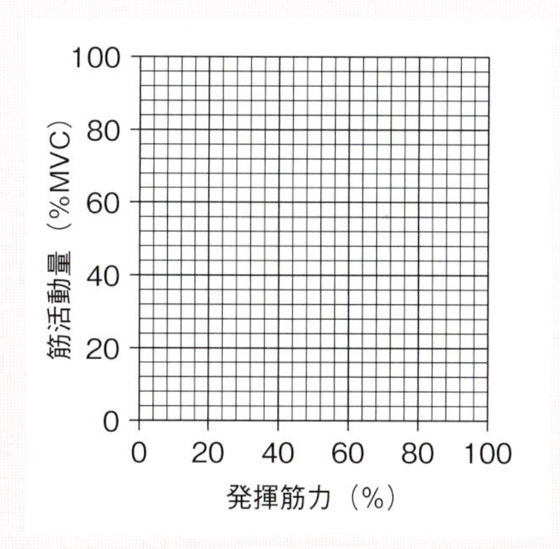

図3 筋活動量と発揮筋力（記入用）

実習課題 2. 肢位の違いによる筋活動の変化（上肢）

1）実習目的

肢位を変えて筋電図を測定し，前腕回内外肢位の違いによる筋の活動特性の変化を理解する.

2）使用機材

筋電図測定装置，電極および関連する消耗品.

3）対象筋 [1)]

- 上腕二頭筋（電極貼付部位：肩峰の内側と肘窩を結ぶ線の遠位 3 分の 1）.
- 腕橈骨筋（電極貼付部位：筋腹の最大膨隆部，**図 4**）.

4）実習手順

①被検者には安静座位をとらせ，電極を貼付する.

②筋電図測定装置と電極を接続する.

③検査者は被検者の前腕遠位に抵抗を加え，以下の 3 条件における最大等尺性随意収縮（MVC）を 3 秒間実施し，その際の筋活動を測定する（**図 5**）.

・条件 A：前腕回内位

・条件 B：前腕中間位

・条件 C：前腕回外位

④得られた波形に対して，整流化，平滑化の処理を行う.

⑤得られた筋活動より，腕橈骨筋と上腕二頭筋の筋活動比を算出し（腕橈骨筋の筋活動/上腕二頭筋の筋活動），**表 2** に記載する.

5）考察

筋活動比より，上腕二頭筋に対して腕橈骨筋が活動しやすい肢位を検討し，その理由を考察する.

気をつけよう!
測定時の肘関節角度が 3 条件で変わらないよう注意する.

LECTURE 9

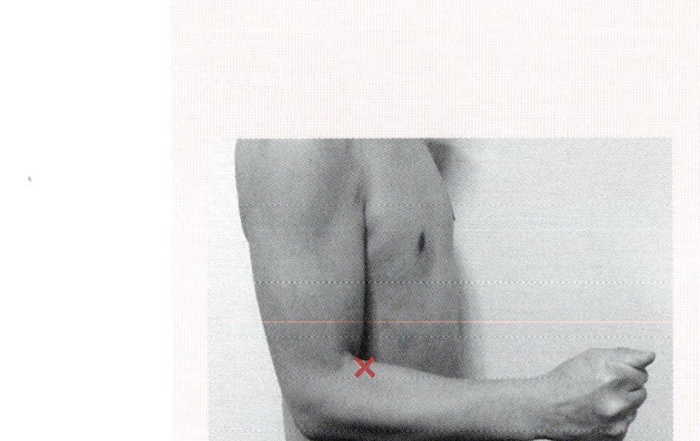

図 4　腕橈骨筋電極貼付部位

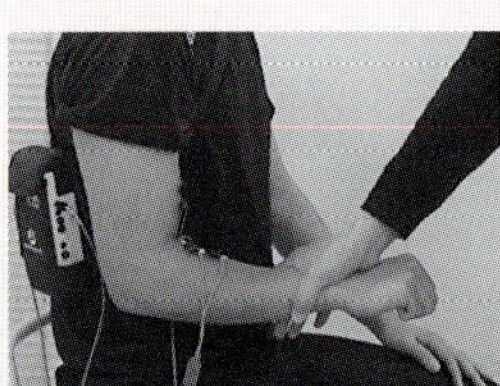

a：条件 A（回内位）

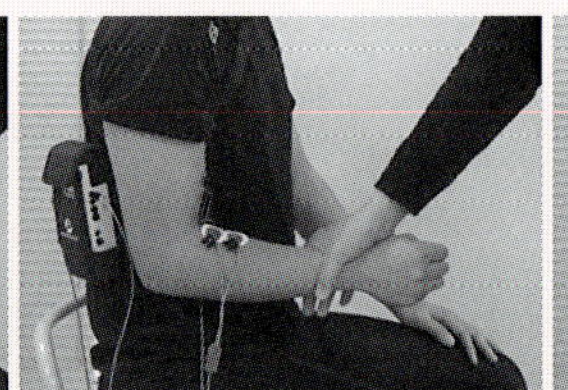

b：条件 B（中間位）

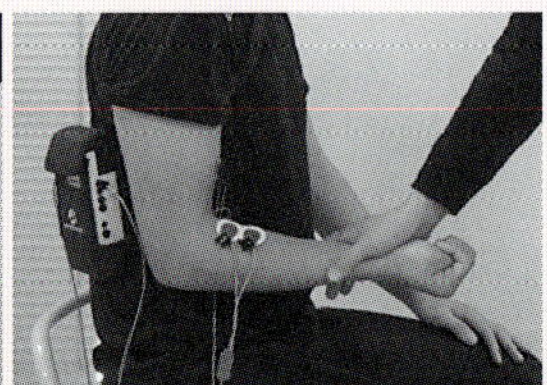

c：条件 C（回外位）

図 5　測定条件

表 2　腕橈骨筋と上腕二頭筋の筋活動比（記入用）

	回内位	中間位	回外位
腕橈骨筋（μV）			
上腕二頭筋（μV）			
腕橈骨筋/上腕二頭筋（比）			

実習課題 3. 肢位の違いによる筋活動の変化（下肢）

1）実習目的

肢位を変えて筋電図を測定し，体幹姿勢の違いによる下肢筋の活動特性の変化を理解する．

2）使用機材

筋電図測定装置，電極および関連する消耗品，ゴニオメータ．

3）対象筋 [1)]

- 大腿直筋（電極貼付部位：上前腸骨棘と膝蓋骨上縁を結ぶ線の中点，**図 6a**）．
- 大腿二頭筋（電極貼付部位：坐骨結節と脛骨外側上顆を結ぶ線の中点，**図 6b**）．

4）実習手順

①被検者に電極を貼付し，筋電図測定装置と接続する．

②徒手筋力検査に基づき，膝伸展，膝屈曲それぞれの最大等尺性随意収縮（MVC）を 3 秒間実施し，その際の筋活動を測定する．

③被検者は上肢を胸の前で組んだ立位姿勢をとる．

④以下の3条件のスクワット姿勢をとり，それぞれ3秒間の筋活動を測定する（**図7**）．

・条件 A：膝関節を 60°，股関節 60° 屈曲し，体幹は壁にもたれた姿勢

・条件 B：膝関節を 60° 屈曲し，体幹を 20° 前傾させた姿勢

・条件 C：膝関節を 60° 屈曲し，体幹を 45° 前傾させた姿勢

⑤整流化，平滑化の後，MVC 測定時の筋活動をもとに波形の正規化を行い，%MVC を求める．また，大腿二頭筋/大腿直筋比を算出し，**表 3** に記載する．

MEMO

スクワットは臨床でもよく用いられるトレーニング方法である．姿勢の違いによる筋の活動特性を理解することは，患者を治療するうえで非常に重要となる．

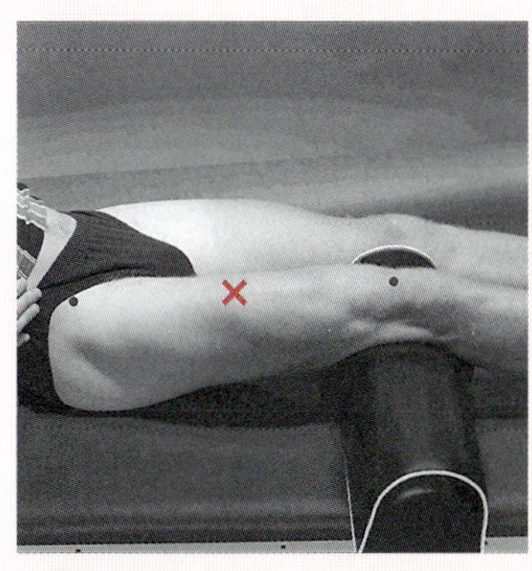

a：大腿直筋　b：大腿二頭筋

図 6　大腿直筋と大腿二頭筋の電極貼付部位

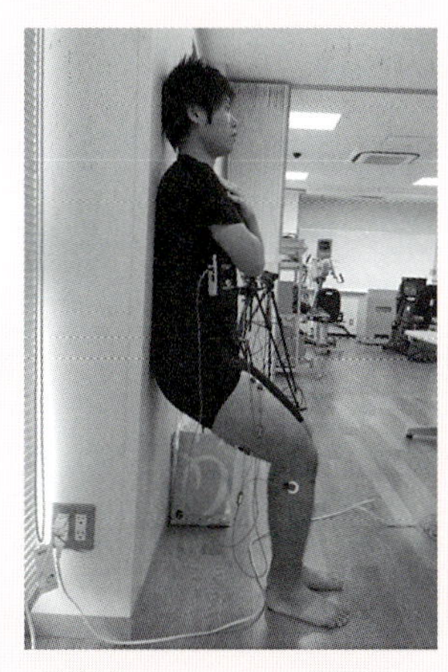

a：条件 A

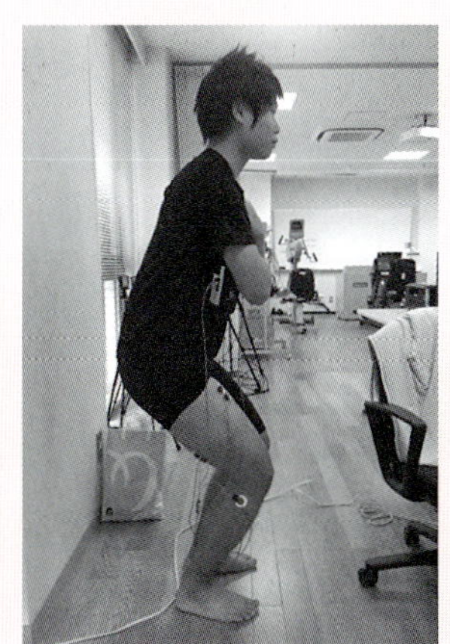

b：条件 B

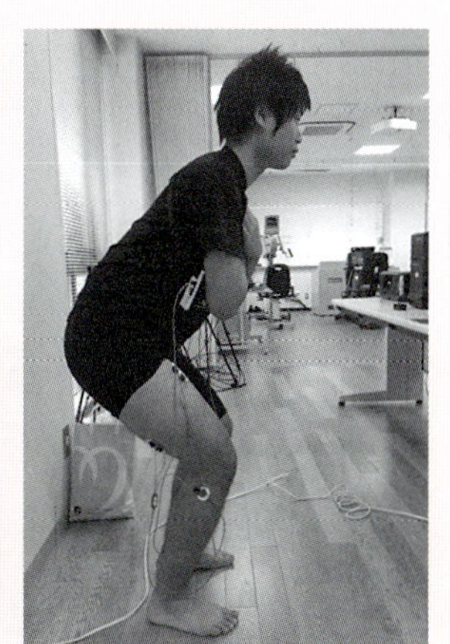

c：条件 C

図 7：測定条件

表３　大腿二頭筋/大腿直筋比（記入用）

	体幹 0° 前傾位（壁使用）	体幹 20° 前傾位	体幹 45° 前傾位
大腿二頭筋（%MVC）			
大腿直筋（%MVC）			
大腿二頭筋/大腿直筋（比）			

MEMO
前十字靱帯再建術後にトレーニングを行う場合，再建した靱帯に過度なストレスがかからないように注意が必要となる．スクワットによるトレーニングを実施する際には，下腿の前方への剪断力を抑制するため，大腿四頭筋に対して，ハムストリングスの活動が優位となるような動作指導がなされる．つまり，大腿二頭筋/大腿四頭筋比が大きくなるようにする．

5）考察

①大腿四頭筋（大腿直筋）の活動が大腿二頭筋に対して大きかった（比が小さい）条件は何であったか．また，そのような結果が得られた理由について考察する．

②大腿二頭筋の活動が大腿直筋の活動に対して大きかった（比が大きい）条件は何であったか．また，そのような結果が得られた理由について考察する．

実習課題 4．立ち上がり動作における筋活動のタイミングの分析

1）実習目的

立ち上がり動作時の筋活動のタイミングを筋電図で測定し，環境設定の違いによる筋活動のタイミング，および活動量の変化を理解する．

2）使用機材

筋電図測定装置，電極および関連する消耗品，台（高さ 40cm，20cm），メトロノーム，ビデオカメラ（可能であれば筋電図と同期する）．

3）対象筋[1)]

- 前脛骨筋（電極貼付部位：腓骨頭と内果を結ぶ線の近位３分の１，**図 8a**）．
- 大腿直筋（電極貼付部位：上前腸骨棘と膝蓋骨上縁を結ぶ線の中点）．
- 内側広筋（電極貼付部位：上前腸骨棘と膝関節裂隙の内側側副靱帯前縁を結ぶ線の遠位 80%，**図 8b**）．
- 大腿二頭筋（電極貼付部位：坐骨結節と脛骨外側上顆を結ぶ線の中点）．
- 脊柱起立筋（電極貼付部位：第１腰椎の２横指外側，**図 8c**）．

ただし，筋電図システム上，電極数に制約がある場合は，適宜測定筋を選択する．

MEMO
筋電図は動作の速度によって影響を受ける．そのため，動作速度を統一しておくほうが，比較するうえでの妥当性が高まる．

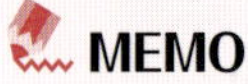
MEMO
メトロノームがない場合は，スマートフォンのアプリを使うとよい．♩＝60 の３拍子に設定し，端座位から３カウントで立ち上がり動作が完了するよう練習する．

4）実習手順

①被検者に電極を貼付し，筋電図測定装置と接続する．

②被検者は上肢を胸の前で組み，台にて端座位をとり，下記の３条件でそれぞれ立ち上がり動作を行う．動作開始から終了までは，３秒とする．メトロノームに合わせて何度か練習を行ったのち，筋電図を測定する．なお，立ち上がりの様子を側方よりビデオカメラで撮影する（**図 9**）．

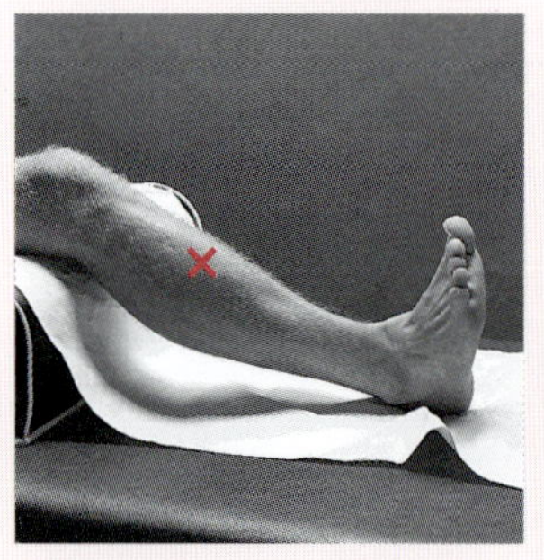
a：前脛骨筋

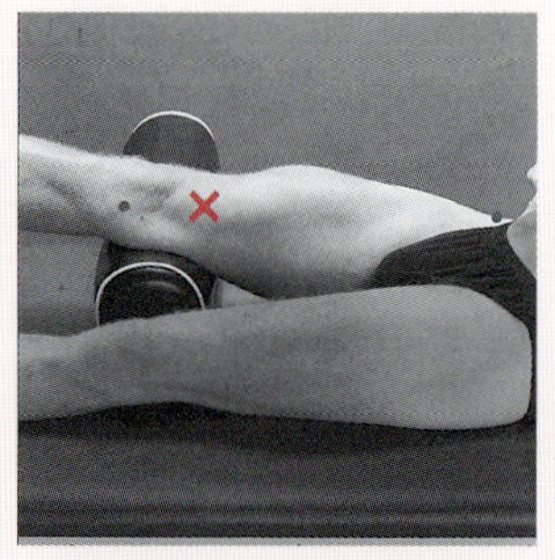
b：内側広筋

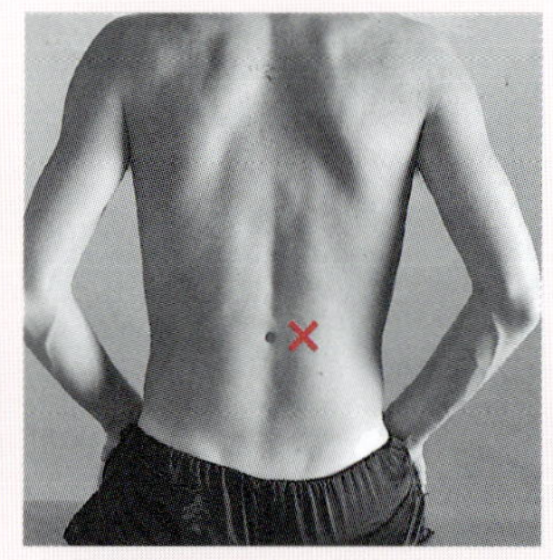
c：脊柱起立筋

図８　前脛骨筋，内側広筋，脊柱起立筋の電極貼付部位

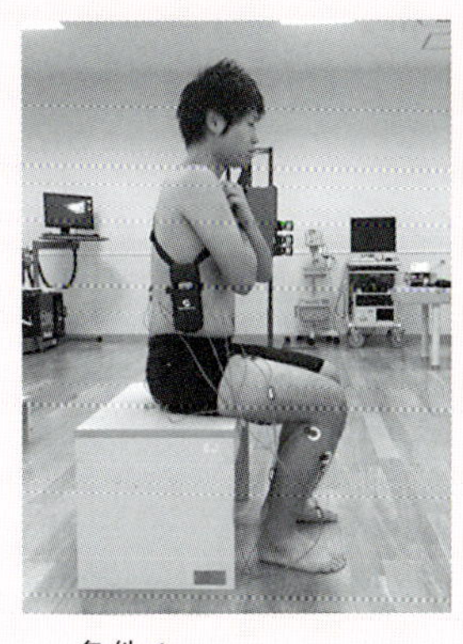
a：条件 A

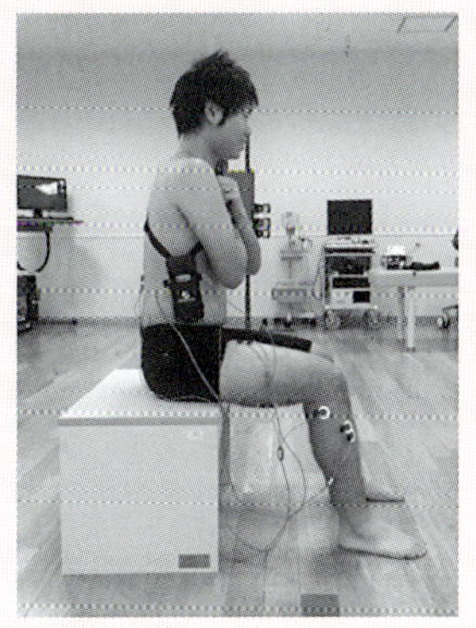
b：条件 B

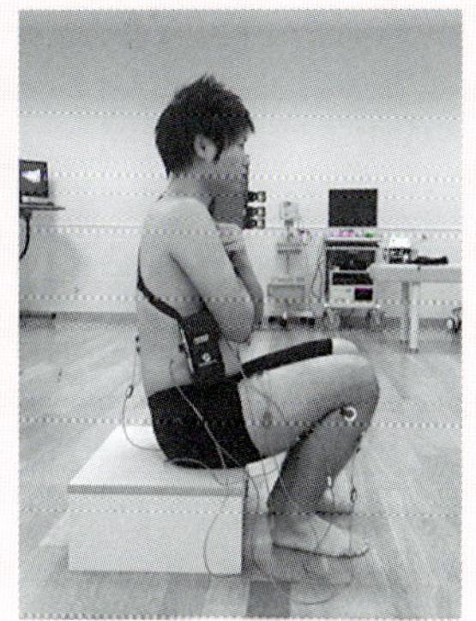
c：条件 C

図 9 測定条件

・条件 A：台の高さ；40cm，足部の位置；膝蓋骨鉛直下方に足尖
・条件 B：台の高さ；40cm，足部の位置；膝蓋骨鉛直下方より 30cm 前方に足尖
・条件 C：台の高さ；20cm，足部の位置；膝蓋骨鉛直下方に足尖

③整流化，平滑化の処理を行った後，筋電図波形を観察し，それぞれの条件における筋電図の活動の開始時期，最大活動時期を視覚的に分析する．また，筋活動量も合わせて分析する．

気をつけよう!
安静時の筋活動波形に明らかなノイズがある場合，活動の開始時期の判断が困難となる．その場合，再度電極の処理を確認し，極力ノイズが小さくなるように努める．

5）考察

①条件 A において生じた筋活動のタイミング（開始時期，最大活動時期）について，動作の相を踏まえながらその理由を考察する（動作開始から殿部離床までを第 1 相，殿部離床から立ち上がり終了までを第 2 相として分析する）．
②条件 A と，足部の位置を前方に移動させた条件 B を比較し，活動のタイミング，活動量にどのような変化が生じたかを分析する．変化がみられた場合は，その理由を考察する．
③条件 A と，台の高さを低くした条件 C を比較し，活動のタイミング，活動量にどのような変化が生じたかを分析する．変化がみられた場合は，その理由を考察する．

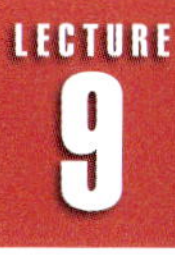

■引用文献

1） Hermens H. Surface Electro MyoGraphy for the Non-Invasive Assessment of Muscles Project. http://www.seniam.org/

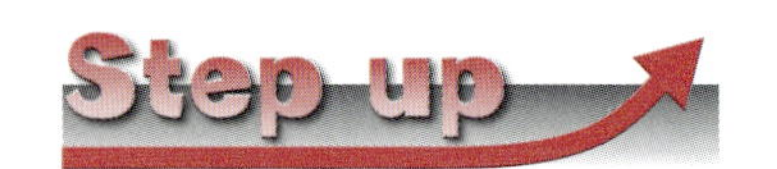

筋疲労の評価

負荷が加わった状態で筋を持続的に使っていると，疲れを感じる．これが筋疲労である．筋電図を用いることで，この筋に生じている局所の疲労を定量的に表すことが可能となる．筋疲労を評価するためには，主に以下の2つの手法が用いられる．なお，ここで紹介する手法は，主に等尺性随意収縮時に適応が可能である．

1）周波数解析

筋電図は，さまざまな周波数の波を含んでいる．この含まれている周波数成分の分布を明らかにするために，高速フーリエ変換（FFT：fast Fourier transform）という手法が用いられる．FFTによって導かれた周波数成分の分布を示したものをパワースペクトルと呼び，横軸に周波数成分，縦軸には，その周波数成分の強さを表したグラフとなる（図1）．

疲労が生じると，周波数成分が低い方向へシフトしてくる（図2）．この周波数の低下には，運動単位の発火頻度の減少や筋線維伝導速度の低下，運動単位の同期性（synchronization）の増加が関係しており，筋の疲労を表している．

なお，筋が疲労してくると震えが生じるのは，前述の同期性が高まっていることに起因している．疲労していない状態では多数の運動単位が同期化せず，異なるタイミングで活動している結果として，滑らかに筋を収縮させることが可能となっている．

得られたパワースペクトルから，平均パワー周波数（MPF：mean power frequency）を求める．この数字を用いて，含まれている周波数成分の比較をすることで疲労の判断が可能となる．

2）筋活動量の解析

疲労によって，周波数のみでなく筋活動量も変化する．一定の張力を保とうとした場合，より多くの運動単位の動員が必要となるため，筋活動が疲労とともに増大する．

一方，最大筋力発揮時には，疲労による発揮筋力の低下に伴い，筋活動量は減少する．

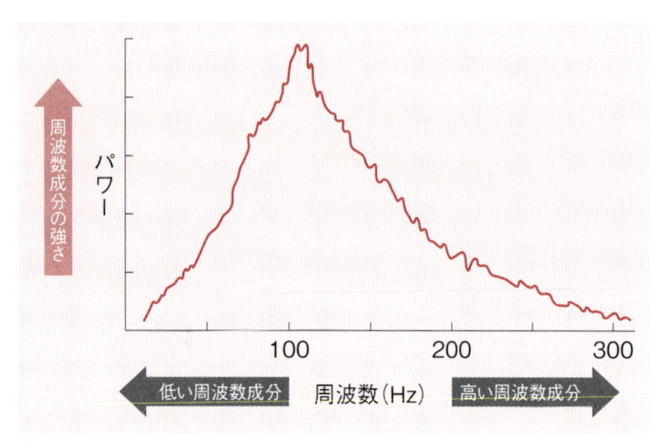

（Mannion AF, et al. From Acute to Chronic Back Pain. Oxford University Press；2012. p96[1]）

図1　パワースペクトル

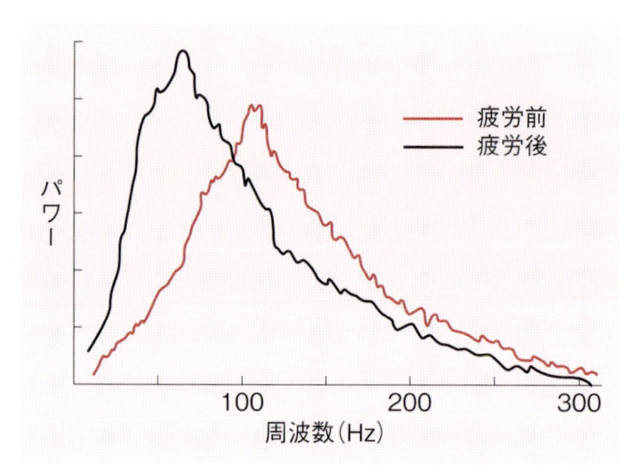

（Mannion AF, et al. From Acute to Chronic Back Pain. Oxford University Press；2012. p96[1]）

図2　疲労前後のパワースペクトルの比較

■引用文献

1）Mannion AF, et al. Electromyographically-determined muscular fatigue in low back pain. Hasenbring MI, et al (eds). From Acute to Chronic Back Pain：Risk Factors, Mechanisms, and Clinical Implications. Oxford：Oxford University Press；2012. pp93-109.

■参考文献

1）木塚朝博ほか．処理と解析．バイオメカニズム学会（編）．バイオメカニズム・ライブラリー 表面筋電図．東京：東京電機大学出版局；2006. pp59-64.
2）下野俊哉．表面筋電図の基礎．表面筋電図マニュアル 基礎編．東京：酒井医療；2004. pp43-48.

LECTURE 10

姿勢（1）

静止姿勢

到達目標

・身体の重心位置の計測方法について理解する．
・静止立位姿勢におけるアライメントについて理解する．
・姿勢の安定性における重心と支持基底面の関係について理解する．

この講義を理解するために

この講義では，立位姿勢について重心，アライメント，支持基底面との関連から学習します．多くの関節によって構成されている人体ではさまざまな立位姿勢をとることが可能ですが，そのなかで理想的な立位姿勢や安定性を理解するためには，身体重心を知ることが重要となります．最初に，立位姿勢における身体重心の測定方法を学習します．さらに，立位姿勢のアライメントの評価方法について理解していきます．最後に，異なる条件で立位姿勢を変化させることで，重心と支持基底面の関係を理解していきます．

静止姿勢を学ぶにあたり，以下の項目をあらかじめ学習しておきましょう．

□重心について復習しておく．
□姿勢の観察方法について復習しておく．

講義を終えて確認すること

□身体の重心位置の計測方法について理解できた．
□静止立位姿勢におけるアライメントと評価方法について理解できた．
□姿勢の安定性における重心と支持基底面の関係について理解できた．

講義

身体の重心（center of gravity）

1．身体の重心

地球上のあらゆる物体には鉛直下向きの力，すなわち重力が作用している．複数の物体にはたらく重力をまとめると，ある1つの点に重力がはたらいた場合と同じ運動となる．この作用点を重心といい，その大きさはそれぞれにはたらく重力の大きさの総和になる．重心を通る鉛直線は重心線と呼ばれる．

物体を1点で支えるとき，この点が重心線上にあれば，物体は回転することなく支えることができる．このことは，重心では物体各部に加わる重力が相互に平衡であることを意味する．したがって，物体を回転させずに支えられる点を通る鉛直線を，各平面（矢状面，前額面，水平面）で描けば，その交点として重心を知ることができる．紙のような平面的なものであれば，吊り下げた点を通る2本の鉛直線の交点として重心を求めることができる（**図1**）．身体重心を求める場合は，トルクの概念を応用した直接法や，身体を各体節に分割して重心を求める間接法が利用されている．

1）直接法

MEMO
直接法では，体重（重力）×板と支持部の接点（回転軸）から重心までの距離（モーメントアーム）と，体重計数値（反力）×体重計までの距離の2つのトルクがつり合っていると考える．

直接法（重心板法）は，トルクの概念を利用して足底から重心までの距離を求める方法である．**図2**には，板上に背臥位となった人の重心高を求めるために，板の下に楔状の支持部と体重計（一側）が置かれている．一方の支持部が足底と同じ位置にあるとき，支持部間の距離 L，足底から重心までの距離 L_g（重心高），体重 W，体重計の数値 Wa の関係は，つり合いの関係から以下のようになる．

$$W \times L_g = Wa \times L$$

この関係から重心高 L_g は，

$$L_g = Wa \times L / W$$

となり，体重，足底から支持部までの長さを測定し，体重計の数値を読み取ることによって，重心高を求めることができる．

この方法で計測した日本人成人の重心高は，男性では身長のおよそ56%，女性ではおよそ55%にあり，仙骨のやや前方に位置する（**図3**）．小児では体型の違いから，重心位置は成人よりも頭部に近くなる（**図4**）．

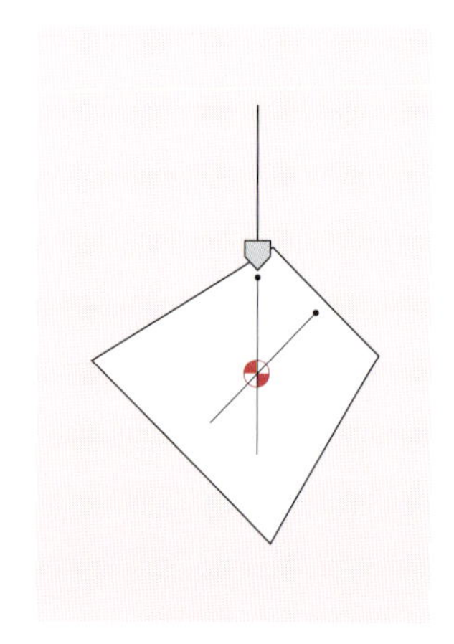

図1　吊り下げ法による重心の求め方
吊り下げた点を通る2本の鉛直線の交点が重心（⊕）である．

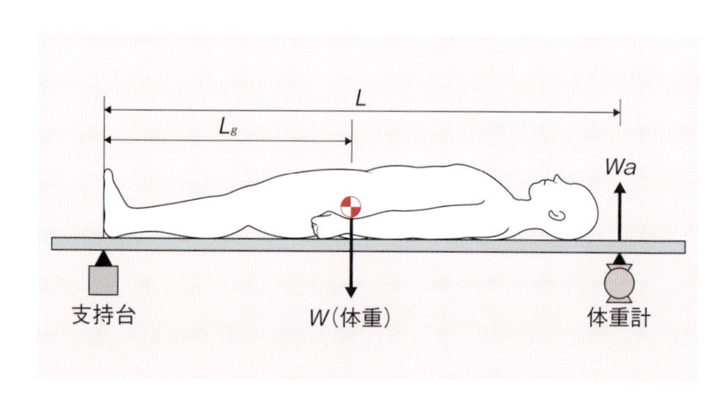

図2　身体重心の測定（直接法）

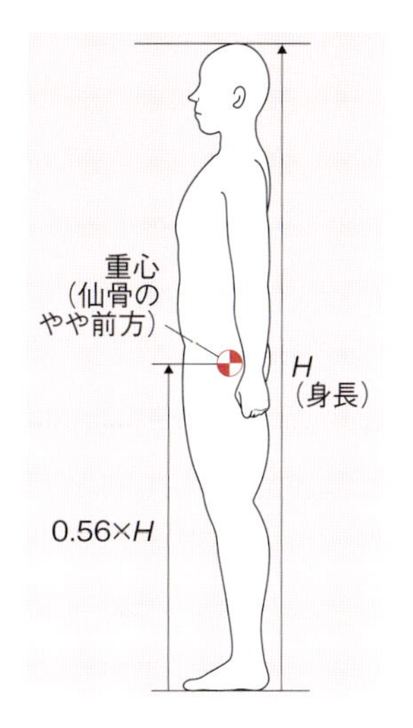

図３　日本人成人の重心高（男性）

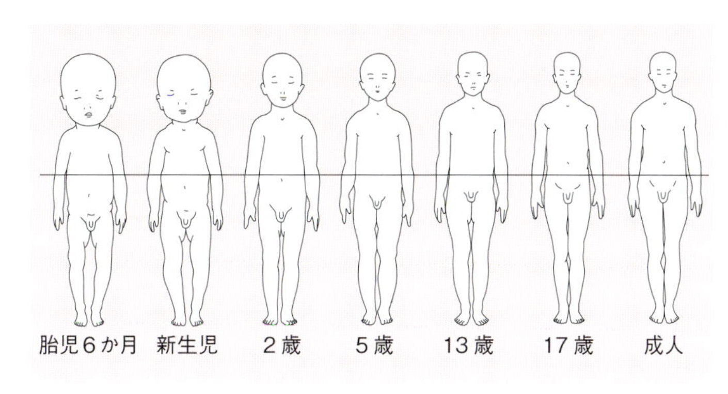

（Palmer CE. *Child Development* 1944：15；99-163[1]）

図４　プロポーションの発達
胎児から成人までの身長を等しくしてある．横線は重心の高さを示す．

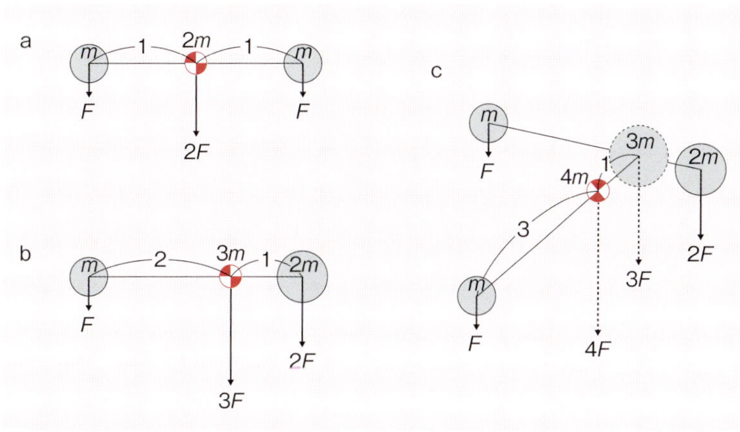
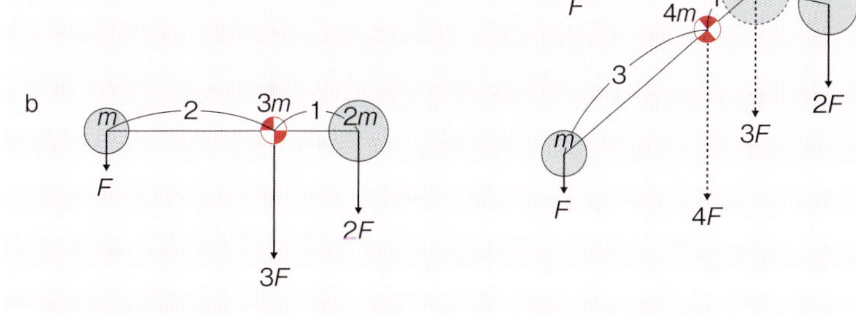

図５　物体の重心
２つの同じ物体の重心は，両者を結ぶ線の中点に位置する（a）．一方が２倍の質量であれば，重心は質量の逆比で内分した位置になる（b）．３つ以上の物体も同じ操作を繰り返し，物体全体の重心を求めることができる（c）．

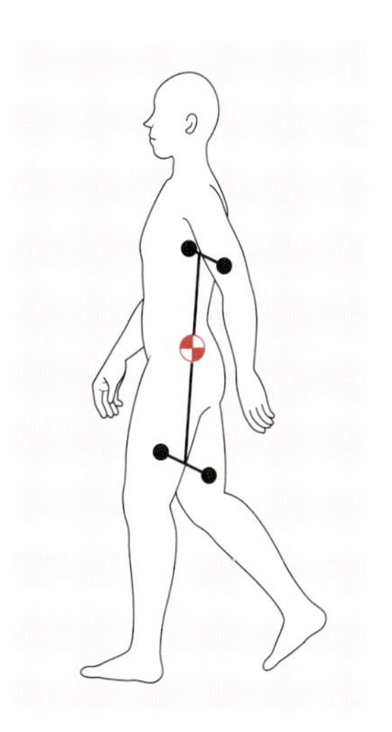

図６　各体節の重心と身体重心

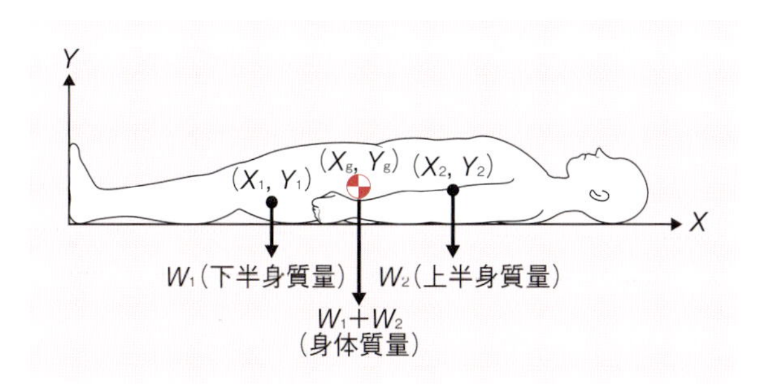

図７　身体重心の測定（間接法）

2）間接法

間接法は，身体を各体節に分割し，それぞれを剛体に置きかえて重心を求める方法である．２つの同じ物体の重心は，両者を結ぶ線の中点に位置し，その重力の大きさは２倍となる（**図５**）．２つの物体のうち一方が２倍の質量であれば，重心は質量の逆比で内分した位置となり，その重力の大きさは３倍になる．３つ以上の物体においても同じ操作を繰り返すことで，物体全体の重心を求める．それぞれの物体を頭部，体幹，上腕，前腕など身体各部に置きかえて計算すれば（**図６**），身体重心を求める

体節（segment）

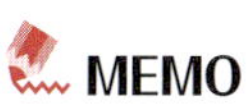
MEMO
質量とは物体がもつ固有の量であり，重力の大きさを決める．体重計では重力の大きさ（N：Newton）を質量（kg）に換算して表示される．

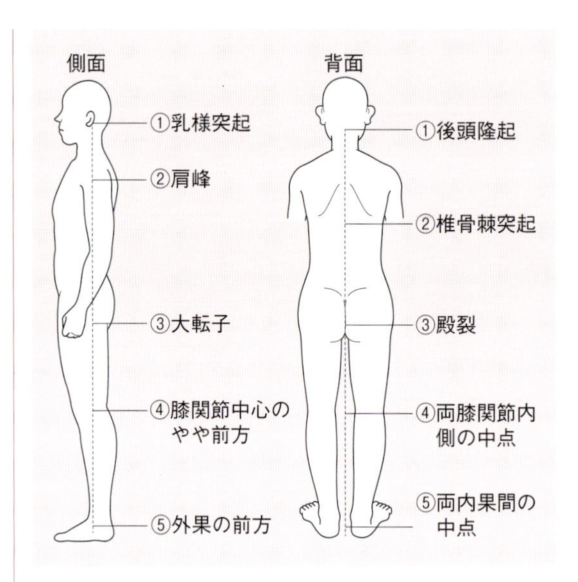

図８　理想的な立位姿勢のアライメント

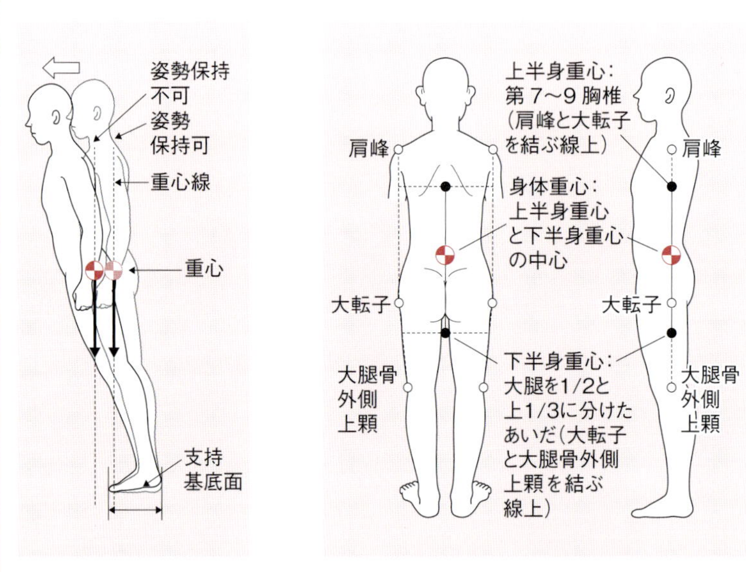

図９　重心線と支持基底面の関係

図１０　身体重心の視覚的評価

ことができる．

身体各部の重心は，質量比（身体全体の質量に対する割合）と重心位置（身体各部の長さに対する中枢端からの割合）を使って計算される．そのために，身体全体の質量と身体各部の長さとなる関節点の位置を，座標値として測定する．したがって，間接法では，身体質量と各関節点の座標値を測定することで，身体重心を数学的に推定する．

図７のように，下半身（足底から股関節）と上半身（股関節から頭部）の質量と重心位置がわかっているとき，矢状面上の身体重心の位置（X_g，Y_g）は，

$$X_g = \frac{W_1 \times X_1 + W_2 \times X_2}{W_1 + W_2}$$

$$Y_g = \frac{W_1 \times Y_1 + W_2 \times Y_2}{W_1 + W_2}$$

の関係が成り立つ．上半身と下半身の質量と重心位置は，身体各部の座標値と質量比と重心位置に関するデータから算出する．

2. 静止立位姿勢

アライメント（alignment；配列）

静止立位姿勢の理想的なアライメントは，直立姿勢を保持するために各関節への重力の影響（トルク）が少ないアライメントであり，重心線は各関節の近くを通るように位置している．立位姿勢を側面からみて，①乳様突起，②肩峰，③大転子，④膝関節中心のやや前方，⑤外果の前方が鉛直線上にあり，さらに背面からみたとき，①後頭隆起，②椎骨棘突起，③殿裂，④両膝関節内側の中点，⑤両内果間の中点が鉛直線上にあるときが，理想的なアライメントであるといわれている（**図8**）．

3. 姿勢の安定性

支持基底面（base of support）

互いの力がつり合っているとき，物体の位置や向きは変化しない．身体の重力と床からの反力がつり合う静止状態にあるとき，立位姿勢は安定している．外力を加え平衡状態を保てなくなると，安定性が失われる．外力に対して平衡状態を保てるかどうかは，重心の高さ，支持基底面の広さ，質量，摩擦などの力学的な要因だけでなく，身体的，心理的な要因によっても変化する．

立位姿勢における支持基底面は，両足底およびそのあいだで囲まれた面積となる．支持基底面が同じであれば，膝を曲げた姿勢のほうが立位姿勢より重心が低くなり，外力に対して倒れにくくなる．重心の位置が同じであれば，台に手をつくだけで支持基底面は広がり，安定性を高めることができる．安定性が失われるとき，重心線の位置は支持基底面内から外れ，同じ姿勢を保つことができなくなる（**図9**）．

4. 身体重心の視覚的評価

身体重心の推定方法として，上半身重心と下半身重心の観察点の中点を身体重心とする視覚的な評価方法がある．上半身重心は肩峰と大転子を結ぶ線上の第7～9胸椎（T7～T9），下半身重心は大転子と大腿骨外側上顆を結ぶ線上の大腿の1/2と上1/3とのあいだが観察点であり，その中点を身体重心とする（**図10**）．この方法によって推定された身体重心は，三次元動作解析装置から推定された身体重心と近似する．上肢の位置によっては誤差を生じやすくなるが，簡便に推定できる利点がある．

MEMO
三次元動作解析装置は，2台以上のカメラを使用して，体表面に取り付けたマーカの三次元空間座標を計測し，関節中心の位置や体節の動き，身体重心の位置などの計算ができる．

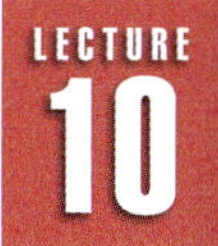

■引用文献

1）Palmer CE. Studies of the center of gravity in human body. *Child Development* 1944；15：99-163.

■参考文献

1）中村隆一ほか．基礎運動学，第6版．東京：医歯薬出版；2003．pp331-338.
2）中村隆一ほか（編）．運動学実習，第3版．東京：医歯薬出版；2004．pp91-100.
3）久保祐子ほか．姿勢・動作分析における身体重心点の視覚的評価の検討．理学療法学 2006；33（3）：112-117.
4）松井秀治．運動と身体の重心－各種姿勢の重心位置に関する研究－．東京：杏林書院　体育の科学社；1958．pp21-42.

実習

実習課題 1. 身体重心の計測（直接法と間接法）

1）実習目的

体重を測定し，直接法と間接法を用いて，身体重心の計測方法を理解する．

2）対象

被検者 4～6 人（男女各 2～3 人），検査者 1 人，記録者 1 人．

3）使用機材

板（畳くらいの大きさ），体重計，楔状の支持部，メジャー，水準器．

4）実習手順

（1）直接法

①体重計を用いて被検者の体重 W を測定する．

②板の両端を楔状の支持部で支え，その一端には体重計を置く．水準器を板の上に置き水平を確認する（**図 1**）．

③体重計の目盛りを「0」に合わせる．

④被検者は板の上に背臥位となる．

⑤身長を測定する．

⑥楔状の支持部の頂点に，足底が位置するようにする．

⑦足底から体重計までの距離 L を測定する．

⑧体重計の数値 Wa を読み取り記録する．

⑨体重計までの距離 L，体重 W，体重計の数値 Wa から重心高 L_g を計測する．

$$L_g = \frac{Wa \times L}{W}$$

（2）間接法

①身体を頭頸部・体幹，両上肢，両下肢の 3 つに分けた質量比と重心位置（**表 1**）をもとに重心高 X_g を計測する（**図 2**）．

②被検者は台の上に背臥位となる．

③身長 X_H（足底から頭頂までの長さ）を測定する．

④足底から第 3 中手骨頭までの距離 X_1 と肩峰までの距離 X_3 を測定し，上肢長（$X_3 - X_1$）を算出する．

⑤足底から大転子までの距離 X_2（下肢長）を測定する．

⑥頭頸部・体幹長（$X_H - X_2$）を算出する．

⑦上肢長（$X_3 - X_1$）と両上肢の質量中心比の積に X_1 を加え，両上肢の重心位置 X_{gU} を算出する．

⑧下肢長 X_2 と両下肢の質量中心比の積から両下肢の重心位置 X_{gL}（足底からの距離）を算出する．

気をつけよう!
板がたわむ場合は，板の下に角材などを置いて水平が保てるようにする．

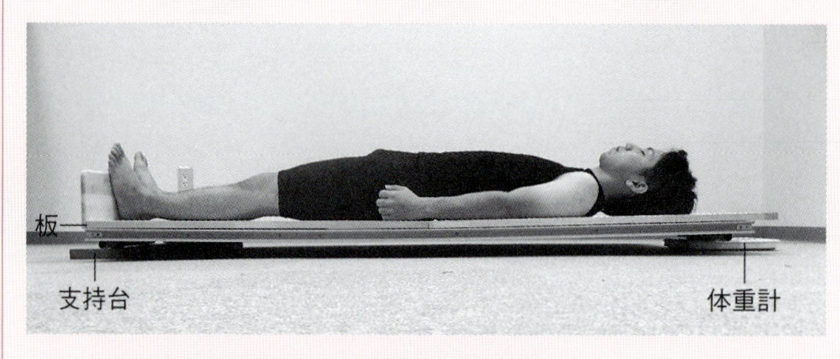

図 1　重心測定板を用いた身体重心の計測

LECTURE 10

表 1 身体の質量比と重心位置

部分	質量比		重心位置	
	男性	女性	男性	女性
頭頸部・体幹	0.56	0.55	0.63 (0.37)	0.64 (0.36)
上肢（両側）	0.10	0.09	0.46 (0.54)	0.44 (0.56)
下肢（両側）	0.34	0.36	0.42 (0.58)	0.39 (0.61)

質量比は身体質量に対する比，重心位置は部分長に対する頭側（足底側）からの比．質量比と重心位置は松井らの身体部分係数より引用[1]．

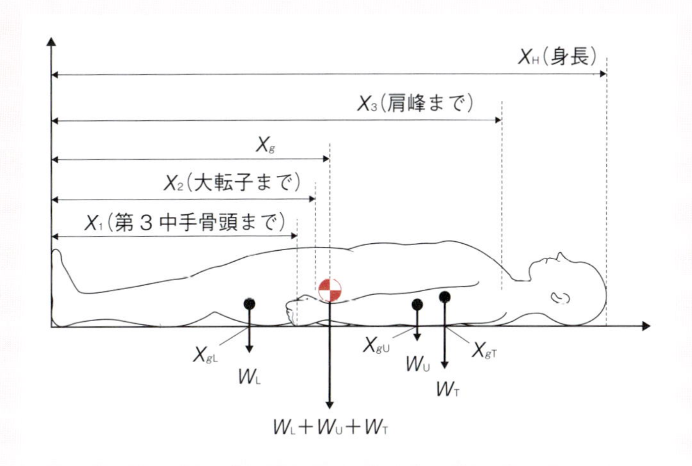

図 2 頭頸部・体幹，上肢，下肢の区分からみた身体重心（間接法）

⑨頭頸部・体幹長（X_H-X_2）とその質量中心比の積に X_2 を加え，頭頸部・体幹の重心位置 X_{gT} を算出する．

⑩各部の質量（W_U：両上肢，W_L：両下肢，W_T：頭部・体幹）と重心の位置の積を加えた値を体重で割って，重心高 X_g を算出する．

$$X_g=\frac{W_U \times X_{gU} + W_L \times X_{gL} + W_T \times X_{gT}}{W_U + W_L + W_T}$$

5）考察

①直接法で求めた重心高（身長に対する割合）は，性別による違いがあったかどうかを示し，その理由を考察する．

②直接法と間接法で求めた重心高は，同じであったかどうかを示し，その理由を考察する．

MEMO
身体部分の質量比や重心位置の測定法には，屍体標本を用いた直接法，生体標本を用いた間接法，数学モデルによる方法がある．表 1 は数学モデルにより算出されたものであり，生体計測値と身体部分のモデル化により，質量比や重心位置を推定している．

実習課題 2．安静立位姿勢のアライメント評価

1）実習目的

鉛直線を基準とした立位姿勢の評価を行い，理想的な立位姿勢アライメントを理解する．

2）対象

異なる体型の被検者 2〜3 人，検査者 2 人，記録者 1 人．

3）使用機材

下げ振り（円錐重り，たこ糸），メジャー．

4）実習手順

⓪被検者は T シャツとショートパンツを着用する．

（1）背面のアライメント（図 3a）

①アライメント評価の指標である後頭隆起，椎骨棘突起，殿裂にビニールテープなどで目印を貼り付ける．

②被検者は壁に向かって立位姿勢を保持する．

③円錐重りを結んだたこ糸（重り糸）の示す鉛直線を使って，立位姿勢アライメントを評価する．検査者は重り糸を被検者の後頭隆起に合わせる．

④別の検査者は，被検者から数 m 離れた位置で，重り糸と指標が一致しているかどうかを片目で確認する．左右にずれている場合は，その方向と距離を記録する．

⑤円錐重りの先端の位置が左右の足部の中心からずれている場合，その方向と距離を記録する（**表 2**）．

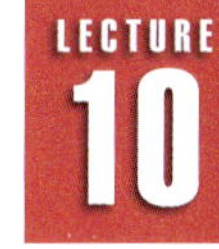

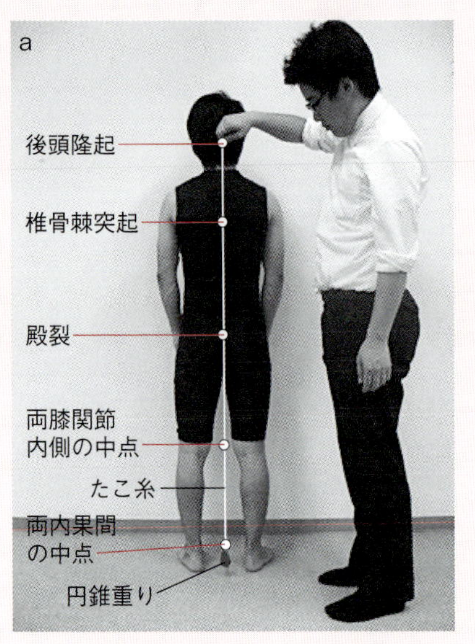

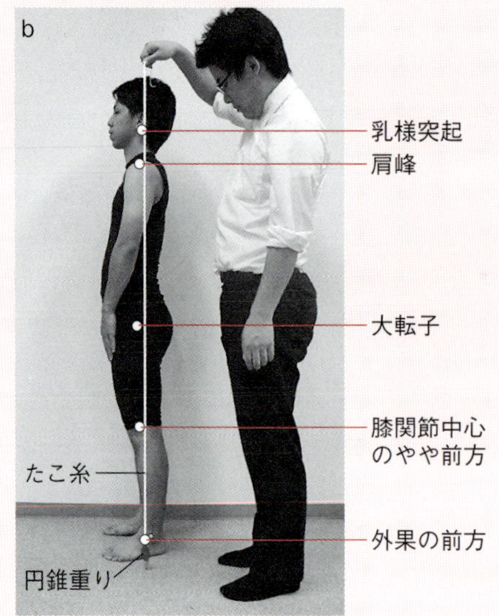

図3　鉛直線を基準とした安静立位姿勢の評価
a：背面のアライメント　b：側面のアライメント

表2　背面のアライメント

	右（cm）	一致	左（cm）
椎骨棘突起			
殿裂			
両膝関節内側の中点			
両内果間の中点			

表3　側面のアライメント

	右（cm）	一致	左（cm）
肩峰			
大転子			
膝関節中心のやや前方			
外果の前方			

(2) 側面のアライメント（図3b）

①アライメント評価の指標である乳様突起，肩峰，大転子，膝関節中心のやや前方，外果の前方にビニールテープなどで目印を貼り付ける．

②被検者は右（左）側を壁に向け立位姿勢を保持する．

③重り糸を使って，立位姿勢アライメントを評価する．検査者は重り糸を被検者の右（左）側の乳様突起に合わせる．

④別の検査者が，被検者から数m離れた位置で，重り糸と指標が一致しているかどうかを片目で確認する．前後にずれている場合は，その方向と距離を記録する（表3）．

⑤円錐重りの先端までの距離を踵後面から記録する．

5）考察

①アライメントの評価指標と鉛直線のずれが大きい指標を示し，円錐重りの位置との関係からその理由を考察する．

②体型によって指標の位置に違いがあったかを示し，その理由を考察する．

実習課題3. 身体重心位置と支持基底面の関係（直立位からの体幹前傾姿勢）

1）実習目的

異なる条件での姿勢変化を観察し，身体重心位置と支持基底面の関係を理解する．

2）対象

被検者2～3人，検査者1人（デジタルカメラ操作）．

3）使用機材

デジタルカメラ，三脚，プリンタ．

気をつけよう!
デジタルカメラが水平であることを確認し，被検者が画面中央に写るように調節する．レンズの歪みにより画面周辺部では誤差が生じる．

LECTURE 10

4）実習手順

壁を背にした場合としない場合における前屈姿勢を，身体重心位置と支持基底面の関係から評価する．

⓪被検者はTシャツとショートパンツを着用する

①被験者は，一側を壁に向け立位姿勢を保持する．

②側面からみた上半身の重心位置（肩峰と大転子を結ぶ線上の第7～9胸椎）と下半身の重心位置（大転子から大腿骨外側上顆を結んだ線上の大腿を1/2と上1/3に分けたあいだ）にビニールテープなどで目印を貼付する．

③デジタルカメラを三脚に固定し水平にする．

④壁を背にしない状態（条件A）で前屈姿勢をとり，側面からデジタルカメラで撮影する（**図4a**）．

⑤壁を背にした状態（条件B）で可能な範囲まで前屈姿勢をとり，側面からデジタルカメラで撮影する．膝は伸展させたまま，殿部が壁から離れないようにする（**図4b**）．

⑥上記のA，Bという2条件で撮影した画像を印刷し，上半身の重心位置と下半身の重心位置の中点を描き，その点を通る鉛直線を足部まで引く．

5）考察

壁を背にした場合としない場合の重心線と足底との関係を示し，その違いを考察する．

MEMO

上半身の重心位置は，肩甲骨下角の位置を参考に決めるとよい．肩甲骨下角は第7胸椎棘突起の高さに位置する．

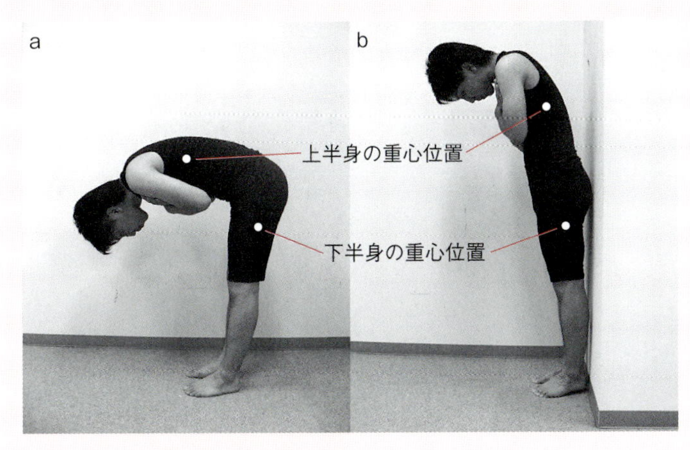

図4 直立位からの体幹前傾姿勢
a：壁を背にしない場合 b：壁を背にした場合

■引用文献

1） 松井秀治．生体計測値による人体の質量と重心の算出．運動と身体の重心－各種姿勢の重心位置に関する研究－．東京：杏林書院；1958．pp21-42.

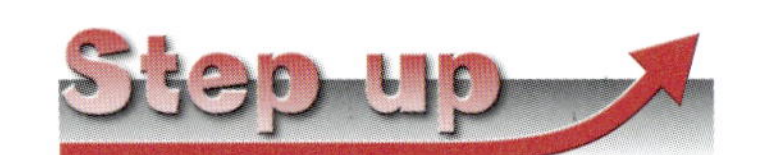

身体各部の質量比と重心位置

間接法では，身体重心の推定に身体部分係数（質量比，重心位置）が利用される（**表1**，松井の身体部分係数[1]）．身体各部は主に頭頸部，体幹，上腕，前腕，手，大腿，下腿，足に分けられる（**図1**）．身体部分係数は，性別，人種，年齢によって異なるため，幼少年，成人，高齢者，アスリートなど特性を反映した係数が示されている．しかし，最終的には個人により身体部分係数は異なるため，身体重心を正確に測定することはできない．誤差を少なくするために，対象にあった身体部分係数が適用される．

直接法では，身体重心を正確に求めることができるため，間接法の精度の確認にも利用されている．だが，直接法は運動中の重心位置を求めることができないため，さまざまな身体運動における重心の計測には，間接法が用いられる．三次元動作解析装置では，身体に貼付した反射マーカの座標値と，身体各部の質量比や重心位置などの係数から，運動時の身体各部の重心を算出し，推定された身体重心の推移を計測する．

表1　身体各部の質量比と重心位置

	質量比		重心位置	
	男性	女性	男性	女性
頭頸部	0.078	0.062	0.46	0.45
体幹	0.479	0.487	0.52	0.52
上腕	0.053	0.051	0.46	0.46
前腕	0.030	0.026	0.41	0.42
手	0.018	0.012	0.50	0.50
大腿	0.200	0.223	0.42	0.42
下腿	0.107	0.107	0.41	0.42
足	0.038	0.030	0.50	0.50

質量比は身体質量に対する比．四肢は左右を含む．重心位置は頭頸部は頭頂から胸骨上縁までの距離，体幹と四肢は中枢端から重心までの距離の長軸長に対する比

（松井秀治．運動と身体の重心－各種姿勢の重心位置に関する研究－．杏林書院；1958．pp21-42[1]）

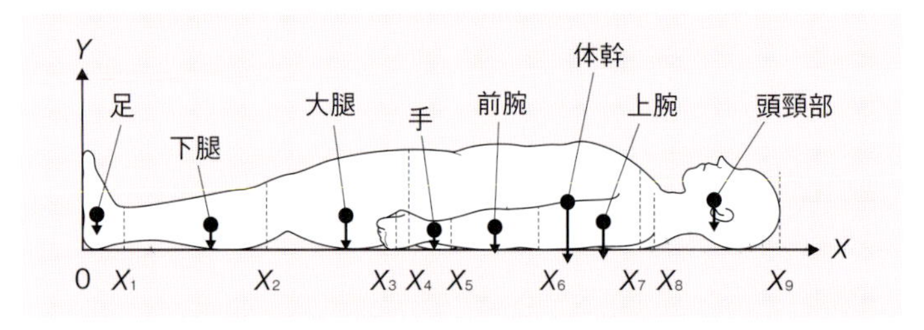

図1　8つの身体部分による重心高の測定（間接法）

8つの身体部分は関節によって分けられる．X_1 は外果，X_2 は膝関節裂隙，X_3 は第3中手骨頭，X_4 は大転子，X_5 は橈骨茎状突起，X_6 は外側上顆，X_7 は胸骨上縁，X_8 は肩峰，X_9 は頭頂である

■引用文献

1）松井秀治．生体計測値による人体の質量と重心の算出．運動と身体の重心－各種姿勢の重心位置に関する研究－．東京：杏林書院；1958．pp21-42.

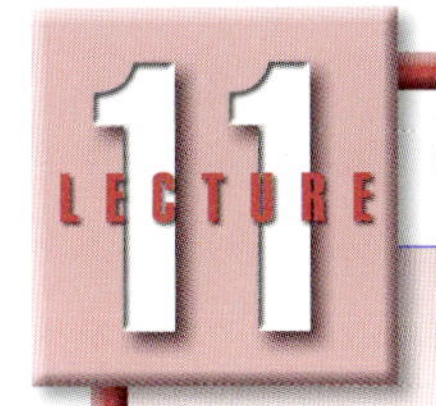

姿勢（2）

姿勢制御

到達目標

・重心動揺計のしくみと測定項目について理解する．
・静止立位姿勢の重心動揺とそれを規定する要因について理解する．
・静止立位姿勢における立ち直り・バランス反応を理解する．

この講義を理解するために

この講義では，静止立位姿勢を保つためにどのような姿勢制御が行われているかを学習します．感覚情報に基づいた適切な姿勢制御によって静止立位姿勢を保つとき，それは身体動揺の少なさとして観察され，重心動揺計を使うことで定量的に評価することができます．最初に重心動揺計のしくみや測定項目について学習します．つぎに，静止立位姿勢における感覚情報の役割について学習します．最後は，静止立位姿勢において外乱を加えたときの立ち直り・バランス反応について学習します．

姿勢制御を学ぶにあたり，以下の項目をあらかじめ学習しておきましょう．

□ 重心について復習しておく．
□ 感覚器について復習しておく．

講義を終えて確認すること

□ 重心動揺計のしくみと測定項目について理解できた．
□ 静止立位時の重心動揺とそれを規定する要因について理解できた．
□ 静止立位姿勢における立ち直り・バランス反応を理解できた．

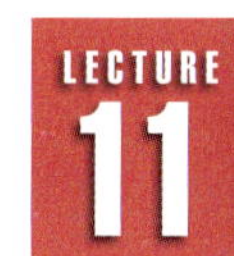

講義

1. 立位姿勢の制御

立位姿勢制御には，柔軟性，瞬発性，持久力など多くの機能が関与するが，安定した環境で立位姿勢を保持するうえでは，平衡機能の果たす役割が大きい．立位姿勢において平衡状態にあるとき，身体重心の重力と床からの反力（床反力）の大きさと作用線は一致する．しかし，絶え間なく動いている身体を静止させることは困難であり，身体重心を一定の位置に保つために床反力は絶えず変化している（**図 1**）．

MEMO
床反力は身体を支える力であり，その作用点は床と身体の接触面にはたらく力の中心点である．

静止立位において，左右それぞれの足底面にはたらく床反力を考えると，左右を合成した床反力が身体を支える力であり，その作用線は身体重心を通るように作用する．床反力作用線が床面を貫く点が床反力作用点であり，足圧中心とも呼ばれる．

床反力作用点（center of pressure：COP，足圧中心とも呼ばれる）

2. 重心動揺計と検査項目

MEMO
平衡機能検査は，平衡障害の発見とその病巣を探るために行われるさまざまな検査であり，重心動揺検査は，静的な体平衡検査に位置づけられている．

重心動揺の定量的な計測が可能な機器として，平衡機能検査に利用されている重心動揺計は，センサ，測定板，増幅器，コンピュータからなり，測定板に取り付けられた複数の荷重センサ（抵抗線ひずみ計）のつり合いから足圧中心を求める（**図 2**）．重心動揺計では，重心動揺を直接計測しているわけではないが，足圧中心は重心動揺を反映することから，その指標として用いられている．そして，一定時間の足圧中心の連続的な位置変化が，移動軌跡として記録される（**図 3**）．標準的な検査項目として，軌跡長，動揺面積，動揺中心，ロンベルグ率がある．

ロンベルグ（Romberg）率

MEMO
1 枚の測定板を使い重心動揺を測定するのが一般的であるが，2 枚の測定板を使った重心動揺計では，左右の下肢荷重量が計測できる．

1）軌跡長

軌跡長には，総軌跡長，単位軌跡長，単位面積軌跡長がある．総軌跡長は，一定時間内に足圧中心が移動した距離である．測定時間が異なる場合は，単位時間あたりの軌跡長を平均した単位軌跡長を求めることで比較が可能となる．また，総軌跡長を動揺面積で割った単位面積軌跡長は，姿勢制御の微細さを示す指標として用いられている．

2）動揺面積

動揺面積には，矩形面積，外周面積，実効値面積がある（**図 4**）．矩形面積は，前後方向および左右方向の最大動揺振幅を掛け合わせた面積であり，足圧中心の軌跡から簡単に求めることができる．外周面積は，足圧中心の軌跡の外周を囲んだ面積であり，動揺面積の指標として実際的に利用されている．実効値は，計測した個々のデータの前後左右方向

MEMO
実効値は，時間的に変化するデータの平均的な大きさを表し，二乗平均平方根（root mean square：RMS）とも呼ばれる（Lecture 9 参照）．

図 1　静止立位における重心，床反力，足圧中心の軌跡
重心の位置を保つように床反力作用点（足圧中心）は変化する．

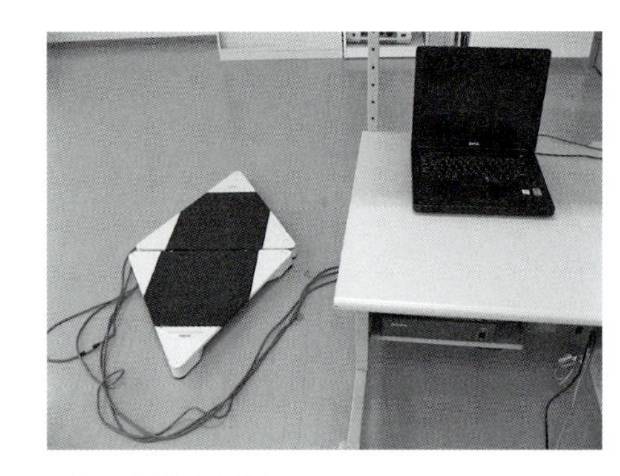

図 2　重心動揺計
2 枚の測定板を用いると，左右の下肢荷重量の計測ができる．

足圧中心
の軌跡
最大動揺振幅

図３ 足圧中心の軌跡

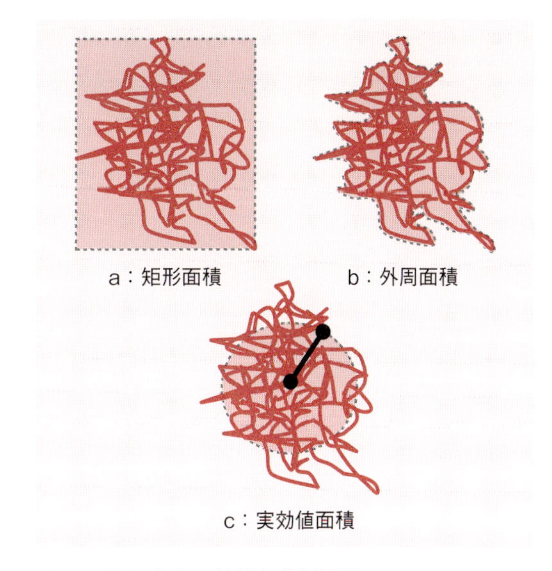

図４ 足圧中心の軌跡と動揺面積

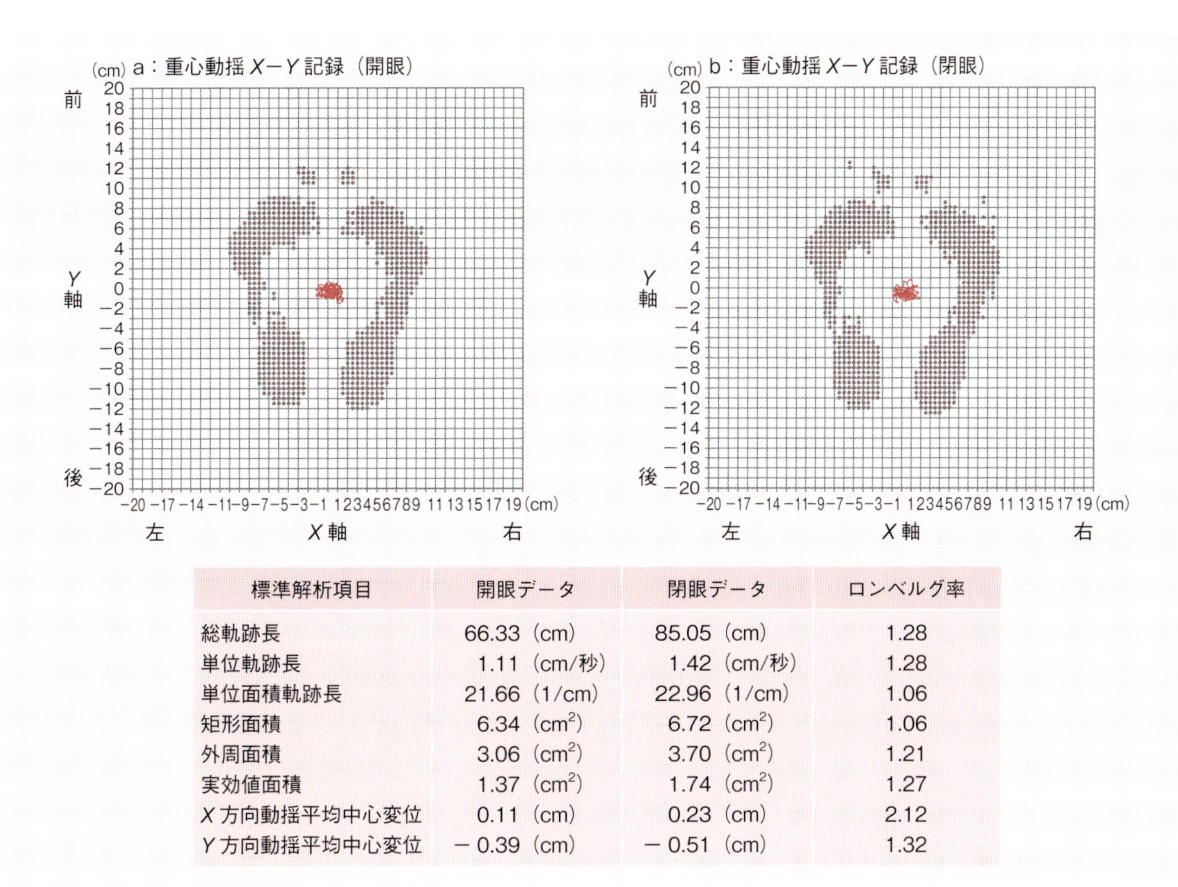

標準解析項目	開眼データ	閉眼データ	ロンベルグ率
総軌跡長	66.33（cm）	85.05（cm）	1.28
単位軌跡長	1.11（cm/秒）	1.42（cm/秒）	1.28
単位面積軌跡長	21.66（1/cm）	22.96（1/cm）	1.06
矩形面積	6.34（cm^2）	6.72（cm^2）	1.06
外周面積	3.06（cm^2）	3.70（cm^2）	1.21
実効値面積	1.37（cm^2）	1.74（cm^2）	1.27
X 方向動揺平均中心変位	0.11（cm）	0.23（cm）	2.12
Y 方向動揺平均中心変位	－0.39（cm）	－0.51（cm）	1.32

図５ 重心動揺の計測結果例（開眼と閉眼）

において振幅と平均値の差を２乗し，各方向の値の和との積をデータ数で割った値の平方根である．得られる値は振幅であり，この振幅を半径とした円の面積が実効値面積となる．外周面積に比べ，密度が考慮されている点で優れている．

3）動揺中心

動揺中心は，前後動揺と左右動揺の中心点が交わる点である．前後および左右方向の最大動揺振幅の中心となる（**図3**）．動揺中心は，測定板（プレート）の中心（基準点）からの距離を表すことで，左右方向への偏位（動揺平均中心変位，**図5**）が判断できる．

4）ロンベルグ率

重心動揺を開眼と閉眼の2条件で測定したとき，開眼に対する閉眼の割合として測定値のロンベルグ率を求めることができる．一般に閉眼すると重心動揺が増大するので，ロンベルグ率は1.0よりも大きくなる（**図5**）．

3. 静止立位時の重心動揺に影響する因子

静止立位時の重心動揺は，計測環境，足位，姿勢，視点，計測時間など，検査方法に関するさまざまな因子による影響を受ける．再現性のある結果を得るためには，これらについて決められた手順で行う必要がある．一般には，静かな環境にて靴を脱いで両足を接して直立させる，両上肢は体側に接し眼の高さに設定された視点を注視させる，記録は立位開始10秒後から行う，など決まった手順で行われる．

視覚や聴覚の刺激，頭部の動きは外乱刺激となり，動揺を増大させるが，開脚した足位で行えば動揺は減少する．計測の開始直後から記録すれば，初期応答としての大きな動揺を含むことになる．このように手順や環境の違いによって，重心動揺の結果は容易に変化することになる．

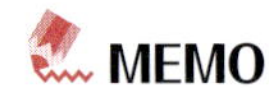

MEMO
閉眼立位では，視覚情報が遮断されるため，前庭および体性感覚が重要となる．柔らかい支持面での閉眼立位は，体性感覚情報も攪乱されるため，前庭情報が重要となる．

加えて，立位姿勢制御には，視覚，前庭，体性感覚が寄与しているため，感覚条件を変えることで重心動揺は変化する．特に視覚から得られる情報はとても大きく，その依存度が強いほどロンベルグ率は高くなる．感覚条件を変えて重心動揺を計測し，それぞれの感覚の依存度を示すことで，感覚障害の可能性や特徴を把握することができる．前庭に対しては平衡感覚を混乱させる視覚情報，体性感覚に対しては柔らかい支持面を使った条件での計測が行われる．

4. 立ち直り反応・バランス反応

立ち直り反応とは，直立姿勢と異なる姿勢であるとき，直立姿勢に戻すように反応する動きをいう．立ち直り反応には，①頸部から起こり体幹に作用する立ち直り反応，②迷路から起こり頭部に作用する立ち直り反応，③体幹から起こり頭部・体幹に作用する立ち直り反応，④眼から起こり頭部に作用する立ち直り反応，がある．

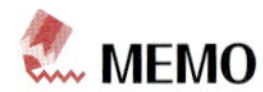

MEMO
パラシュート反応は，落下や転倒の際に四肢を使って身体を保護する反応である．ステッピング反応は，立位姿勢で外乱が加えられたときに下肢を使って身体を保護する反応である．

足関節戦略（ankle strategy）
股関節戦略（hip strategy）
踏み出し戦略（stepping strategy）

バランス反応とは，直立姿勢において重心が支持基底面から外れそうになるとき，それに逆らうような身体の動きをいい，平衡反応とも呼ばれる．バランス反応には，①身体を固定させようとする防衛反応，②身体重心を支持基底面に戻そうとする傾斜反応，③支持基底面に身体重心を保持できなくて反応するパラシュート反応，ステッピング反応がある．運動戦略からみると，足関節を中心とした姿勢応答である足関節戦略，股関節を中心とした姿勢応答である股関節戦略，片足を踏み出すことによる踏み出し戦略は，それぞれ前述した反応に対応した見方ができる．

■**引用文献**

1）内山　靖ほか（編）．計測法入門～計り方，計る意味．東京：協同医書出版社；2001．p156.

■**参考文献**

1）内山　靖ほか（編）．計測法入門～計り方，計る意味．東京：協同医書出版社；2001．pp145-160.
2）中村隆一ほか．基礎運動学，第6版．東京：医歯薬出版；2003．pp347-355.
3）渡辺行雄ほか．平衡機能検査法基準化のための資料　2006年平衡機能検査法診断基準化委員会答申書，及び英文項目．*Equilibrium Res* 2006；65（6）：468-503.
4）鎌倉矩子ほか．PT・OT学生のための運動学実習－生体力学から動作学まで－．東京：三輪書店；1994．pp105-120.
5）時田　喬．重心動揺検査－その実際と解釈－．東京：アニマ；2006．pp10-13.

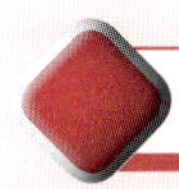

実習

実習課題 1. 感覚入力の違いによる立位時重心動揺の影響

1）実習目的

視覚遮断や柔らかい支持面を使った立位での重心動揺を計測し，立位姿勢制御における感覚情報の役割を理解する．

2）対象

被検者 2～3 人，検査者 2 人（コンピュータ操作 1 人，計測条件の調整 1 人）．

3）使用機材

重心動揺計，柔らかいマット（フォームラバー：40cm × 40cm × 5cm 程度のもの），視標（一辺または直径が 2～5cm の四角または円形のもの）．

4）実習手順

静止立位時の重心動揺を，開眼と閉眼，柔らかいマット上での開眼と閉眼の 4 条件で計測する．重心動揺の検査方法は，日本めまい平衡医学会の検査手引き[1]に準じて，以下の手順で行う．なお，計測は静かで明るさが均一な部屋で行い，聴覚や視覚刺激による影響が生じないようにする．

①被検者は裸足となり，検査台の足底の中心が基準点に一致するようにする．

②両足内側を接した足位をとり，両上肢を体側に接して，自然に直立した姿勢をとる．素足で検査するが，薄い靴下であればそのままでもよい（**図 1**）．

③開眼では，眼の高さに設定した 1～3m 前方にある視標（壁に貼り付ける）を注視する（**図 1a**）．

④計測を開始してから 10 秒後に記録を始める．記録時間は 60 秒とする．

⑤休憩を取ったのち，閉眼にて①～④を行う．閉眼では視標を注視することができないので，視標をイメージしながら頭をまっすぐ保つ．

⑥次に，柔らかいマットを検査台の上において，②～⑤を行う．

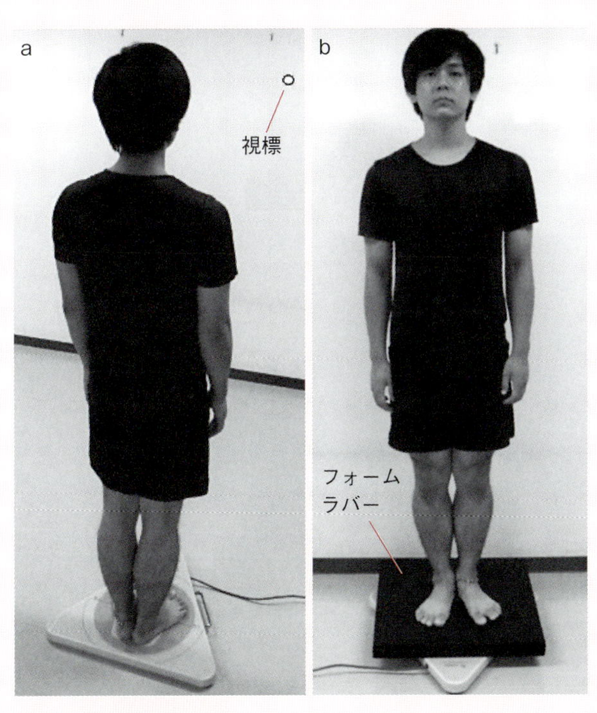

図 1 重心動揺の計測
閉足位で視標を注視させ，両腕は体側に接した直立位をとらせる（a）．フォームラバー上の立位が安定しないときは，つま先を 30° 開いた足位で測定を行う（b）．

気をつけよう!
計測時は，被検者の周囲を移動したり，会話したり物音を立てたりしないようにする．

MEMO
直立後 10 秒間は不安定な動揺が多くなるので，10～15 秒後から記録を始める．

試してみよう
柔らかいマット状の立位が安定しないときは，つま先を 30° 開いた足位で実施してみるとよい（図 1b）．

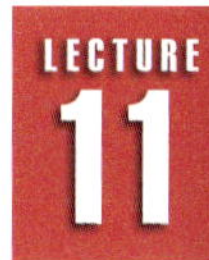

表 1　年齢別にみた重心動揺の平均値

年齢	男性（n = 1,013）				女性（n = 1,188）			
	矩形面積		総軌跡長		矩形面積		総軌跡長	
	開眼	閉眼	開眼	閉眼	開眼	閉眼	開眼	閉眼
0〜4.9	21.21	31.38	150.00	228.61	16.99	22.92	127.92	175.18
5〜9.9	16.11	26.66	120.95	179.71	13.27	19.61	112.83	158.69
10〜14.9	10.76	16.62	95.52	126.60	9.72	13.55	88.91	118.83
15〜19.9	10.51	13.70	84.79	115.59	7.27	10.14	72.13	95.74
20〜24.9	6.26	8.31	71.02	97.06	6.47	8.64	67.47	89.25
25〜29.9	6.80	10.80	78.70	112.70	6.46	8.19	67.65	91.39
30〜34.9	6.78	8.97	74.01	109.98	5.18	7.37	64.24	84.38
35〜39.9	6.38	9.44	77.13	108.43	5.87	7.56	69.48	97.67
40〜44.9	7.93	12.41	82.86	125.25	5.84	7.05	63.78	88.01
45〜49.9	7.42	12.19	80.65	139.99	6.38	8.50	70.20	104.56
50〜54.9	7.86	11.53	86.32	131.73	7.35	9.54	74.03	102.47
55〜59.9	6.56	9.63	98.25	144.52	7.77	10.28	78.93	109.02
60〜64.9	9.46	13.41	102.32	148.61	8.67	11.31	83.29	118.61
65〜69.9	10.99	15.16	109.85	162.14	9.23	12.32	87.98	124.02
70〜74.9	11.65	19.54	116.36	202.65	11.96	14.75	101.26	128.90
75〜79.9	11.50	17.65	113.01	150.79	11.53	15.58	105.93	134.46
80〜84.9	11.29	14.88	132.34	194.84	10.60	13.15	112.97	133.25
85〜89.9	14.81	18.45	132.93	201.01	11.64	16.79	137.52	166.11

測定条件：60 秒間・閉足位，単位：矩形面積（cm^2），総軌跡長（cm）．

（内山　靖ほか．計測法入門．協同医書出版社；2001．p156[2]）

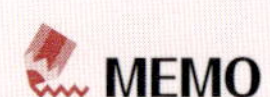

MEMO

重心動揺検査の検査台の上にフォームラバーを敷いて行う静的な身体平衡検査は，ラバー負荷検査と呼ばれ，末梢前庭障害の有無の判定に活用されている．

LECTURE 11

5）考察

①動揺面積，総軌跡長の結果を**表 1** と比較し，年齢に応じた結果であったか考察する．

②動揺面積，総軌跡長におけるロンベルグ率（閉眼/開眼）を求め，**表 1** と比較し，視覚遮断の影響を考察する．

③動揺面積，総軌跡長における検査台（安定した支持面）に対する柔らかいマット（不安定な支持面）の比率（マットあり/マットなし）を求め，体性感覚への影響を考察する．

④検査台と柔らかいマット上での動揺面積，総軌跡長のロンベルグ率を比較し，感覚系との関連について考察する．

実習課題 2．立位で外乱を加えた際の立ち直り・バランス反応の観察

1）実習目的

立位で異なる方向から外乱刺激を加えたときの姿勢や身体の動きを観察し，種々の立ち直り・バランス反応を理解する．

2）対象

被検者数人，検査者 2 人（ビデオカメラ操作 1 人，外乱操作 1 人）．

3）使用機材

ビデオカメラ．

弱い → 強い
抵抗

図２ 後方への抵抗に対する立ち直り反応

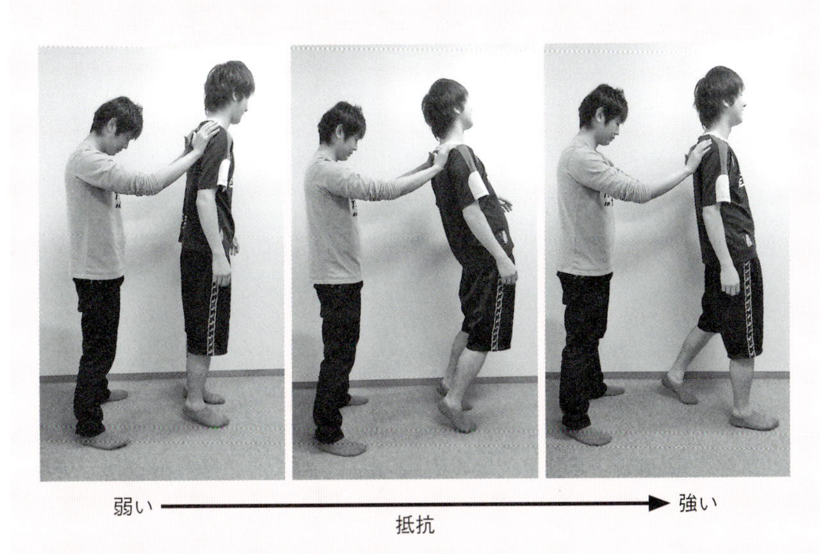

図３ 前方への抵抗に対する立ち直り反応

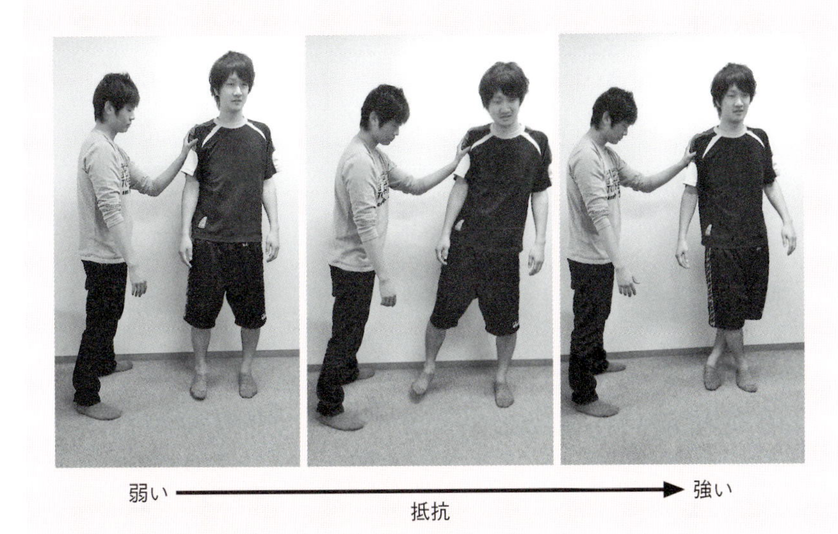

図４ 側方への抵抗に対する立ち直り反応

ここがポイント!
立ち直り反応が観察しにくい場合は，抵抗をゆっくりと加え，数回繰り返すとよい．

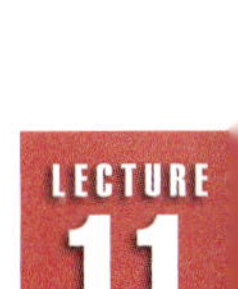

4）実習手順

（1）矢状面での立ち直り・バランス反応

肩の前方および後方から抵抗を加えたときの，姿勢や身体の動きを観察する．

①被検者の側面から矢状面の動きが観察できるように，ビデオカメラを設置する．

②被検者には自然な立位姿勢をとり，身体を動かさずにそのままの姿勢を保つように伝える．

③検査者は前方に立ち，両肩前方から弱い抵抗を加えたときの身体各部（頭部，体幹，上肢，下肢）の反応を観察する（**図2**）．

④同じ抵抗を数回繰り返し，同じ反応であるかを確認し，記述する．

⑤検査者はその場に踏みとどまれる程度まで抵抗を徐々に強めながら，②～④を行う．

⑥検査者はさらに強い抵抗を加え，②～④を行う．

⑦検査者は後方に立ち両肩後方からの抵抗に変え，②～⑥を行う（**図3**）．

⑧下肢の反応が観察しにくいときは，骨盤に抵抗を加えて行う．

⑨撮影したビデオ映像をみながら記述内容を確認する．

(2) 前額面での立ち直り・バランス反応

肩の側方から抵抗を加えたときの，姿勢や身体の動きを観察する．

①被検者の前面から前額面の動きが観察できるように，ビデオカメラを設置する．

②被検者は両足を肩幅程度に開いて自然な立位姿勢をとり，そのままの姿勢を保つように伝える．

③検査者は側方に立ち，一側の肩から対側の肩に弱い抵抗を加えたときの身体各部（頭部，体幹，上肢，下肢）の反応を観察する（**図4**）．

④同じ抵抗を数回繰り返し，同じ反応であるかを確認し，記述する．

⑤検査者はその場に踏みとどまれる程度まで抵抗を徐々に強めながら，②～④を行う．

⑥検査者はさらに強い抵抗を加え，②～④を行う．

⑦検査者は反対側に立ち，反対側肩からの抵抗に変え，②～⑥を行う．

⑧下肢の反応が観察しにくいときは，骨盤に抵抗を加えて行う．

⑨撮影したビデオ映像をみながら記述内容を確認する．

5) 考察

①各方向の外乱に対して，身体各部にどのような反応が生じたかを整理し，その理由を神経生理学的に考察する．

②外乱によって生じた身体運動には，どのような筋群が必要となるか考察する．

③外乱によって生じた身体運動に個人差が生じた場合，その理由について考察する．

試してみよう

すばやい抵抗を加えたときの身体各部の反応を観察し，ゆっくりした抵抗との違いを比べてみよう．その際は，転倒しないよう安全に配慮する．

■引用文献

1) 渡辺行雄ほか．平衡機能検査法基準化のための資料　2006年平衡機能検査法診断基準化委員会答申書，及び英文項目．*Equilibrium Res* 2006；65（6）：468-503.

2) 内山　靖ほか（編）．計測法入門～計り方，計る意味．東京：協同医書出版社：2001．p156.

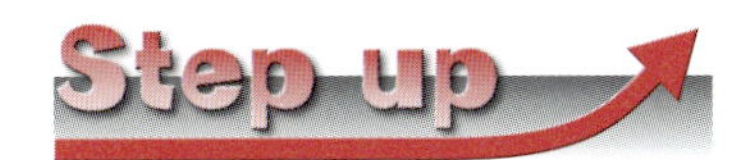

パワースペクトル・ベクトル・振幅確率密度分布分析

重心動揺計では，付加的な検査項目としてパワースペクトル，位置ベクトル，速度ベクトル，振幅確率密度分布がある．これらの項目から得られる周波数特性や重心動揺パターンを評価することで，病態の把握などに活用されている．

パワースペクトルは，足圧中心の軌跡を周波数の異なる波に分解し，どの周波数の波で構成されているかをパワー（振幅の2乗）として表す．0.02～10Hz の周波数範囲が分析され，健常者では 0.02Hz から 10Hz へとパワーが漸減する（図 1）．平衡機能に障害があると，特定の周波数成分が大きくなる．

位置ベクトルは，座標中心より位置ベクトルを求め，8 方向の区画の総和を求めたものである（図 2a）．速度ベクトルは，ある計測点から次の計測点へのベクトルを求め，8 方向の区画の総和を求めたものである（図 2b）．位置ベクトルは動揺の広がりを，速度ベクトルは動揺の方向を客観的にとらえることができる．一側の迷路障害では動揺方向（速度ベクトル）が左右，両側性の迷路障害では前後となる特徴がある．

振幅確率密度分布は，前後方向，左右方向におけるヒストグラムを表示し，その平均値と標準偏差から非対称度などを示すことができる（図 3）．

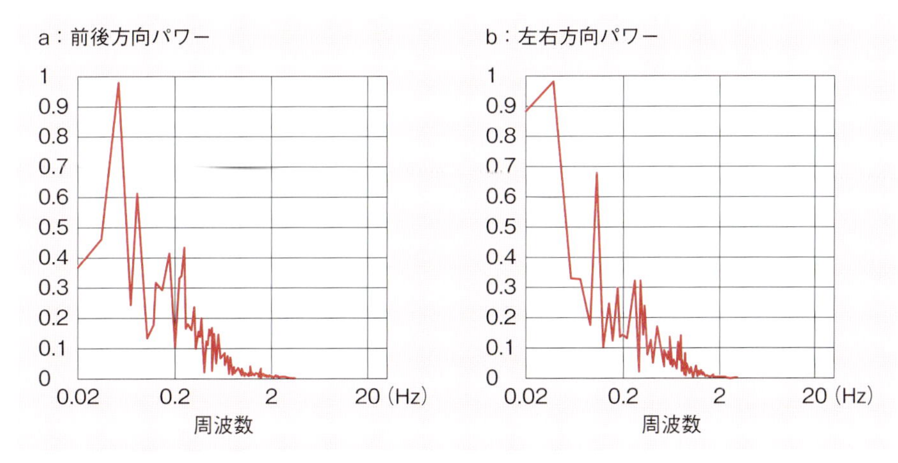

図 1　パワースペクトル
健常者では 0.02Hz から 10Hz へとパワーが漸減する．

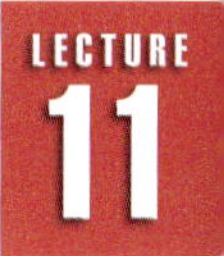

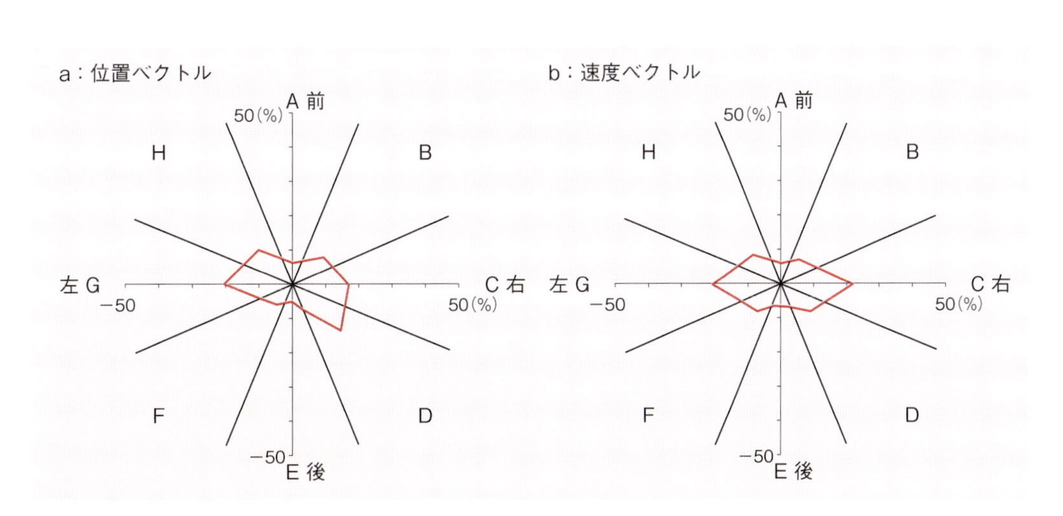

図 2　位置ベクトルと速度ベクトル
位置ベクトルは D，G が，速度ベクトルは C，G が大きく，重心動揺の広がりと方向は左右に大きいことがわかる．

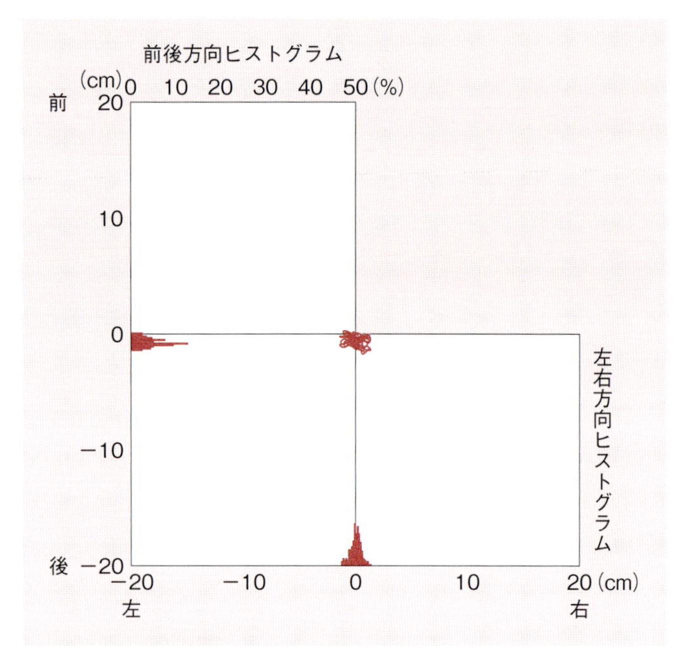

図３　振幅確率密度分布
対称的でばらつきも少ない求心型の重心動揺である．この検査では，分布のばらつき（標準偏差），非対称性（歪度），鋭さ（尖度）を分析し，それらの基準範囲から判定される．迷路障害では，閉眼検査にて，左右の非対称性，ばらつきが基準範囲を超える値を示しやすい．脊髄小脳変性症では，閉眼検査にて，前後左右へのばらつきが基準範囲を超える値を示しやすい．

■参考文献

1）内山　靖ほか（編）．計測法入門〜計り方，計る意味．東京：協同医書出版社；2001．pp145-160.
2）時田　喬．重心動揺検査−その実際と解釈−．東京：アニマ；2006．pp14-18.

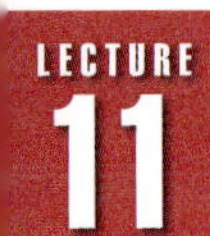

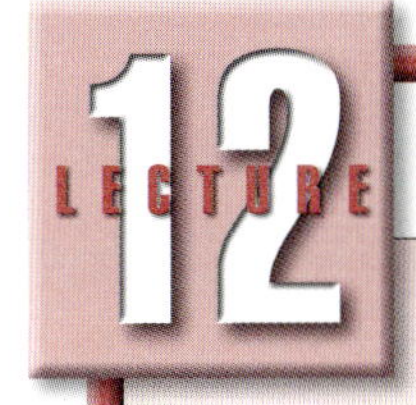

生体力学

到達目標

・ある時点の重心の求め方，動作時の重心の求め方について理解する．
・重心の加速度の算出方法，計測方法および床反力との関係を理解する．
・重力と重力加速度について理解する．

この講義を理解するために

この講義では，重心の位置を求める方法と，重心の加速度と床反力の関係を学びます．重心の位置を求めるためには重心の概念の知識が不可欠です．また，加速度の定義や求め方，力である床反力の定義などの項目をあらためて学習しておきましょう．

□ 重心とその求め方について学習しておく（Lecture 10）．
□ 重心の合成について学習しておく（Lecture 10）．
□ 変位・速度・加速度について学習しておく（『臨床運動学』Lecture 3 Step up）．
□ 力・床反力について学習しておく（『臨床運動学』Lecture 2）．

講義を終えて確認すること

□ 重心の求め方，重心の加速度の求め方について理解できた．
□ 重心と支持基底面の関係について理解し，考察できた．
□ 重心の加速度と床反力の関係について理解できた．

1．動作時における重心の求め方

MEMO
HAT
Head, Arms, and Trunk の頭文字をとったもので，頭頸部・両上肢・体幹を指す．

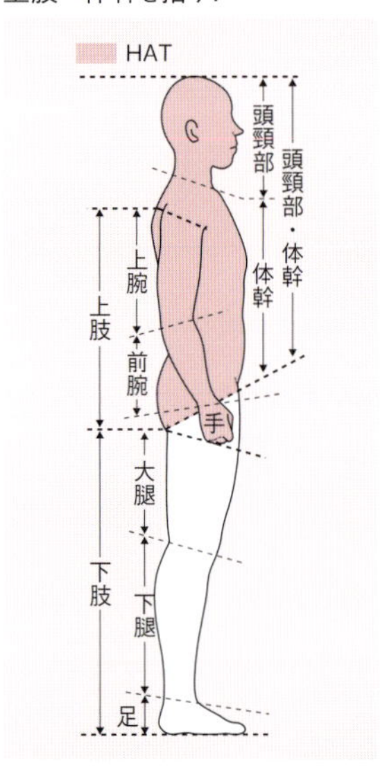

重心は重さの中心であり，回転する力が加わると重心を中心に回転する．身体の重心の求め方には直接法と間接法がある．静止背臥位姿勢では直接法で求められる（Lecture 10 参照）．動作では姿勢が刻々と変化をするため，間接法で求める．

1）身体の位置座標から重心を求める方法

三次元動作解析装置などで付属の計測モデルを用い，その計測モデルの通りにマーカを貼って計測すれば，関節中心や重心位置をソフトウェア（ソフト）で求めることが可能である．

ここでは，**表 1，2** を参照しながら重心を求める例を示す[1]．**表 1** に従い，体節の定義としてあげられている近位と遠位の位置にマーカを貼ってマーカ位置を計測し，矢状面，もしくは前額面でみた各体節の質量中心を求め，各体節の質量中心を合成して身体重心を求める．

体節を頭頸部・両上肢・体幹（HAT），左右の大腿，下腿，足部の 7 部位に分け，その体節の近位と遠位になる部位にマーカを貼る．つまり，両側の肩峰，大転子，大腿骨外側上顆，外果，第 5 中足骨骨頭の計 10 か所である（**図 1**）．

全身の重心を求めるときは各体節の質量中心を求めて，各体節の質量の割合（**表 2**）を用いて合成したものとなる．以下にその手順を示す（**図 2**）．

HAT の質量中心を求めるために，左右肩峰の中点および股の中点を求める．中点

表 1　各体節の質量中心の位置（各体節の長さを 1 としたときの遠位からの長さ）

体節		体節の定義 近位	体節の定義 遠位	質量中心の位置
体幹・頭		大転子	肩関節	0.34
一側	手	手関節	第 2 中手指節関節	0.494
	前腕	肘関節	尺骨茎状突起	0.57
	上腕	肩関節	肘関節	0.564
	足	外果	第 5 中足骨頭	0.5
	下腿	大腿顆	外果	0.567
	大腿	大転子	大腿顆	0.567
	手＋前腕	肘関節	尺骨茎状突起	0.318
	足＋下腿	大腿顆	外果	0.394

体節	体節の定義 近位	体節の定義 遠位	質量中心の位置
一側上肢	肩関節	尺骨茎状突起	0.47
一側下肢	大転子	外果	0.553

体節	体節の定義 近位	体節の定義 遠位	質量中心の位置
頭部・両上肢・体幹（HAT）	大転子	肩関節	0.374
両下肢	両大転子の中心	両外果の中心	0.553

（Winter DA．長野明紀ほか〈訳〉．バイオメカニクス 人体運動の力学と制御，原著第 4 版．ラウンドフラット；2011．pp82-107[1]）

表 2　各体節の質量（体重を 1 としたとき）

体節		体節の質量比
体幹・頭		0.578
一側	手	0.006
	前腕	0.016
	上腕	0.028
	足	0.0145
	下腿	0.0465
	大腿	0.1
	手＋前腕	0.022
	足＋下腿	0.061

体節	体節の質量比
一側上肢	0.05
一側下肢	0.161

体節	体節の質量比
頭部・両上肢・体幹（HAT）	0.678
両下肢	0.322

（Winter DA．長野明紀ほか〈訳〉．バイオメカニクス 人体運動の力学と制御，原著第 4 版．ラウンドフラット；2011．pp82-107[1]）

なので外側のマーカ位置の中点で求めても，関節中心の中点で求めても同じ結果となる．**表 1** を参照し，この 2 つの中点を結ぶ線分の，肩峰の中点から 37.4％の座標が HAT の質量中心である（**図 2**①）．

下肢の 6 つの体節はそれぞれのマーカ座標と**表 1** から，各体節の線分の末梢からの位置を求めて，マーカからみた質量中心座標を計算で求める（**図 2**②）．最後にこれら 7 つの体節ごとの質量中心座標と質量比の積の総和を求めれば，身体重心が求められる（**図 2**③）．

歩行中のある瞬間における足部と下腿部の合成重心を求めた例を示す．**図 3a** に示すように x 軸方向を進行方向，y 軸方向を鉛直方向とし，このときのマーカ座標を**表 3** に示している．マーカ座標と**表 1** から各体節の質量中心を求めた結果が**表 4** である．

全身の重心は，すべての体節の質量中心座標を合成したものとなる．各体節の質量中心座標と各体節の質量比との積の総和を求めて，最後に総質量で除して求める．

全身の重心を（x_0，y_0）とすると，**表 4** と**表 2** から，

$$(x_0,\ y_0) = \frac{0.678 \times (238.988, 922.778) + \cdots + 0.0465 \times (340.618, 244.512) + 0.0145 \times (367, 39)}{0.678 + 2 \times (0.1 + 0.0465 + 0.0145)}$$

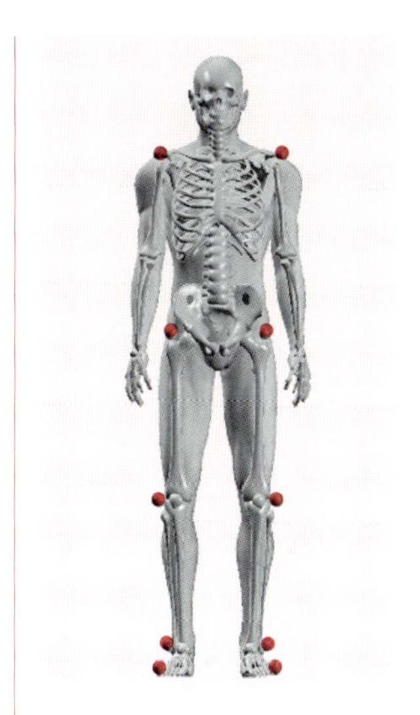

図 1　マーカ貼付例
両側肩峰，大転子，大腿骨外側上顆（膝関節屈伸軸），外果，第 5 中足骨骨頭の 10 か所．

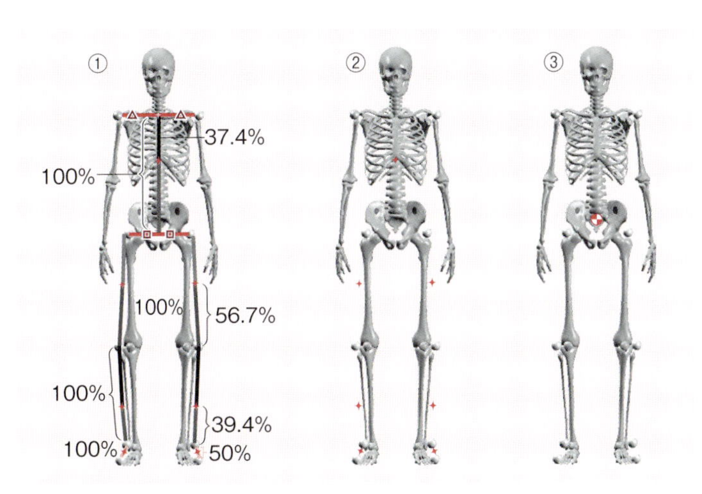

図 2　座標から重心を求める手順
①頭頸部・両上肢・体幹の質量中心と下肢の各体節の質量中心を求める；左右大転子中点（近位）/左右肩峰中点（遠位）の 37.4％の点，股関節（近位）/膝関節（遠位）の 56.7％の点，膝関節（近位）/足関節（遠位）の 39.4％の点，足関節（近位）/第5 中足骨骨頭（遠位）の 50％の点を求める．
②マーカ位置から，各体節の質量中心位置（✦）を求める．
③各体節の質量中心と質量比を乗じた値の和で合成重心（◉）を求める．

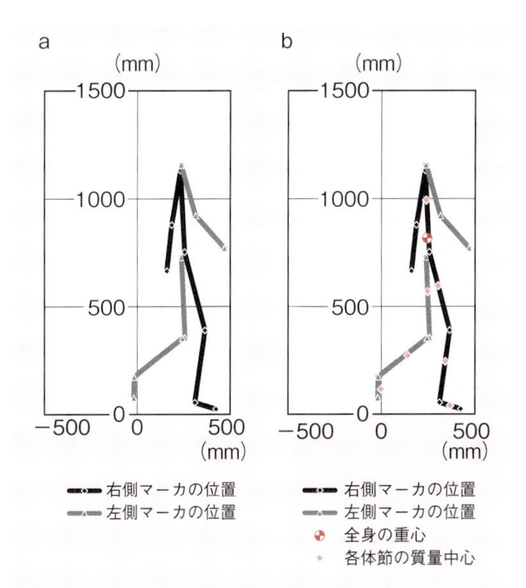

図 3　歩行のある時間における重心計算(間接法)の例
a：マーカ位置を矢状面でみたところ　b：7 つの体節の質量中心を合成したところ

表 3　重心計算に必要な座標位置の例

	座標（単位：mm）			
	右		左	
	x	y	x	y
肩峰	233	1,130	236	1,157
大転子	255	752	238	729
大腿骨外側上顆	364	390	257	356
外果	310	54	− 13	163
第 5 中足骨骨頭	424	24	11	66

矢状面で観察（x：進行方向，y：鉛直方向）

表 4　座標（表 3）と表 1 から求めた各体節の質量中心

	各体節の質量中心（単位：mm）			
	x	y		
体幹の質量中心	238.988	992.778		
	右		左	
	x	y	x	y
大腿の質量中心	302.197	595.254	246.227	567.491
下腿重心	340.618	244.512	140.090	272.431
足部重心	367.000	39.000	− 1.000	114.500

体幹は左右肩峰の中点（遠位）と左右股関節中心の中点（近位）より，遠位から 37.4％の点を算出した．

$$=\frac{(244.5362,\ 815.6416)}{1}\fallingdotseq(245,\ 816)$$

となる．体節の質量比（**表 2**）は全身を 1 としたときの比であるため，全身の質量比の合計は 1 となり，全身の合成重心の式では分母は 1 になる．

身体重心の座標位置を**図 3b** に示した．

基本的・解剖学的立位姿勢と同じ肢位以外では，HAT は一塊としてではなく，異なる体節として計算する必要がある．たとえば，両上肢を前方へ挙上した肢位では一側上肢ずつと，頭頸部および体幹は別の体節ととらえたほうがよい．

上肢にもマーカを貼付し，重心を求める場合には，体幹・頭頸部を 1 つの体節とし，左右の上肢はそれぞれ異なる体節として計算すればよい．たとえば，手に重錘などを持たせる場合には上肢の体節を別にして計算して身体重心を求め，最後に重錘の位置と重さから身体重心と合成する．

2）写真から重心位置を推定する方法

座標の位置を計測するためには，二次元あるいは三次元動作解析装置が必要である．しかし，正確な重心の座標を求めるのではなく，画像上で重心のおおまかな位置を求める方法もある．被検者にマーカやテープで印を付け，動画や写真を撮影し，前述とほぼ同様の方法で重心位置を計算で求める（動画や写真撮影のポイントは Lecture 13 を参照）．

立ち上がり動作の例で考える（**図 4，5**）．HAT は立ち上がり動作中も，基本的立位姿勢の上半身と同様の位置関係を保って行われるため，これらを 1 つの体節とする．同様に下腿と足部についても立ち上がり動作中に若干の足関節背屈がみられるものの，基本的立位姿勢とほぼ同様の位置関係を保って行われるため，これらを 1 つの体節とする．したがって，身体を HAT，左右の大腿，下腿＋足部の 5 つの体節に分けて考える．

右肩峰と右大転子，左肩峰と左大転子，これらを結ぶ線分の，肩峰よりに 37.4%（**表 1**）の位置にそれぞれ印をつけ，左右の中点を求める．大腿の質量中心は大転子と大腿骨外側上顆を結ぶ線分の遠位から 56.7%の位置に，下腿と足部の質量中心は大

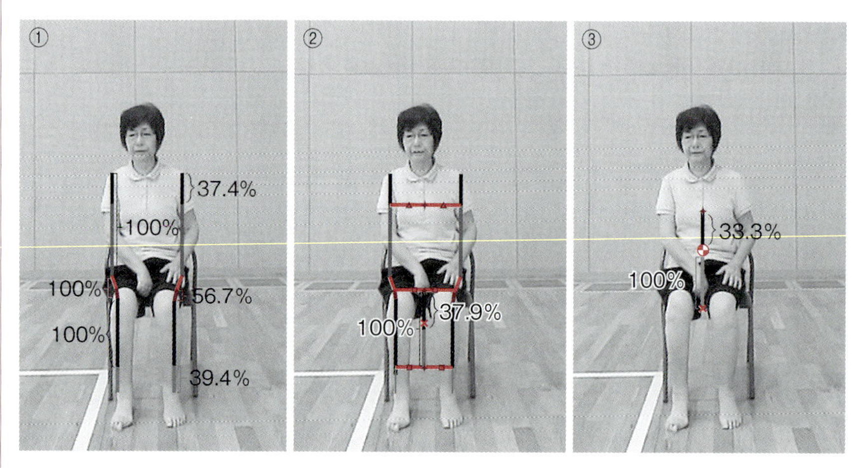

図 4　重心の推定手順

表 1 から遠位と近位を結ぶ線分とその部位の質量中心の点を描き入れていき，合成しながら画像上の重心を求める方法は次の通りである．

①体幹・頭頸部・両上肢の大転子（近位）/肩峰（遠位）の 37.4%の点，大腿の大転子（近位）/大腿顆（遠位）の 56.7%の点，下腿・足部の大腿顆（近位）/外果（遠位）の 39.4%の点を探す．

②左右の中点を探す．下肢については大腿：(下腿＋足部）の質量比（0.1：0.061），すなわち，大腿寄りの 0.061÷(0.1＋0.061)＝37.9%に相当する点を探す．この点が両下肢の質量中心である．

③体幹・頭頸部・両上肢，両下肢の質量中心から質量比（2：1）となる点を探す．

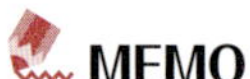

MEMO

体表位置による重心計算の限界

表 1，2 は参考文献によるものであり，体格の違いは反映されないし，それには限界がある．また，質量比や質量中心位置のデータの値は文献によって若干異なっている．さらに背臥位と立位では内臓の位置が異なり，背臥位ではより背側へ重心が移動するはずだが，体表に貼ったマーカから計算するために，それらの影響を反映させることはできない．

MEMO

上肢のマーカについては，歩行のように左右・前後の動きで相殺されるような動きや下垂位であればマーカを貼らなくても問題はない．しかしそれ以外の場合には，肘関節付近，橈骨と尺骨の茎状突起の中点で，動作をしてもカメラに写りやすい場所にマーカを貼っておく．

下図は図 1 のマーカに加え，上肢にもマーカを追加貼付した例（計 14 か所）である．

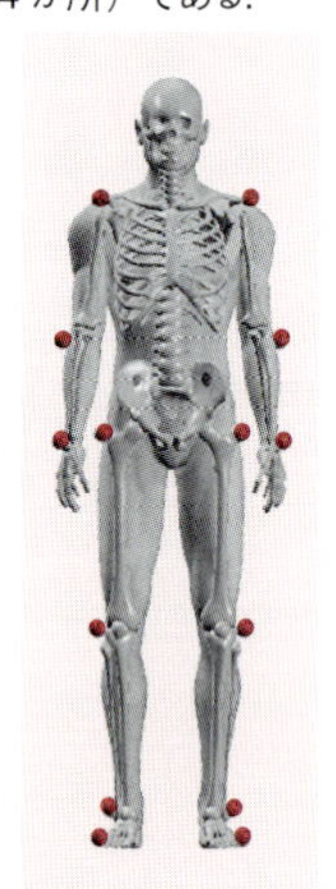

MEMO

重心動揺計で計測している重心の軌跡

重心動揺計では重心の床への投影点を計測しているようにみえるが，実際には計測プレートの各隅にある検出器が荷重を検出することによって圧作用点の位置を求め，その軌跡を表示している．身体に対する床反力は重心に向かっており，静的な姿勢，あるいは準静的なゆっくりとした動きであれば，実際の重心の投影点と同じ軌跡をたどる．しかし，動きが大きい場合，重心動揺計の結果は実際の重心動揺よりも大きく表示されている．

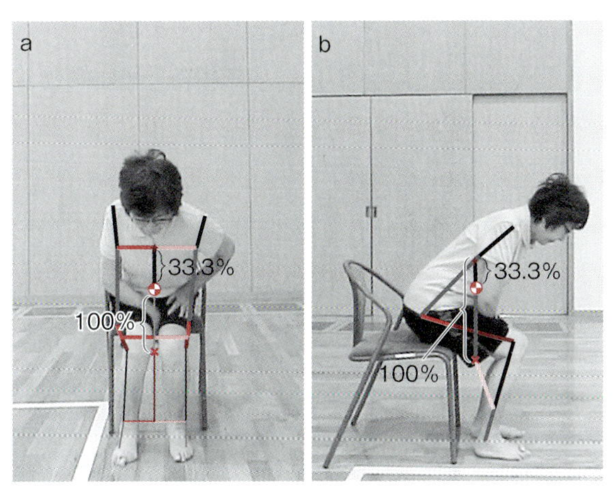

図５ 画像から重心を推定する方法
a：前額面 b：矢状面
立ち上がり動作の例．●は重心．矢状面では両下肢がおよそ対称的な姿勢であると考えて重心を求めた．

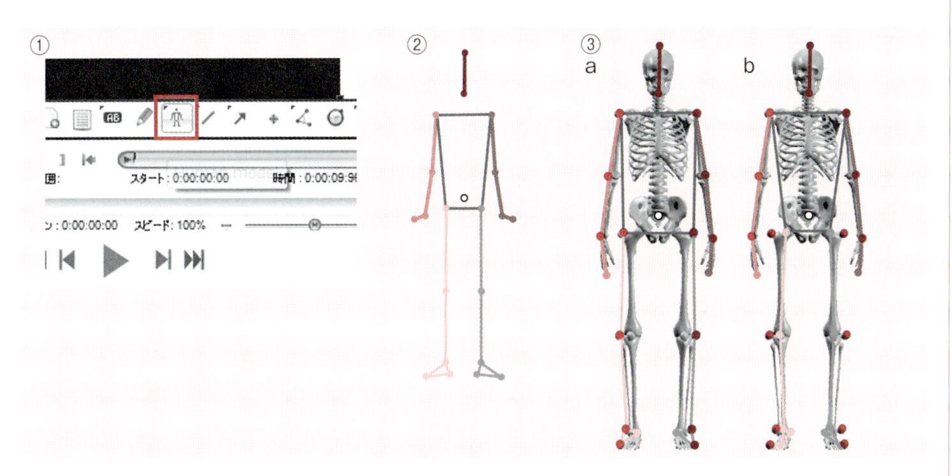

図６ ソフトを用いた重心の推定手順（Kinovea 使用例）
① Kinovea を起動して画像のファイルを開く．
② human model のボタンをクリックして human model を表示させる．
③ human model の重心部分（○：実際は青色）をドラッグして全体を移動させ，それぞれの部位をドラッグしてａ：マーカの位置に，あるいはｂ：関節中心と推定される位置に，移動させると，○が写真の重心位置となる．

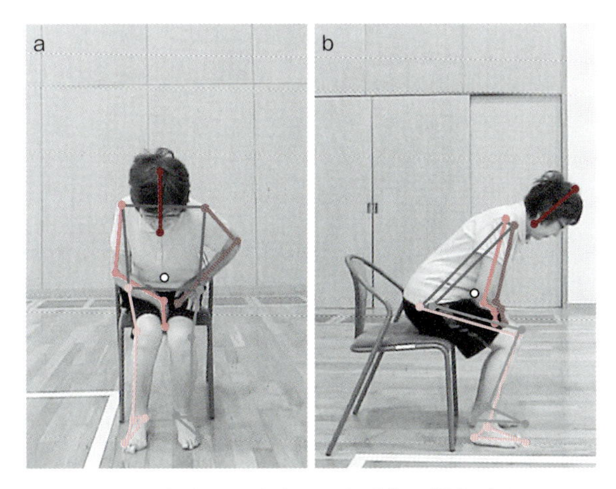

図７ 図５におけるソフトを用いた重心の推定（Kinovea 使用例）
a：前額面 b：矢状面
矢状面では左上肢が隠れてしまうが，前額面を参照して重心を推定した．矢状面は前額面と比べると位置を合わせづらい．

MEMO
測定の不確かさ（精度，誤差）
測定には測定誤差がつきものである．測定の方法や測定に用いた機器の性能などによって誤差が生じる．動作時の重心位置は身体に貼付したマーカの三次元座標の位置から求めるのが一般的であるが，マーカ位置の測定誤差の影響を受ける．これは用いた機器の精度によるものである．メーカーが精度検定結果を公表していることもあるので確認するとよい．身体位置を撮影した画像からソフトを用いて求める場合も，写真から関節中心の位置であろう部位におおよそ合わせて求めているので，この合わせる操作においても誤差が生じる．何らかの測定を行う場合には，これらの不確かさがあることをふまえておく必要がある．

MEMO
不確かさの要因の例
- マーカを体表に貼付したとき，皮膚の伸張や動作に伴う振動などで身体の計測したい位置と，その部位に貼ったマーカ位置とのズレが生じる
- １台のカメラの画像を解析するとき，奥行きによる影響や画面の両端に強く現れる歪みが影響する（Lecture 13 参照）
- ソフトウェアの限界もある．Kinovea ではマウスをドラッグして合わせるために精度がそれほど高くない

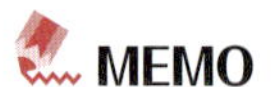

MEMO

生体計測信号には必ずノイズやエラーが存在する．また，動作解析装置や動画撮影などで計測したデータやそれを用いて重心計算をするなど，あらゆる過程においてノイズが混入する．そこで，これらのデータ分析においてノイズを除去したり，平滑化処理を行う必要がある．動作解析装置で計測したマーカの生データは，小刻みに揺れた，ノイズを含んだデータとなっている．静止立位における右足尖マーカの高さのデータを（A）として示すが，これら体表に貼付したマーカのデータから求められた重心位置も小刻みに揺れている．この重心の速度および加速度を求めるとき，ごく短期間の変位の変化を所要時間で除して求めるとノイズがより増幅されてしまうので，移動平均を用いて求めるとよい．平均することによって急峻な値の変化が除去される．

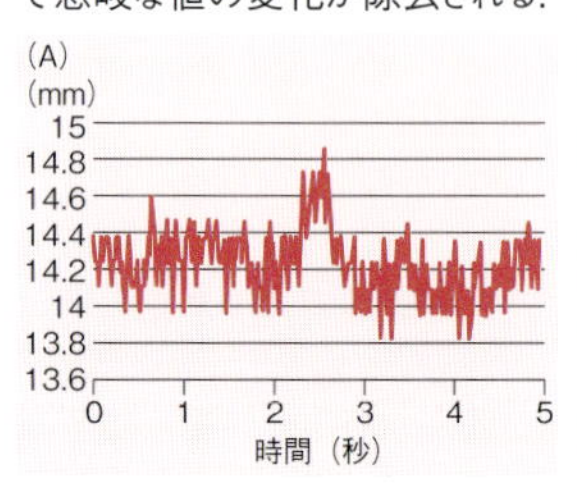

歩行時重心進行方向変位から速度を求めた例を（B）に，加速度を求めた例を（C）に示す．生データは 100Hz（0.01 秒ごとに 1 コマ）で計測している．重心の変位の差を 0.01 秒ごと，0.02 秒ごとのデータから求めてその所要時間で除して速度を求めた．さらに 5 点差分で速度を求めた．0.01 秒ごとよりも 0.02 秒ごと，さらに 5 点差分で速度が平滑化されていることがわかる．加速度も同様に求めるとその違いはさらに顕著になる．

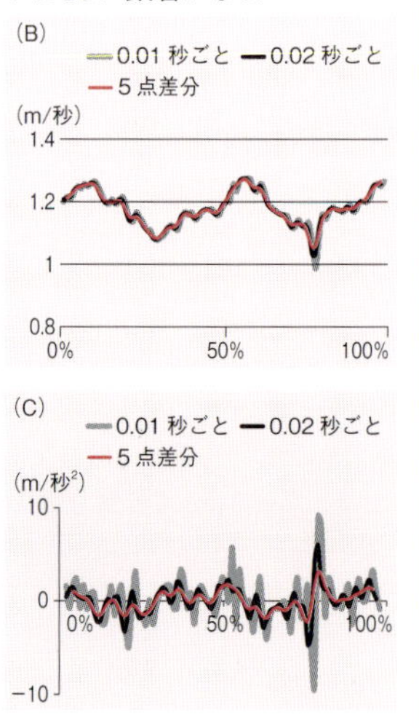

腿骨外側上顆と外果を結ぶ線分の近位寄りに 39.4％の位置に印をつけ，左右の中点を求める．両大腿質量中心位置と両下腿と足部の質量中心位置を結ぶ線分の大腿寄り 37.9％の位置に印をつける（**図 4 ②**）身体重心は HAT の質量：両下肢の質量の比が約 2：1 となる．したがって，HAT の質量中心と両下肢の質量中心を結ぶ線分の 2：1 の点，つまり HAT のほうが両下肢よりも重いので体幹寄りの 1/3 となる点を求めればよい（**図 4 ③**）．

また，現在無料配布されている二次元動作解析のソフト（Kinovea）を用いて写真や動画から重心位置を簡便に求める方法もある．Kinovea を用いて画像上の身体重心位置を求めた例を**図 6** に示す．このソフトでは画像を開いた後に human model というボタンをクリックするとヒトの形をした model が表示され，それを関節中心付近にドラッグしながら配置することで重心位置が表示される．この model が前額面で表示されており，矢状面では画面に写っていない上下肢の位置などは推定しながら配置するために，およそ適切な位置にドラッグするのがやや難しい．また，日本語のパッチはあるものの，ヘルプは英文表示となっており，かつ，「center of mass」に関するヘルプが含まれていないので，各セグメントの質量の割合や質量中心といったデータの出典や，セグメントの合わせ方の詳細は不明である．

図 7 に，**図 5** を Kinovea で重心を推定した例を示す．

2. 重心の速度・加速度の求め方

重心の速度・加速度は計算で求める方法と，加速度計を用いて加速度を測定し，積分して速度を求める方法がある．

1）計算で求める方法

計算で求める場合は重心位置座標から求めるため，間接法で重心位置を求めた場合に可能である．具体的には重心位置の変化量を求めて，その所要時間で微分して速度を求めた後，その速度の変化量をその所要時間で微分して加速度を求めることとなる．このときの所要時間は短いほうが，その瞬間の速度，加速度をより正確に求めることができる．

例として 0.01 秒ごとに計測し，計測を開始して 3 秒後のときの速度と加速度を求めることとする．まず 3.00 秒時の速度 $v_{3.00}$ は，3.01 秒のときの重心位置座標 $x_{3.01}$ と $x_{3.00}$ の差をその所要時間 $t_{3.01}$ と $t_{3.00}$ の差で除して求めればよい．

$$v_{3.00}=\frac{x_{3.01}-x_{3.00}}{t_{3.01}-t_{3.00}}$$

ところが，この求め方を用いると高周波ノイズが増幅され，かつ，変位の時点と速度にずれが生じてしまう．そこで 3.00 秒の前後のデータを用いて 2 点差分，あるいは 5 点差分のデータを使って加算平均を用いて平滑化を図る計算をしたほうがよい．

2 点差分の場合は，3.00 秒の前後である 3.01 秒と 2.99 秒のデータを用いて求める．

$$v_{3.00}=\frac{x_{3.01}-x_{2.99}}{t_{3.01}-t_{2.99}}=\frac{x_{3.01}-x_{2.99}}{0.02}$$

5 点差分の場合は，0.02 秒ずつのデータを 0.01 秒ごとにずらして，その平均値を求める．まず，3.00 秒を挟んだ 3.01 秒と 2.99 秒のあいだの速度を

$$v_{0}=\frac{x_{3.01}-x_{2.99}}{t_{3.01}-t_{2.99}}=\frac{x_{3.01}-x_{2.99}}{0.02}$$

とし，その前の区間で 0.01 秒だけ前へずらした 3.00 秒と 2.98 秒のあいだの速度を

$$v_{-1}=\frac{x_{3.00}-x_{2.98}}{t_{3.00}-t_{2.98}}=\frac{x_{3.00}-x_{2.98}}{0.02}$$

速度（velocity）
加速度（acceleration）

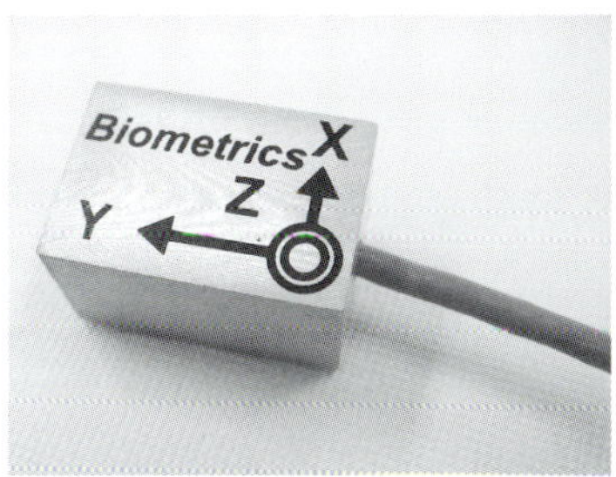

図８　３軸加速度計
（バイオメトリクス社）

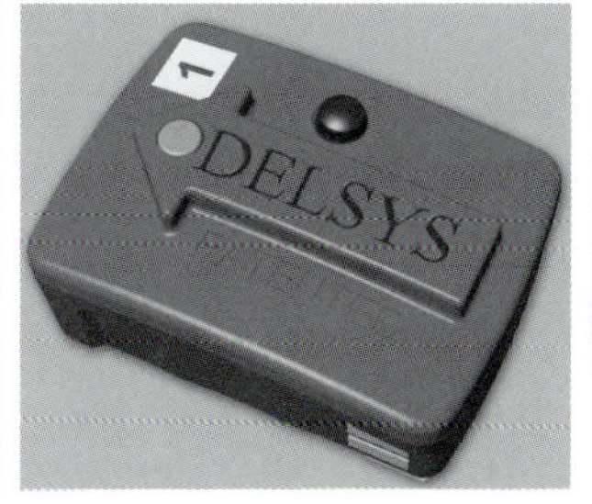

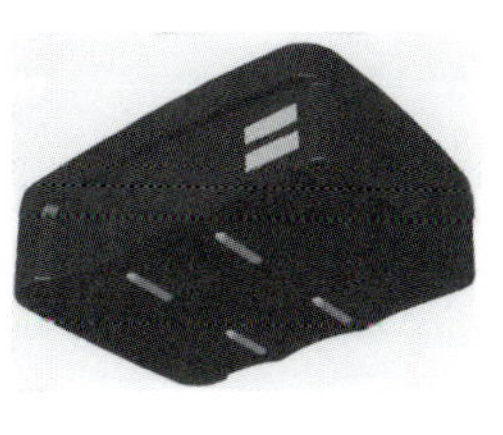

図９　ポータブル筋電システム
３軸加速度センサを内蔵している筋電図測定システム（デルシストリグノ）．

とする．同様に，今度は先の区間で0.01秒だけ後ろへずらした3.02秒と3.00秒のあいだの速度を求めると，

$$v_{+1}=\frac{x_{3.02}-x_{3.00}}{t_{3.02}-t_{3.00}}=\frac{x_{3.02}-x_{3.00}}{0.02}$$

となる．これらを加算して平均値をとればよいので

$$v_{3.00}=\frac{v_{-1}+v_0+v_{+1}}{3}=\frac{\frac{x_{3.00}-x_{2.98}}{0.02}+\frac{x_{3.01}-x_{2.99}}{0.02}+\frac{x_{3.02}-x_{3.00}}{0.02}}{3}$$

$$=\frac{\frac{x_{3.00}-x_{2.98}+x_{3.01}-x_{2.99}+x_{3.02}-x_{3.00}}{0.02}}{3}=\frac{x_{3.02}+x_{3.01}-x_{2.99}-x_{2.98}}{0.06}$$

となる．加速度では２点差分で求めると高周波ノイズが顕著にみられるので，加速度も５点差分から求める．前述の速度の値から

$$a_{3.00}=\frac{v_{3.02}+v_{3.01}-v_{2.99}-v_{2.98}}{0.06}$$

で加速度を求めることができる．以上を数式にまとめると，$\varDelta$（デルタ）t秒ごとに計測したデータにおいて，時間iのときの速度は時間iの前後２つずつの変位データを用いて求める．加速度も同様に時間iの前後２つずつの速度データを用いて求めることができ，その数式は

$$v_i=\frac{x_{i+2}+x_{i+1}-x_{i-1}-x_{i-2}}{6\varDelta t}$$

$$a_i=\frac{v_{i+2}+v_{i+1}-v_{i-1}-v_{i-2}}{6\varDelta t}$$

となる．

MEMO
加速度は身体活動の指標としても使われたり，速度と変位から運動エネルギーを算出してエネルギーの指標として使われたりしている．

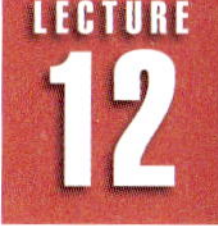

2）加速度計で計測する方法

重心の加速度は加速度計（**図8，9**）を用いて計測することも可能である．加速度計の軸の向きを確認し，腰部付近に固定し，動作中の加速度を計測する．

■引用文献

1）Winter DA．長野明紀ほか（訳）．バイオメカニクス 人体運動の力学と制御．原著第4版．東京：ラウンドフラット；2011．pp82-107.

■参考文献

1）Davis RB, et al. A gait analysis data collection and reduction technique. *Hum Mov Sci* 1991；10（5）：575-587.
2）臨床歩行分析研究会．DIFF解説書 歩行データ・インターフェイス・ファイル活用マニュアル．臨床歩行分析研究会ライブラリーCD．1999.
3）臨床歩行分析研究会（監修），江原義弘ほか（編）．臨床歩行計測入門．東京：医歯薬出版；2008.
4）山本澄子ほか．基礎バイオメカニクス．東京：医歯薬出版；2010.

実習

実習課題 1．立ち上がり動作における重心線と支持基底面の関係

三次元動作解析装置を用いる場合は(1)，動画撮影を用いる場合は(2)で実施する．動画撮影を用いた場合の静止画の処理は，2 つのパターンを示した．

1）実習目的

立ち上がり動作における身体の各部位の位置を撮影あるいは計測し，それらから計算で求めた重心位置と支持基底面の関係について理解する．

2）対象

被検者 1 人，検査者 1 人．

3）使用機材

椅子（背もたれや肘かけのないスツールタイプ）．三次元動作解析装置を用いる場合は，三次元動作解析装置，マーカ 10 個を使用する．動画撮影を用いる場合は，動画を撮影できるビデオカメラやデジタルカメラ（動画撮影 60fps 以上），三脚，マーカとなるようなもの 5 個を使用する．

4）実習手順

①被検者はショートパンツとタンクトップを着用する．

(1)被検者の両側の肩峰，下肢の各部位（講義の**図 1** 参照），計 10 か所にマーカを貼る．

(2)被検者の右側の肩峰，大転子，大腿骨外側上顆（膝関節屈伸軸），外果，第 5 中足骨骨頭の 5 か所にマーカを貼る．

②被検者は座面の高さが 40cm 程度の椅子に安静座位をとり，膝関節 90° 屈曲位とし，椅子の位置と足部の位置がわかるように床にテープなどで印をつけておく．

③(1)立ち上がり動作時のマーカがとらえられるようカメラの位置を確認して，三次元動作解析装置のキャリブレーションを行う．

(2)カメラは被検者の右側から立ち上がり動作を矢状面で観察できる位置に配置する．このとき，画面に開始肢位の椅子座位時，終了肢位の立位時，および，立ち上がり動作をゆっくり行った際の体幹最大前傾時のいずれにおいても全身がおさまるよう，モニター画面などを見ながら三脚に固定したカメラを設置する．このとき，カメラの水平，鉛直を背景と調整する（Lecture 13 参照）．

ここがポイント!

計測時にはマーカが写りやすいように工夫する．たとえば椅子は背もたれや肘かけがなく，脚はシンプルな構造であるものを選ぶ．

気をつけよう!

体幹の質量中心を求めるためにも肩峰のマーカは必須である．HAT は体重の約 68%を占め，体幹の位置が重心位置に最も大きな影響を与えるからである．

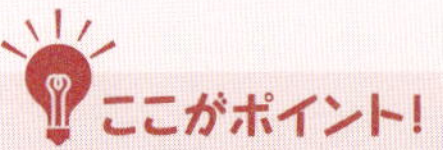

椅子の座面の高さは机の高さとも関連しているが，成人の標準値（JIS 規格）は 38～41cm とされている．実習に用いる椅子もこれと同程度のものが望まれる．

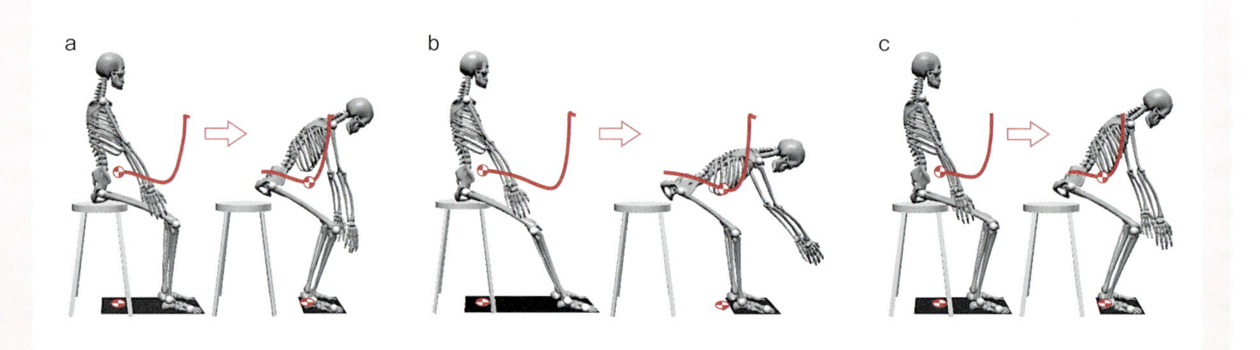

図 1　足部位置を前後に変えた立ち上がり動作

a：通常　b：前方　c：後方

開始肢位⇨体幹前傾時．床面の黒い部分は支持基定面．

④被検者は以下の条件で立ち上がり動作を行う（図1）．

❶座位で下腿を床に対して垂直にした状態からの立ち上がり（図1a）

❷足を前に出した（下腿後傾位）状態からの立ち上がり（図1b）

❸足を後ろに引いた（下腿前傾位）状態からの立ち上がり（図1c）

(1)そのときのマーカ位置を三次元動作解析装置で計測する．

(2)その様子を動画で撮影する．

なお，マーカが写りやすいように両上肢をやや挙上して計測する．

5）データ処理

(1) 三次元動作解析装置を用いた場合

①マーカの位置データを Microsoft Excel などの計算ソフトで読み込む．

②各体節の質量中心を求める．

例：体幹の質量中心は左右肩峰の中点と股関節の中点を結ぶ線分の，遠位（肩峰の中点）からみて 37.4％の位置となる．

Microsoft Excel を用いた場合，時間 i における式は以下のように数式を入力する（三次元データなので x，y，z をそれぞれ分けて求める）．

$$\text{左右肩峰の中点}=\frac{[i\text{の右肩峰セル}]+[i\text{の左肩峰セル}]}{2}\cdots\cdots①$$

$$\text{左右股（マーカあるいは股関節中心）の中点}=\frac{[i\text{の右股セル}]+[i\text{の左股セル}]}{2}\cdots\cdots②$$

HAT の質量中心＝[① i の左右肩峰中点セル]＋0.374×([② i の左右股中点セル]－[① i の左右肩峰中点セル])

下肢の各体節の質量中心は，その体節の近位および遠位の関節中心位置および質量中心位置の割合を用いて求める．質量中心位置を示す割合は，講義の**表1**の値を用いる．

＝[i の遠位セル]＋質量中心位置を示す割合×([i の近位セル]－[i の遠位セル])

たとえば，右大腿の質量中心は右股関節中心位置（近位）と右膝関節中心位置（遠位），大腿質量中心位置の割合 0.567 を用いて求める．

＝[i の右膝中心位置セル]＋0.567×([i の右股中心位置セル]－[i の右膝中心位置セル])

③合成重心を求める．

④矢状面からみた合成重心の軌跡を作図し，比較する．このとき動作の最終肢位である立位の支持基底面，すなわち両足部の位置を揃えて作図するとよい（図2）．

(2) 動画撮影を用いた場合

a. パターン1

①動画をコマ送りしながら動作の開始時点を確認し，動作の開始から終了まで 60fps の場合は 10frames ごとの静止画を作成する．

②静止画のそれぞれについて，片側5か所のマーカを線で結んで線画を作成する．

③線画の線分の長さと講義の**表1**から HAT，両大腿，両下腿・足部の3つのセグメントに分け，各セグメントの質量中心を求める．

④質量中心を合成して身体重心を求める（図3）．

⑤重心の推移を線で結ぶ（図4）．

b. パターン2

①パターン1の①と同様に，静止画を作成する．

② Kinovea を起動して，静止画を読み込む．

③ human model をクリックしてから静止画をクリックし，human model を表示す

MEMO

三次元動作解析装置を用いた場合，付属のソフトを用いて重心を求められる可能性がある．その場合，マーカの位置はソフトの説明の指示に従う．

ここがポイント!

Microsoft Excel で使用する加減乗除の記号を示す．

加算　+
減算　−
乗算　*
除算　/

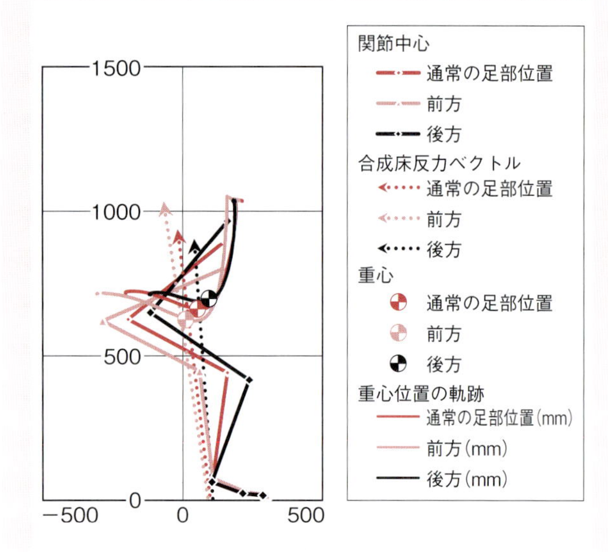

図2　矢状面からみた立ち上がり動作時の重心の軌跡と離殿時の肢位

右外果のマーカの位置を❶の立ち上がり時に揃えて❷と❸の図を前後へ平行移動し，Microsoft Excel で作図した．足部が前に位置すると体幹の前傾が大きくなり，重心の推移も大きく前・下へ移動している．

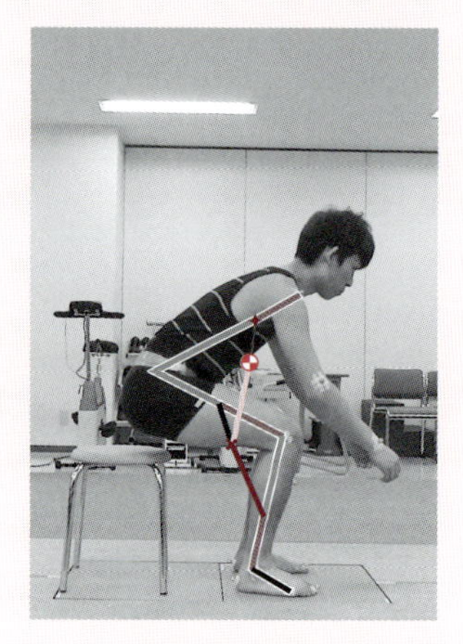

図3　写真から求めた重心位置

質量中心を合成して身体重心を求めた例．各セグメントの質量中心を線分の長さから求めた（色分けして表示している）．

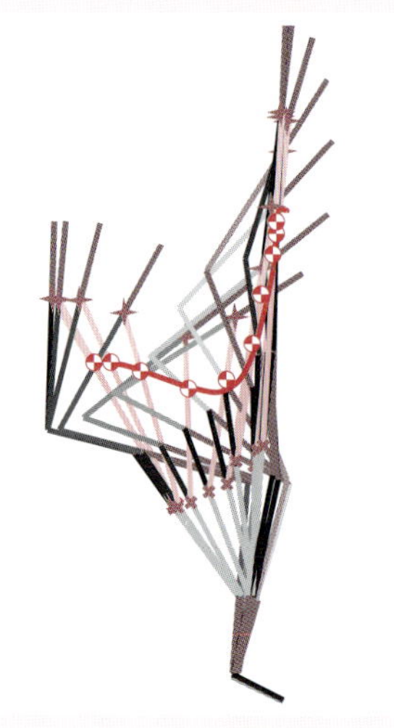

図4　通常の足部位置での立ち上がり動作における重心の推移

●は線画から求めた重心位置の推移，──は Microsoft Excel で求めた重心の推移を示す．股関節中心は計算で求めたために，写真から股関節の位置を推定した場合の重心とは若干のずれが生じている．

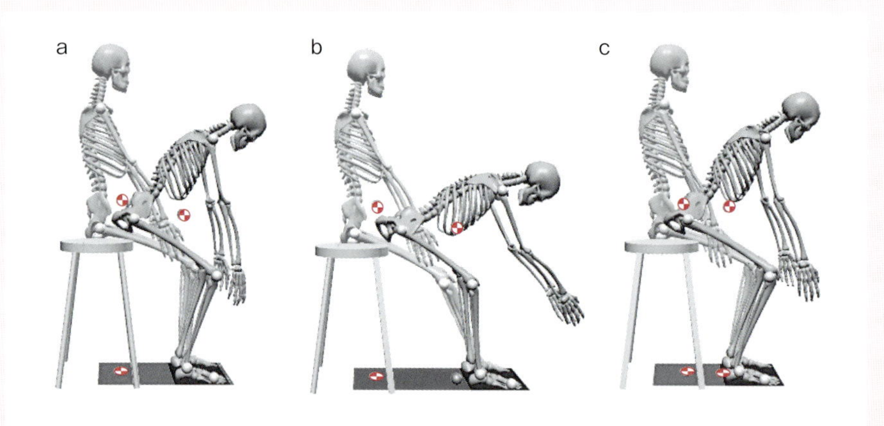

図5　足部位置の違いによる離殿時の体幹前傾角度の比較

a：通常　b：前方　c：後方

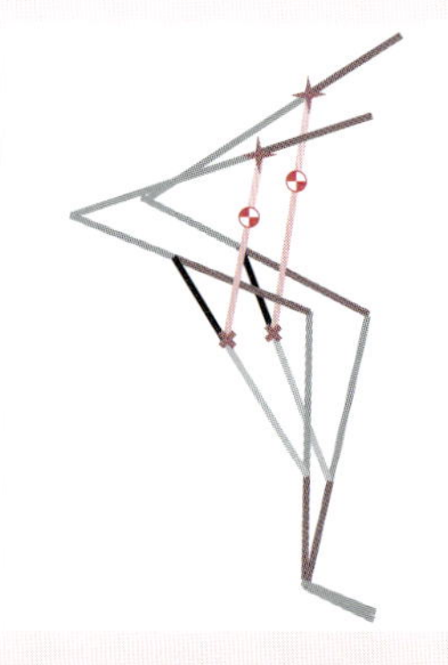

図6　体幹最大前傾角度

足部の位置を揃えて比較すると，足部を前方に位置させた場合に通常の位置と比べて体幹が大きく前傾している．

LECTURE 12

ここがポイント！

両足部の位置を Microsoft Excel の作図で揃える方法

図2は，矢状面でみた3通りの足部位置での立ち上がり動作を比較するために，足部位置を調整して重ねたものである．足部の位置を揃えるには，足部前後方向（*x* 軸方向）の座標を確認し，その差分を求め，作図に必要な座標の *x* 方向をすべて差分を引いて平行移動させて重ねている．

る．画面上の関節中心付近に model の各部位をドラッグさせて重ねていく．

④すべてのコマ数を同様に処理して，離殿したときのファイルを再度開き，すべてのコマのキーイメージデータを開くとスティックピクチャーの重ねたものが完成する．

⑤各コマの重心の推移を確認する．パターン1と比べて動作解析装置による結果との誤差は出ているが，足部の位置による違いはみられているので以下のポイントに従って考察する．

6）考察

3つの条件による離殿時や体幹最大前傾時の体幹前傾角度の違いを確認する（**図5，6**）．また，重心の軌跡を確認し，動作終了肢位の支持基底面となる足部の位置との関係について考察する（**図7～9**）．なお，**図8**の重心の軌跡は Microsoft Excel で求めた結果と比較しており，若干の誤差が生じている．また，**図9**には，動作解析装置と Kinovea による計測データを比較して示した．

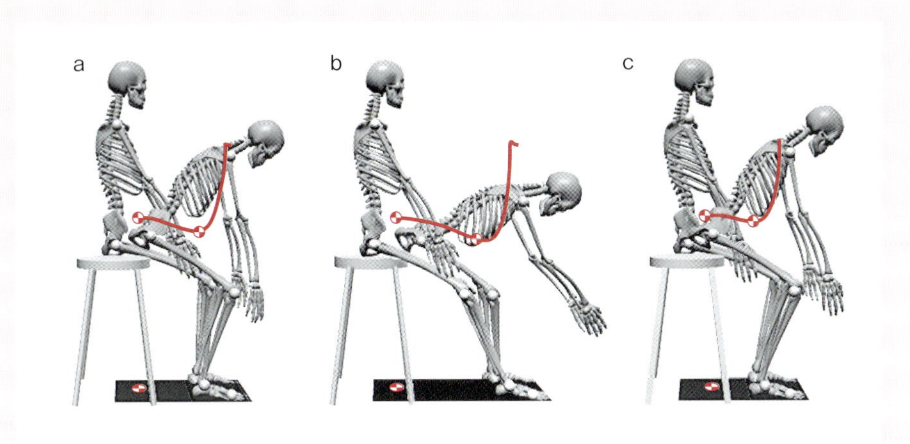

図 7　足部位置の違いによる重心の軌跡の比較（1）
a：通常　b：前方　c：後方

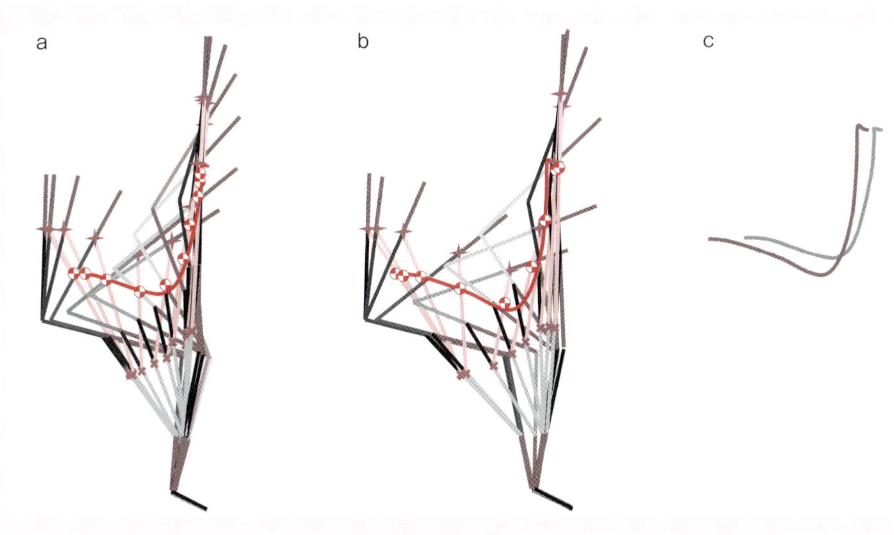

図 8　足部位置の違いによる重心の軌跡の比較（2）
a：通常　b：前方　c：足部位置をそろえた重心の軌跡のみの比較（——：通常，——：前方）

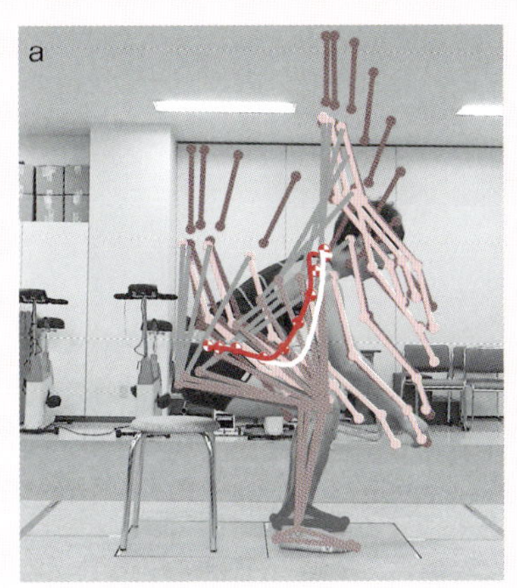

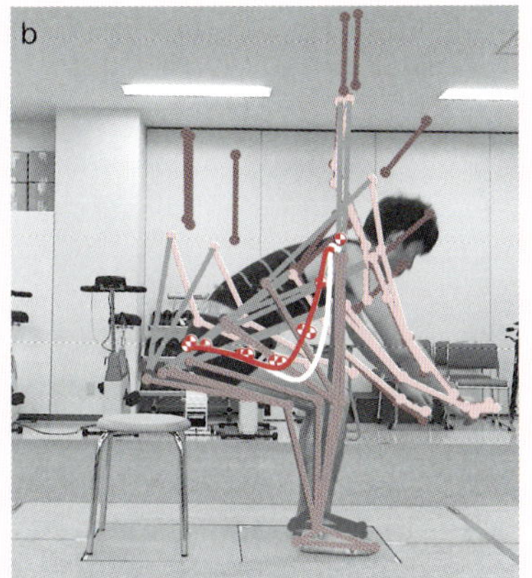

図 9　足部位置の違いによる重心の軌跡の比較（3）
Kinovea 使用例．a：通常　b：前方
白線は三次元動作解析装置を用いた計測値から求めた重心の軌跡．画面の中央付近よりも右端で誤差が生じやすい．

ここがポイント!
動作の特徴をとらえ，それを反映するタイミングを取り出して作図する．立ち上がり動作であれば，着座面から離殿したときの支持基底面と足部位置が動作遂行にとって重要であるため，そのタイミングを床反力データや動画のコマ送りから探す．

MEMO
考察のポイント
安定した立ち上がり動作を遂行するためには，離殿時に重心線を支持基底面内に収める必要がある．足部を後方に位置させたとき，通常の場合と比べて重心の前方移動は小さくてすむ．重心の軌跡から前方移動の距離を比較してみよう．
逆に足部を前方に位置させたときは，重心の前方移動が大きくなる．離殿時に重心線が支持基底面の手前（外）に落ちていることがあり，その場合は後方へ転倒しないように足部を中心に前へ回転させる勢いを利用した動作を行っているので，それを反映して両足部のみで支えている床反力ベクトルも大きくなっている．

実習課題 2. スクワット動作の速度と加速度の関係

1）実習目的

スクワット動作における体重および動作の加速度を測定し，加速度の増減，力の関係について理解する．

2）対象

被検者1人，検査者3人（1人は加速度計の計測，2人は被検者の動きと，体重計の目盛りの動きを，それぞれ動画で撮影する）．

3）使用機材

指針式体重計，ビデオカメラやデジタルカメラ2台（動画撮影60fps以上），三脚1台，加速度計（スマートフォンやタブレットなどの多機能端末・スマートデバイスでも可）．Step upを参照し，可能であれば体重計の代わりに床反力計を使用（この場合，動画撮影機材は1台）する．

4）実習手順

①体重計に何も載せない状態で0（kg）となるよう調整する．加速度計のキャリブレーションを行う．スマートデバイスを用いて加速度を計測する場合は，加速度を計測・出力するアプリ（ここではAndroid端末で使えるAccelerometer Monitorというアプリを使用している）をダウンロードし，端末のx軸，y軸，z軸を確認しておく．多くの場合，スマートデバイスの画面の短辺がx軸で右がプラス，長辺がy軸で上がプラス，その2軸に直交する軸がz軸で，画面手前方向がプラスとなっている（**図10**）．スマートデバイスをプラスと思われる方向に置いて計測してみて，鉛直方向の重力加速度約9.8m/秒^{2}を示すかどうかを確認する．

②動画を撮影するカメラを三脚に固定し，体重計の上にのった被検者の全身が撮影できるように設置する．

③被検者は加速度計を骨盤帯付近に固定し，あるいはスマートデバイスであれば両手でしっかりと把持し，体重計の上で安静立位をとり，2人の検査者は動作中とその前後数秒程度の撮影を行う．体重計の目盛りを撮影する検査者は，目盛りの上でカメラを構え，スクワット動作を阻害しないよう注意して撮影する．

④被検者はスクワット動作を行い，加速度計で加速度を計測する．スクワット動作は動作の速度を変えて数回ずつ計測する．

5）データ処理

①横軸に時間，2軸の縦軸に加速度と体重計の示した値をとって作図する．このとき，動き始めを合わせて作図する．また，横軸の時間については計測機器の取り込み周波数を確認し，時間を秒で表示して合わせるようにする．

②スクワット動作において，以下の時期に加速度ならびに体重計の目盛り（床反力の大きさ）の増減を確認する．

❶しゃがみ始め

❷しゃがみ終わり

❸立ち上がり始め

❹立ち上がり終わり

増減の確認が困難な場合は，立位からしゃがむまでの❶，❷と，しゃがんだ姿勢から立ち上がるまでの❸，❹を分けて観察する（**図11**）．

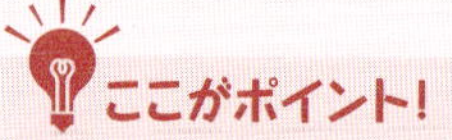

ここがポイント！

タブレット端末を用いた場合，タブレットの向きを変えて，x軸，y軸，z軸をそれぞれ確認する．重力のかかる鉛直方向の値が約9.8（m/秒^2）となる．

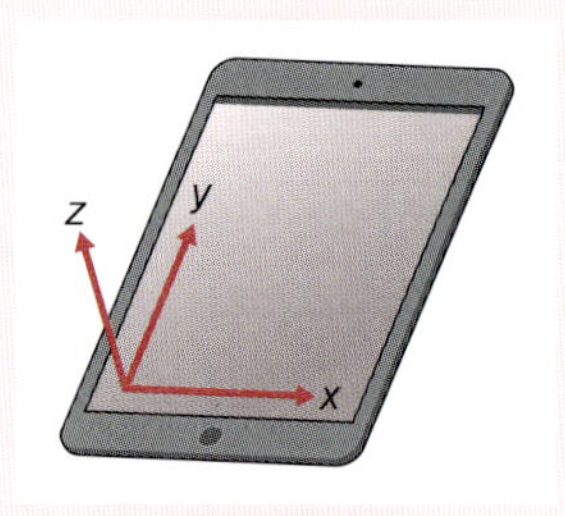

図10 スマートデバイスの軸
短辺がx（右がプラス），長辺がy（上がプラス），これらに直交する軸がz（手前がプラス）であることが多い．

LECTURE 12

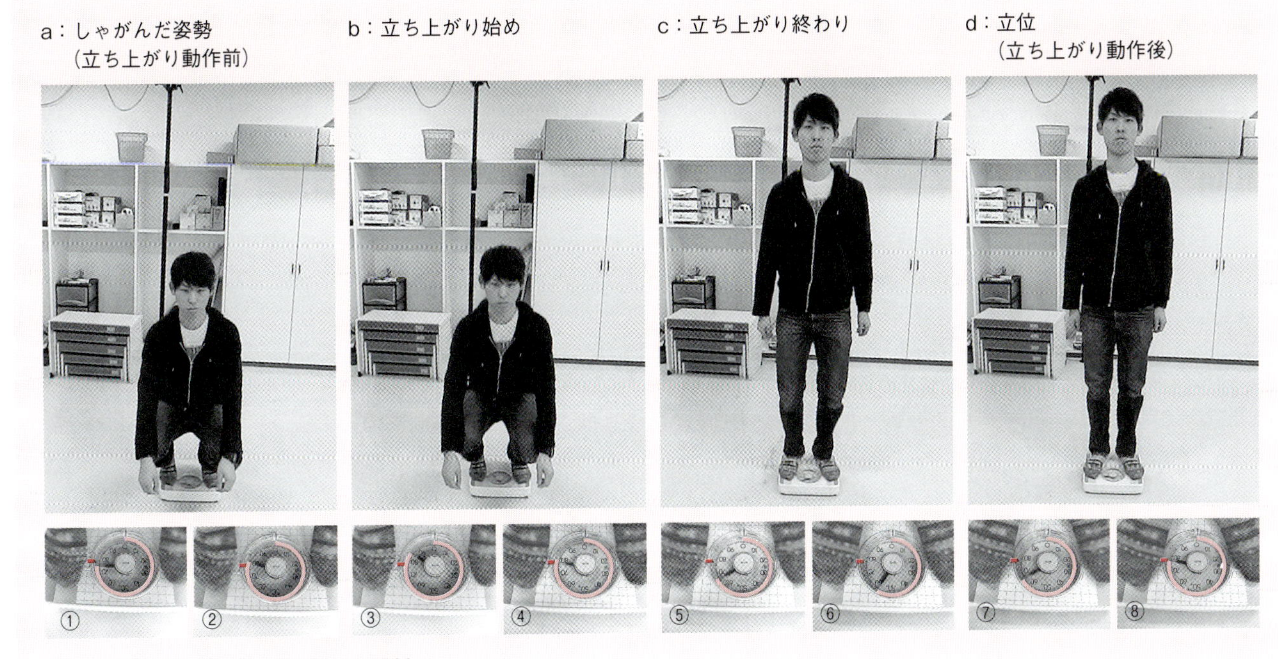

図 11　床反力と重心の加速度の関係
①〜⑧は a〜d の姿勢の変化に伴う体重計の変化を示す．

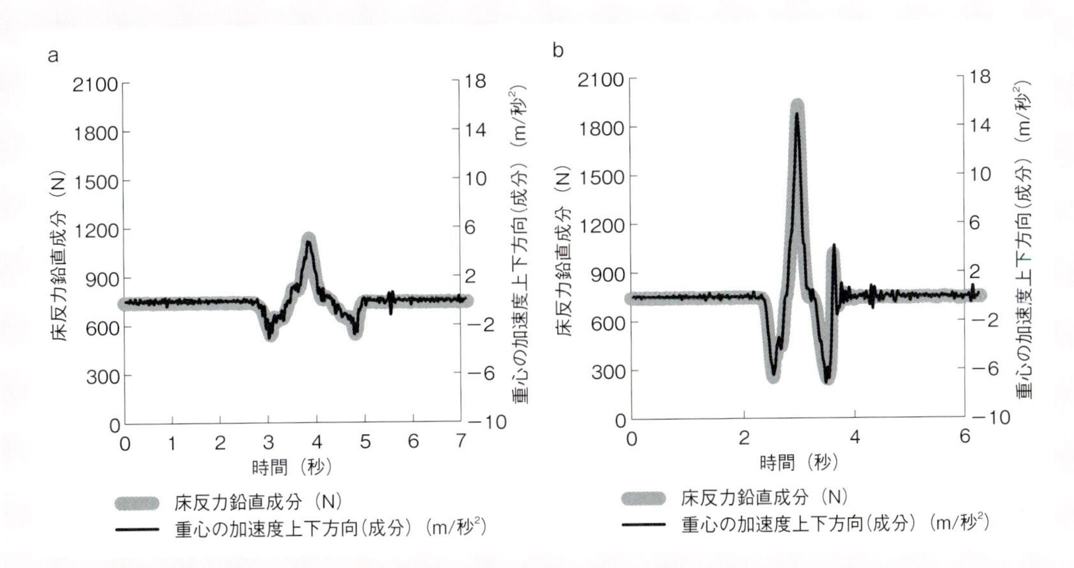

図 12　床反力鉛直成分と重心の加速度上下成分の関係
a：通常速度でのスクワット動作　b：速いスクワット動作

6）考察

体重計の値の増減は体重の増減ではなく，身体に生じた加速度の増減によるものである．重力加速度のみで静止立位をとった場合につりあった値が体重を計測した値となり，スクワットなどの動作をして上下の加速度が加わることで，体重計の値が増減している．スクワット動作による値の増減と，加速度の増減が一致することを確認する．また，スクワット動作の速度を速めたときの変化についても考察する（**図 12**）．

MEMO
図 12 では，床反力計の上でスマートデバイスを手に持った被検者がスクワットをし，その結果を作図している．体重計で確認する場合は，動画をコマ送りにして数値を読みとり，それを床反力の値の代わりに用いる．読みとりが難しければ 2 回表れる最小値と 1 回表れる最大値のみを読みとって，体重計の値の増減が加速度の増減に対応しているかを確認すればよい．

LECTURE 12

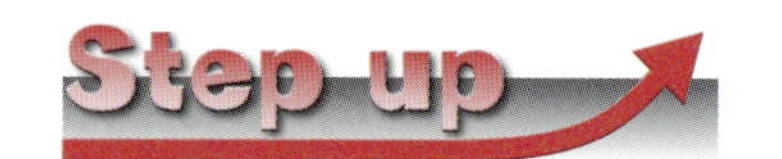

歩行時における重心の加速度と床反力の関係

1）床反力

ヒトが静止立位をとっているとき，ヒトは地面を鉛直下方に踏みつけている．このとき床を踏みつける力（作用）と大きさが同等で，かつ向きが反対の力（静止立位では鉛直上方の力）がヒトに作用し（反作用），この力を床反力という．

床反力は力であり，運動方程式が成り立つ．このとき，そのヒトが床を踏みつける力 F は

$$F=ma$$

であり，加速度 a は鉛直方向のみであるので重力加速度 g（m/秒^2）であり，その力は mg（N）である．床反力はその力と逆の向き，つまり鉛直上方の向きで大きさは mg（N）となる．

2）歩行時の重心の加速度と床反力の関係

歩行の立脚中期では，立脚下肢は斜め下前方に向かって床を踏みつけており，床反力はその向きと反対の力となる（図1）．

体重 m（kg）のヒトが歩行しているとき，立脚中期では床反力ベクトルは斜め後方を向いている（図1）．このベクトルを左右方向，進行方向，鉛直方向に分解することができる（図2）．歩行立脚時の床反力鉛直成分は2峰性の形状をしており，2つの凸とそのあいだの凹を呈するが，歩行速度の増加に伴って最初の凸が大きくなり，あいだの凹は小さくなる．この理由を考えてみる．

床反力は力であるので，物体の質量 m（kg），物体に生じている加速度を a（m/秒^2）としたとき，物体にはたらく力 F は $F=ma$ で示されることとなる．

床反力鉛直成分，重心の加速度上下だけで考えれば，$F=ma$ における a は重力加速度 g と，被検者に生じている上下の加速度を合わせたものとなる．g は一定であるので，歩行をしている被検者の上下の加速度によって床反力が増減していることになる．図3では歩行速度を変化させたときの床反力の鉛直成分と歩行時の重心加速度上下方向（成分）の関係を示しているが，歩行速度の増加に伴って床反力の最初の凸と重心加速度上下方向（成分）の最大値，およびあいだの凹と重心加速度上下方向（成分）の最小値が同様に変動していることがわかる．

したがって，同一被検者が動作することによって生じる床反力は，重心の加速度の影響を受けていることがわかる．スクワット動作においても同様の事象が観察できる．

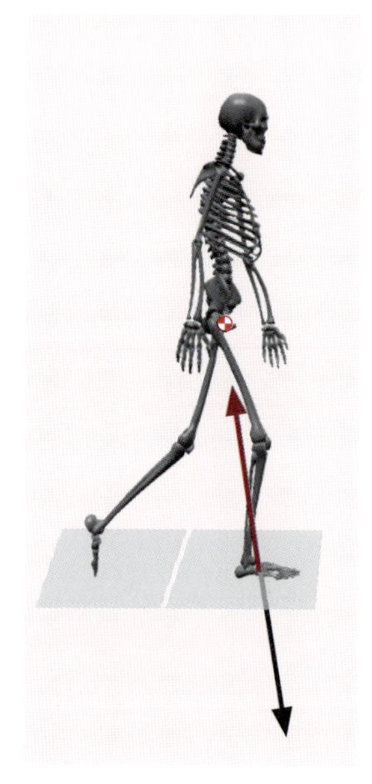

図1　立脚中期の床反力

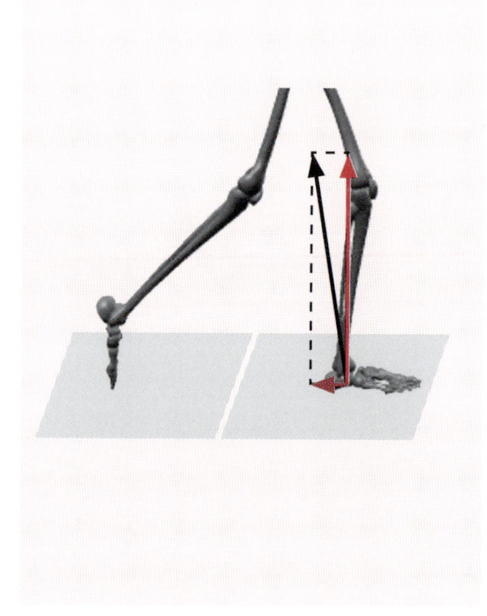

図2　立脚中期の床反力ベクトルの分解
矢状面から観察．進行方向，鉛直方向に分解（⟶：床反力鉛直成分）．

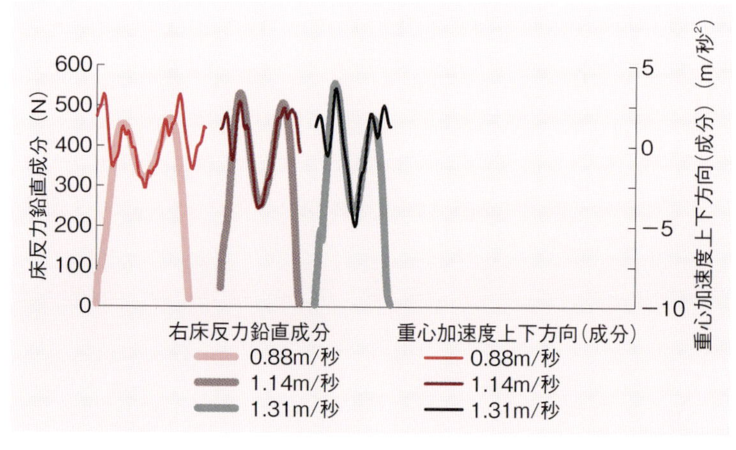

図3　歩行時の床反力鉛直成分と重心加速度上下方向（成分）の関係

LECTURE 12

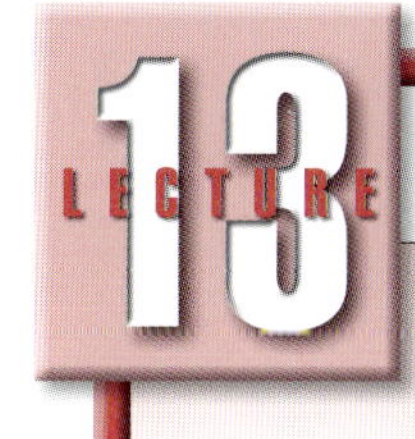

動作分析

到達目標

・ビデオカメラを用いた動作分析方法の概要を理解する.
・動作時の距離因子,時間因子(速度),関節角度を求めることができる.
・得られたパラメータから動作の速度による影響,歩行補助具による影響などを考察できる.

この講義を理解するために

この講義では,機器を用いて行う動作分析方法やその記述,動画撮影による分析方法を学び,計測を実施します.機器を用いた動作分析を学ぶにあたり,以下の項目をあらためて学習しておきましょう.

□ 歩行周期について学習しておく(『臨床運動学』).
□ 歩行の距離・時間因子とその標準値について学習しておく(『臨床運動学』).
□ 歩行速度と距離因子の関係について学習しておく(『臨床運動学』).
□ 歩行速度と下肢関節角度の関係について学習しておく(『臨床運動学』).

講義を終えて確認すること

□ 動画撮影に用いる機器に必要な性能を理解できた.
□ 動画撮影におけるビデオ機器の設置方法を理解できた.
□ 動画撮影時のモード設定を理解できた.
□ 動画から一歩行周期分を取り出し,その動画を静止画へ変換する方法を理解できた.
□ 歩行の距離因子や下肢関節角度を計測するために,適切な方法で動画撮影ができた.
□ 動画から変換された静止画を用い,歩幅を求める手順を理解できた.
□ 動画から変換された静止画を用いて一歩行周期における関節角度,歩行速度を求める手順を理解できた.

MEMO
動画を用いた動作解析では動画を静止画に変換するか，コマ送りをして解析する．そのために各コマの画像を鮮明に撮影することが必要であり，取り込み周波数は60〜120Hzが望ましい．

1. ビデオカメラ（動画）を用いた動作分析

動画撮影機器，パソコンの性能および容量の向上によって，動画による動作分析が可能になってきている．動画を繰り返し観察することのみでなく，パソコンに取り込んで動画から連続静止画として切り出し，解析する方法も可能である．ここではカメラ1台で歩行について矢状面で撮影する手順について触れる．

1）計測の留意点

計測にあたっては，動画を撮影するビデオカメラ，あるいはデジタルカメラの性能の確認が必要である．また，カメラ1台で撮影するために，カメラの設置位置には注意が必要である．

（1）取り込み周波数

歩行を分析するのであれば，60〜120Hz程度で取り込むことが望ましい．基本的には動画撮影は30Hzで撮影されているが，機種によっては60Hz以上で計測できるタイプのものが増えてきた．使用する機器のスペックを確認し，60Hzであれば60fps，120Hzであれば120fpsと表示されているので確認する．

MEMO
スペック
specificationの省略形で，ここでは機器の性能のこと．

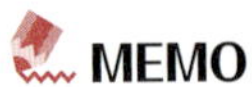

MEMO
フレームレート
動画で単位時間あたりに処理させるフレーム数（静止画像数，コマ数）．通常1秒あたりの数値でfps（frame per second；フレーム毎秒）という単位で表す．

また，動画撮影の撮影モードで60p，60iという表示がみられるが，pはプログレッシブ走査，iはインターレース走査という形式である．60pは1回の読み出しで1枚のフレームを構成しているので，60fpsであれば1秒間の動画から60コマの静止画を取り出せる．対して60iでは，奇数・偶数の走査線の信号を交互に読み出す方式（**図1**）であり，2回の読み出しで1枚を構成している．したがって，60iでは動画から静止画を取り出そうとすると1秒間に30コマの静止画となり，2コマを合成した

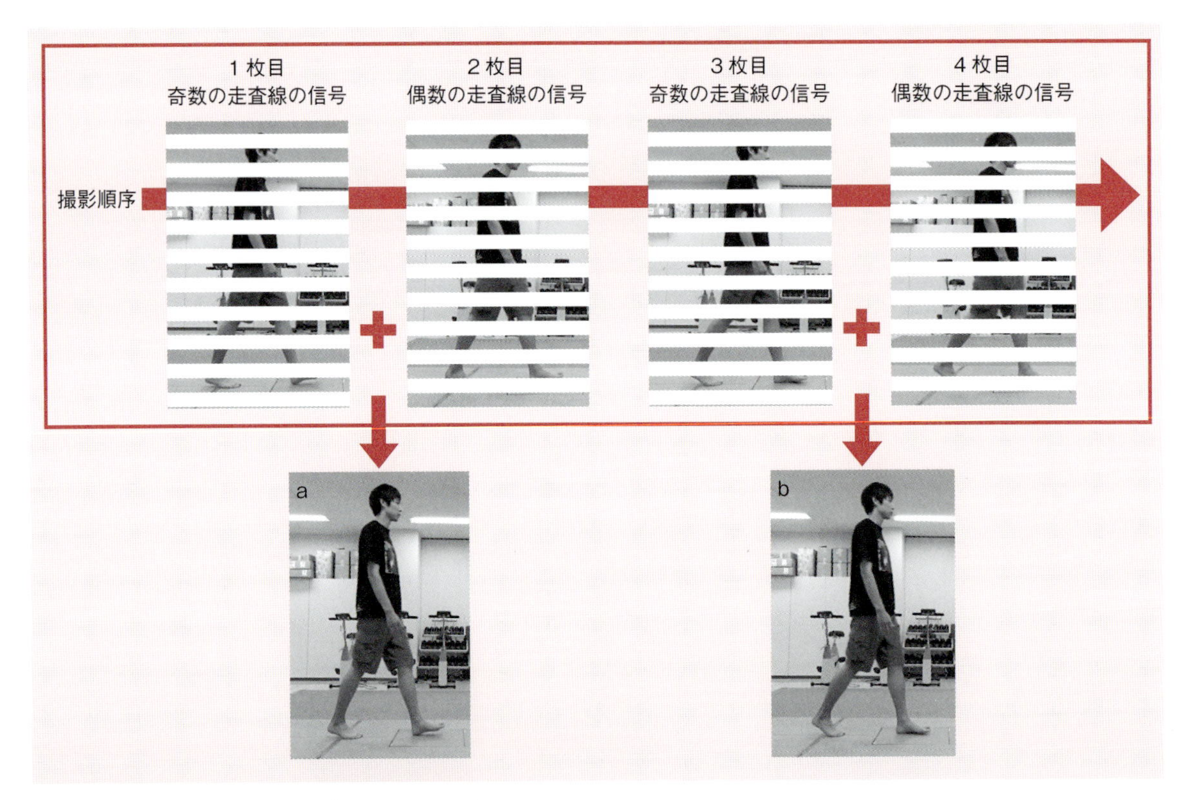

図1　インターレース方式の画像走査のイメージ
1枚の画像を横長に細かく分割し，走査線と呼ばれるこの一つ一つのパーツを上から下へ一つずつ送り受信側で再構築して，ひとつなぎの映像として画面に表示される．インターレース方式では，1枚目に撮影した奇数の走査線の信号と2枚目に撮影した偶数の走査線の信号から，aの画像をつくり出す．人間の目には，奇数の走査線が残像として残っているので，1枚の画のように見える．同じように3枚目の奇数の走査線の信号と4枚目の偶数の走査線の信号から，bの画像をつくり出している．

ような画像となるため，プログレッシブモードで動画撮影できる機種を選ぶとよい．

(2) ビデオカメラの設置

カメラを三脚に固定し，被検者の腰付近の高さにカメラが位置するように調節し，かつ，三脚の水平を調節する．カメラのモニターに水準器が表示できる場合には，表示して，カメラを水平を保つように調節する（**図 2**）．また，ビデオカメラのモニターをのぞいてみて，背景に写るドアの垂直線や水平線，壁と床の交点にできる水平線，歩行路の水平線などを参考にカメラの角度を調節する．

三脚つきビデオカメラのレンズを，進行方向の側面に平行になるように位置させる．そして，被検者の立位で全身が撮影できるようにズームを設定する（**図 3**）．ビデオカメラは定点から撮影をしているので，画面の中央付近は矢状面の動きとして撮影されているが，モニターの両端では斜め前方あるいは後方から撮影しているので，その歪みを考慮する（**図 4**）．

また，後に歩幅や重複歩距離といった距離因子を求める場合には，その画面内に距離のわかるものを一緒に写し込んでおく．ただし，奥行きによって長さが変わってしまうため，被検者の進行方向に沿った物体を写るようにしておくか，歩行路の中央付近に 4 か所長方形となるように印をつけておき，各辺の距離を計測しておくとよい（**図 5**）．あるいは，両側の足長を計測しておき，奥行きの影響をなくすために左右それぞれの足長と画面上の距離の平均値を用いてもよい（実習参照）．

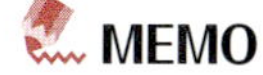

MEMO

インターレース方式とプログレッシブ方式

1 枚の画像を横長に細かく分割した走査線を 1 本おきに伝送し，2 回に分けて表示させるのがインターレース方式で，1 秒あたりに更新する画像枚数がプログレッシブ方式の 2 倍になるため，プログレッシブ方式と比較して動画をなめらかに表示することができる．一方で，すべての走査線を 1 本ずつ順番に伝送するプログレッシブ方式では，1 枚の画像を構成する走査線数がインターレース方式の 2 倍であり，画像 1 枚あたりの解像度はプログレッシブ方式のほうが高くなる．

ここがポイント！

距離の計測には背景の構造物や床に付けた 2 点以上の印を利用する．そのため，背景も被写体もぼかさずに鮮明に撮影する必要がある．コンパクトデジタルカメラではその構造上，背景も比較的鮮明に撮影することができる．

気をつけよう！

画像を用いた距離因子解析の限界

1. 前額面で撮影したときの歩隔の計測のように，奥行きの影響が大きい場合には，距離因子の解析は困難である．
2. 片麻痺患者のように，麻痺側で股関節外旋や toe-out が大きく生じる場合は，その足長を用いて他の距離因子を計測するのは適切ではない．

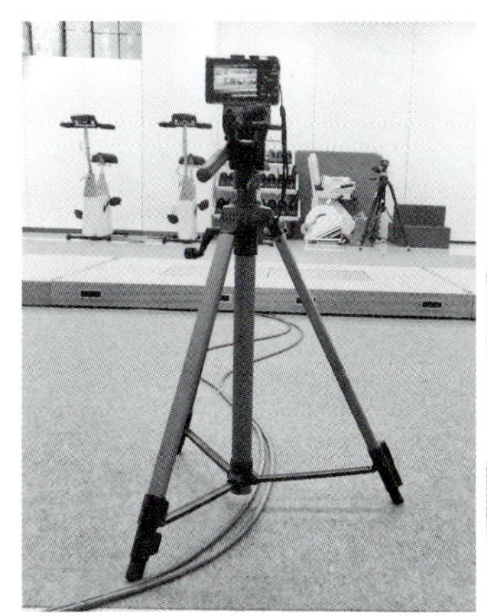

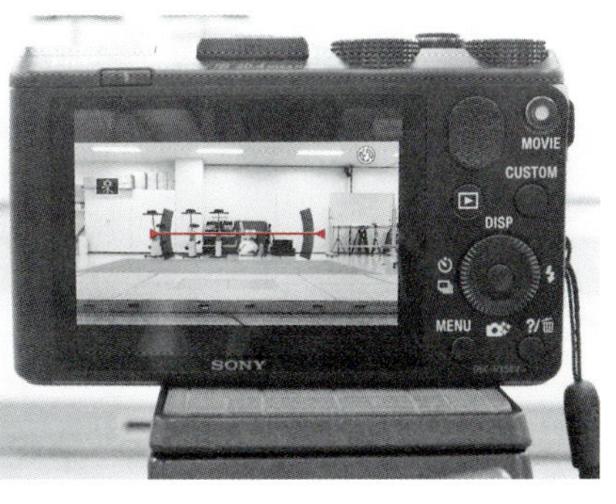

図 2 ビデオカメラの設置
三脚に固定し，水準器を表示して水平を確認し，歩行路の角に合わせてカメラの向きを調節する．

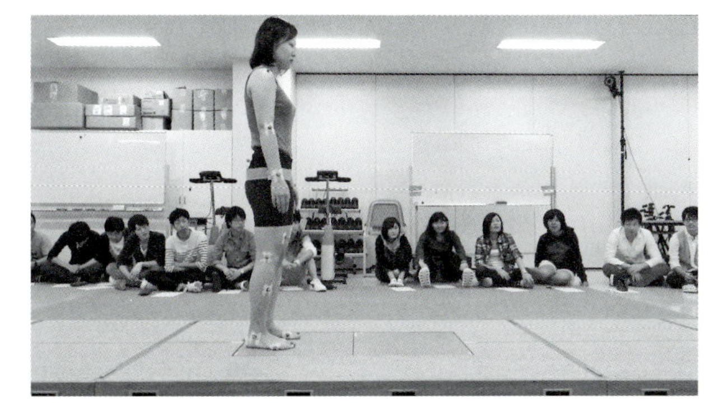

図 3 ズームの設定
被検者の立位で全身が撮影できることを確認する．

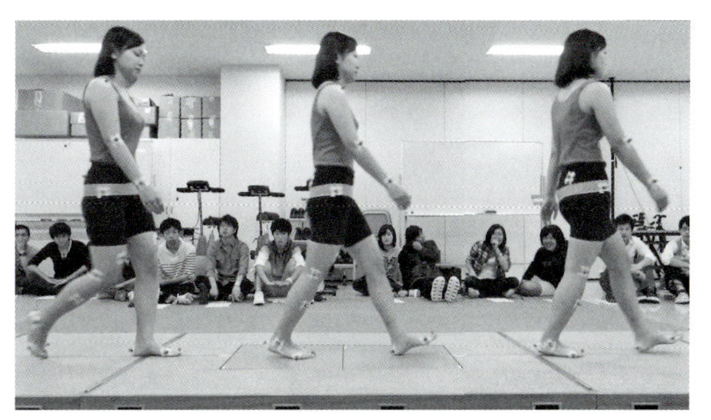

図 4 カメラと被検者の位置変化による歪み
体幹で比較すると中央は矢状面で撮影されているが，左と右は斜めに撮影されている．モニターの両端は斜め前方あるいは後方から撮影しているので，その歪みを考慮する．

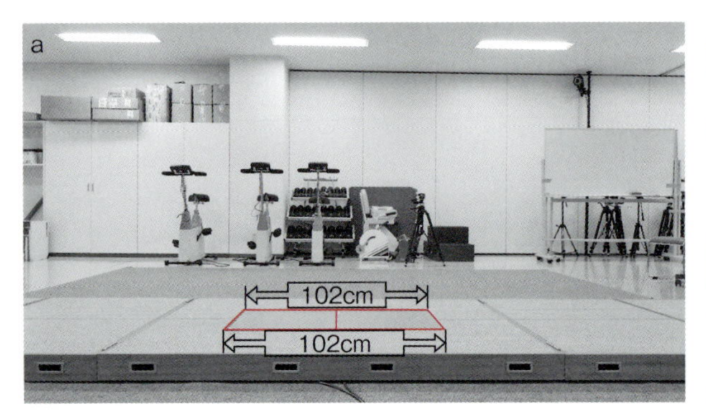

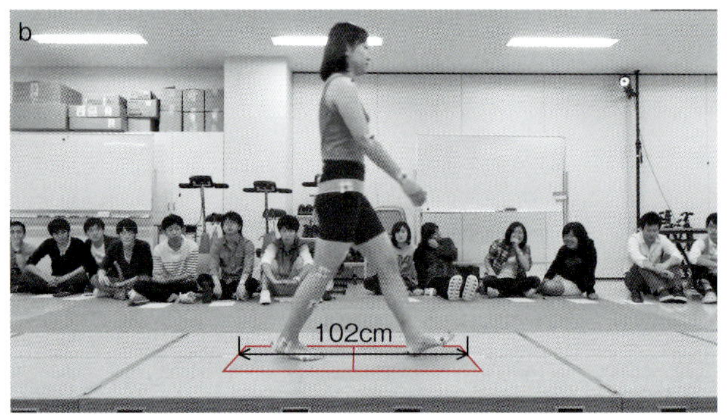

図5 奥行きの影響
床反力計の長辺51cm×2（＝102cm）の距離で比較してみると，床反力計の短辺46cmの奥行きでも，手前のほうが奥より長く見える差が生じている（a）．そこで，ここでは，被検者の歩行している中央付近を距離の指標にした（b）．

①カメラ付属ソフトで一歩行周期分を切り出す
② AVCHDファイルをaviファイルへ変換する（図7）

動画編集ソフトAviUtlを用いる場合
・AVCHDをプラグインで扱えるようにするCCCPコーデックを導入
・動画編集ソフトをインストール
・プラグインをダウンロードし，動画編集ソフトのディレクトリにコピー

③ aviファイルから連続静止画へ変換する（図8）

動画を静止画に連続で切り出せるソフトをインストール

図6 動画から静止画へのファイル変換例
インターネットで検索してフリーソフトを利用した例を示す．インストールするOSや動画の形式によってファイル変換のプロセスは異なる．

2）ソフトウェアの準備

動画撮影後にその動画の一歩行周期分を切り出したり，動画から連続静止画に変換したりするためのソフトウェア（ソフト）を準備する．パソコンのOS，動画ファイルの種類に依存するため，それらにみあったソフトの選択と手順が必要になる．

（1）動画の編集ソフト

動画を撮影した後に，動画の不要な部分をカットしたほうがファイルのサイズが小さくなるため，その後の作業効率が改善する．

歩行の場合は一歩行周期分のデータが必要になる．コマ送り/戻しをしながら初期接地の時期を探し，一歩行周期分のみを切り出すようにする．

動画編集には，デジタル画像上の複数個の点をクリックすることで角度や距離を求めることができるソフトを用いる．しかし，読み込める動画の形式やサイズが限られていることから，一度連続静止画に変換し，静止画で解析するのが現実的である．そこで，動画から連続で静止画を切り出すソフトをインストールしておく．

実際にAVCHDファイルの動画を，JPEGファイルの静止画へ変換するまでの流れの例を**図6**に示した．

最初に，AVCHDファイルの動画を，aviファイルに変換するフリーソフト「AviUtl」を用いて動画を読み込む．画像サイズが大きくて読み込めない場合は，設定を変えて再起動すれば読み込める（**図7a**）．aviファイルに変換するときに画像サイズを変更する場合には，サイズの縦と横の比が変わらないように，公約数を用いてサイズの設定をする（**図7b**）．設定を確認してaviファイルに変換する（**図7c**）．

静止画への変換前に動画のコマ数が変換後の静止画の数と等しいか確認する（**図8**）．

MEMO
OS（operating system；オペレーティングシステム）
システム全体を管理するソフト．パソコンではMicrosoft社のWindowsシリーズやApple社のMac OS Xなどが，スマートフォンやタブレットなどではGoogle社のAndroid OSやApple社のiOSが多く用いられている．

気をつけよう!
動画の形式によっては，ソフトだけでなくコーデックやプラグインなどが必要になる．パソコンのOS，撮影された動画の形式から調べて，必要なソフトをインストールする．

MEMO
ソフトに機能を追加する小さなプログラムをプラグイン（plug-in）といい，データ圧縮・伸張を行う装置やソフトをコーデックという．

MEMO
AVCHD（advanced video codec high definition）
ブルーレイディスク™のアプリケーションフォーマット「BDMV（Blu-ray Disk Movie）」を応用し，ハイビジョン映像をビデオカメラで記録するための規格の一つ．メーカーによって動画の形式が異なるので，使用するソフトも変わってくる．

MEMO
avi（audio video interleave；オーディオ・ビデオ・インターリーブ）
動画用ファイルフォーマット．

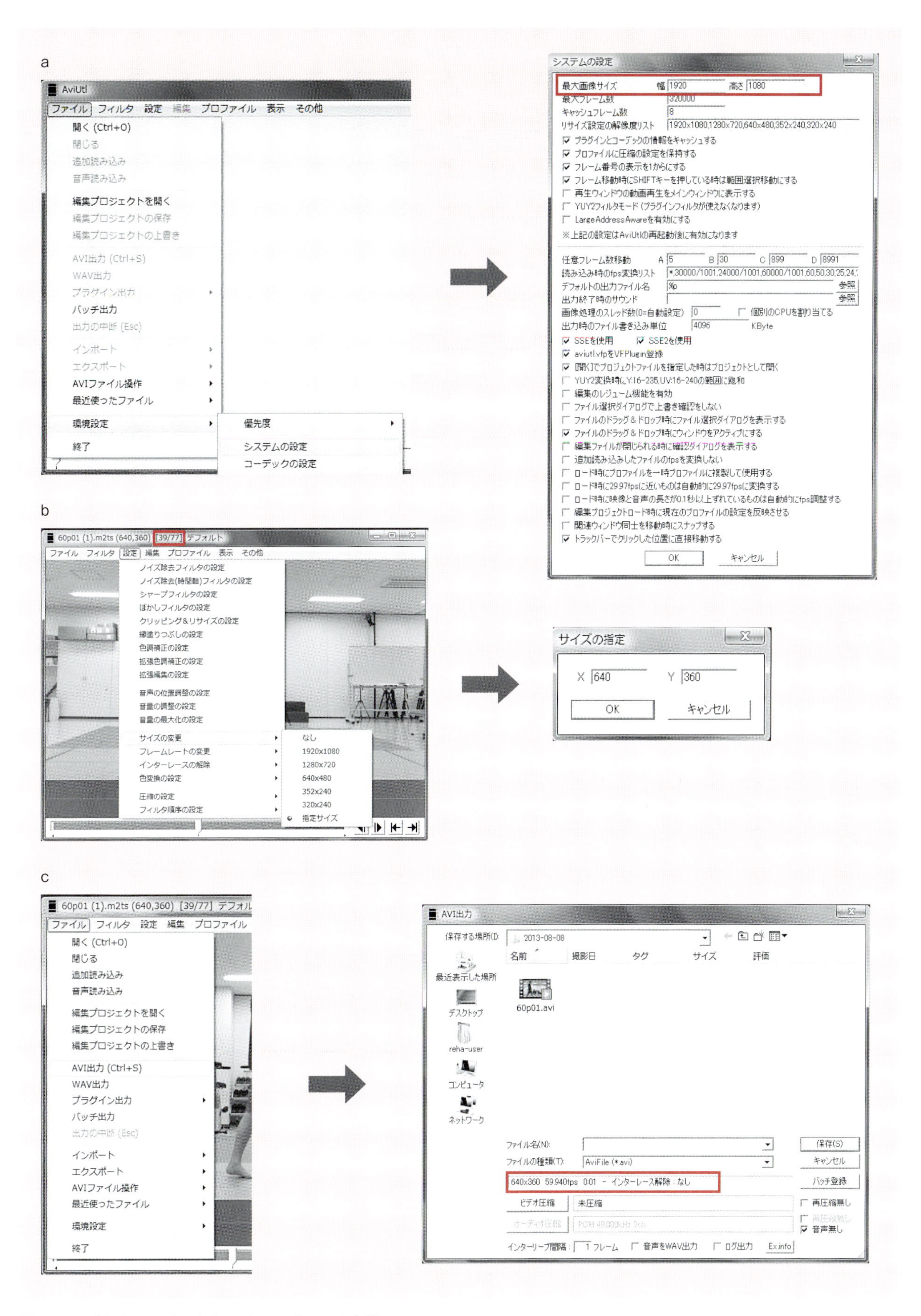

図 7　AVCHD ファイルから avi ファイルへの変換

a：avi ファイルへ変換するソフト（ここでは，フリーソフト「AviUtl」を利用した）に動画を読み込む．動画サイズが大きくて読み込めないときはシステムの設定の最大画像サイズを変更し，ソフトを再起動する．

b：avi ファイルに変換するとファイルサイズが大きくなるので，画像のサイズを縦，横の公約数をとって 1,920 × 1,080 → 640 × 360 へと変更する．このとき，コマ数を確認する（この場合は 77 コマ）．

c：設定を確認し，avi ファイルに変換する．

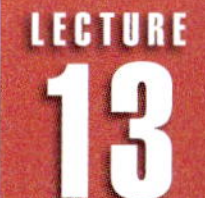

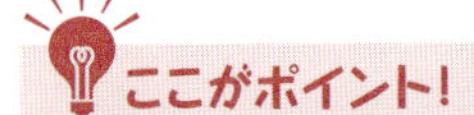

ここがポイント!

動画を静止画に変換するソフトを選択する際には，連続したコマの動画をまとめて連続静止画へと変換できるものを選ぶ．

avi ファイルに変換するフリーソフトを「AVCHD　avi　変換」「avi　静止画　変換」というようにインターネットで検索したのち，選択するときのポイントは次の通り．やみくもにダウンロードするのではなく，ソフトの特徴を把握したうえで選ぶ．

- パソコンの OS の種類やシステムの種類（32 ビットなのか，64 ビットなのか，など）に対応している．
- 撮影した動画のファイル形式を読み込める．
- 60fps の動画にも対応している．
- 撮影した動画サイズが読み込めるだけでなく，動画の形式およびサイズの変更も可能である．
- カメラ付属のソフトがない場合に，動画のフレームの範囲を指定して切り出せる．

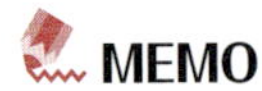

MEMO

Lecture 12 で触れた二次元の動作解析ソフト Kinovea であれば，AVI，MPG，MOV，WMV，MP4，FLV，3GP，MKV，VOB，MOD，TOD といった拡張子のさまざまな動画を読み込むことが可能である．このソフトは，画像上の重心の場所や距離因子の推定，画像上の各身体部位の軌跡追跡（ピクセル数で表示）や角度計測，などが可能だが，Microsoft Excel への出力は一部のデータしか扱えない．たとえば，動画から静止して表示されたコマの角度データは出力されるが，連続する全コマのデータを Microsoft Excel に出力することはできない．

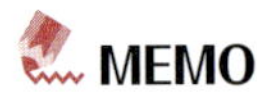

MEMO

ImageJ

アメリカ国立衛生研究所（NIH）で開発されたオープンソースで，パブリックドメインの画像処理ソフトである．ImageJ のウェブサイトからダウンロードのページを開き，一覧からパソコンの OS を選んでシステム用のソフトをダウンロードし，インストールしておく．

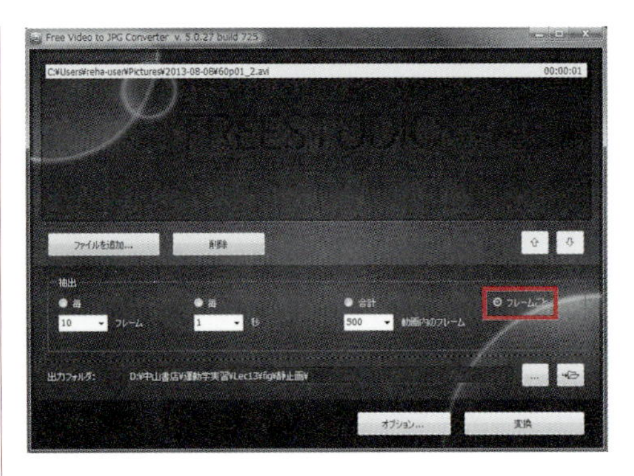

図８　avi ファイルから連続静止画への変換
フリーソフト「free Video to JPG converter」を利用して，avi ファイルを一歩行周期分の連続静止画へ変換する．

（2）静止画から画像を処理するソフト

ここでは ImageJ を例にあげて解説する．読み込める静止画の形式が限られているので，確認する．TIFF，GIF，JPEG，BMP などが対応している．

3）動画撮影の留意点

撮影は，スペースに余裕がある場所で行う．歩行であれば，最低でも 5m 程度直線歩行ができるスペースのある場所で行う．

（1）撮影前

被検者に肩峰や股関節中心（重心を求めるなら大転子），膝関節中心，足関節中心，第 5 中足骨骨頭付近など，角度を求めるために必要な部位に何かしらの見やすいマーカを貼る（マーカ貼付位置については Lecture 12 参照）．マーカは衣類のズレを考慮し，できるだけ体表に直接貼付するか，衣類の上ならば位置がずれないようにガムテープなどで固定した上に貼付する．

（2）カメラの設定の確認

静止画から画像処理に使用するソフトの動作環境を確認し，動画の画素数を設定する．歩行を計測するときは，横 640 × 縦 360 など横に長い設定が望ましい．

（3）リハーサル

カメラの前で数回動作をしてもらい，動画撮影開始のタイミングの練習を行う．歩行の場合は，画面中央付近で一歩行周期をとらえられるよう，被検者の歩行開始の位置を前後に調節し，足合わせをする（**図 9a**）．歩行速度を速めるときは，歩幅が大きくなるため（Lecture 14 Step up 参照），1 枚目の床反力計の後端寄りに踵が載るように足合わせをする（**図 9b**）．被検者は足合わせ後に，足下を見ずに視線を前方に向けて自然な歩行をするように心がける．

（4）撮影

カメラの前で数回動作をしてもらい，動画撮影を行う．歩行の場合，中央の一歩行周期とその前後を含めて撮影しておく．念のため，数回繰り返して撮影しておく．

2. ビデオカメラ（動画）を用いた動作分析の実際

ここでは，歩行時に矢状面での動画を 1 台のカメラで撮影し，静止画に変換し，一歩行周期分の連続静止画を抽出した後の，歩幅や歩行速度，関節角度を求める例を示す．

1）歩幅の算出

左右の立脚中期で踵の位置がわかりやすい写真 2 枚を合成しておく．**図 10a** は左右それぞれの立脚中期の静止画を用いて，位置をそろえて合成して 1 枚の写真を作成

a
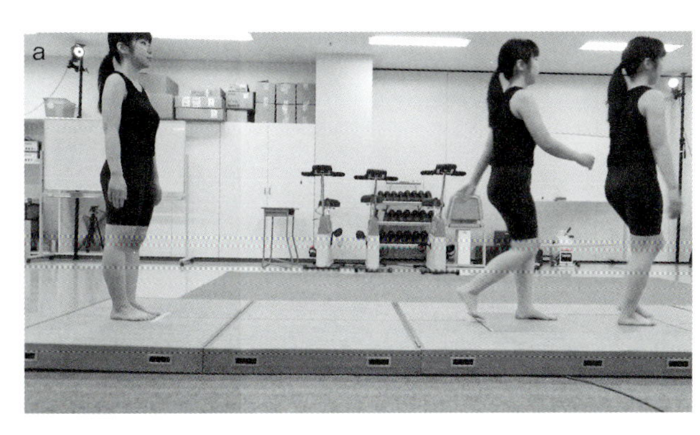

b
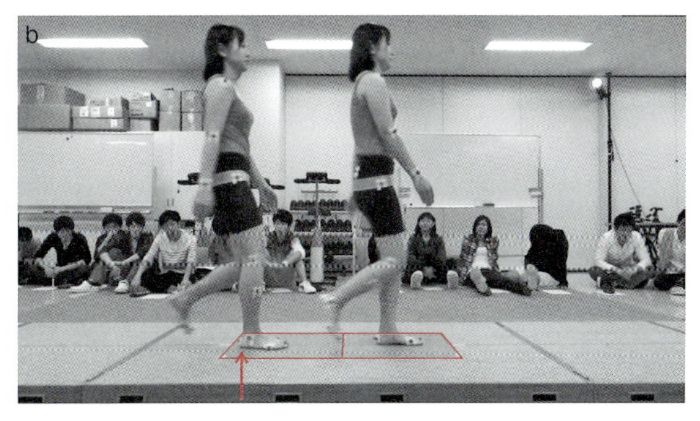

図 9 足合わせ
床反力計の大きさで歩幅を計算するために，床反力計に左右の足部が載るように足合わせをする．
a：画像の中央付近で歩幅が計測できるよう，歩行開始の位置を前後に変える．
b：歩幅が大きい場合には，床反力計の後ろ端寄りに初期接地位置がくるよう，調整する．

a
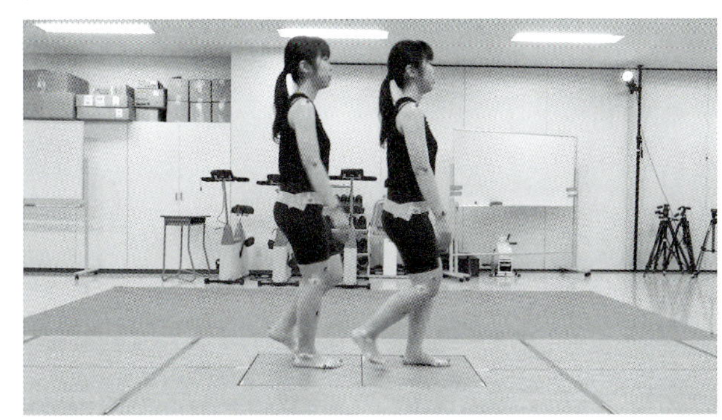

b
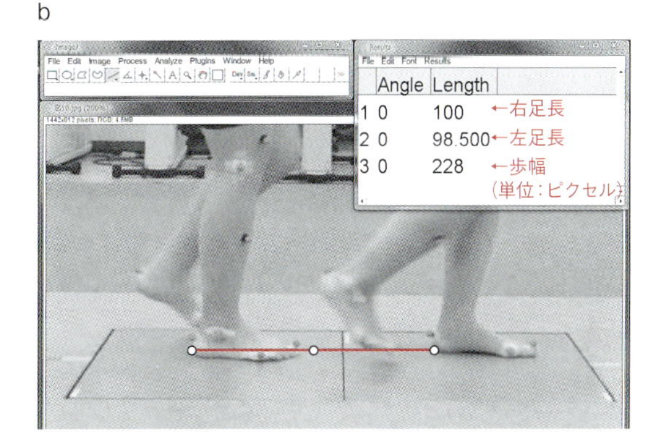

図 10 歩幅の算出
a：歩行路中央付近を右→左の順に立脚している合成の写真．三脚で固定して撮影しているので，パワーポイント上で２枚の写真を重ねて貼り，図ツールのトリミングを使って左右の足元が見えるように切り取って合成し，グループ化して写真として保存した．
b：「ImageJ」を用いた歩幅の計測．「Results」のピクセルの値を用いて，左右の足長の平均値（22cm 相当）から歩幅を求める．

している．この写真から足部が通過している歩行路中央付近，あるいは足長など，距離の判明するものをドラッグし，ピクセル数を計測する．

図 10b ではその合成した写真と ImageJ を用いて左足長，右足長のピクセル数を計測し，その平均値 $L_{lt,rt}$ を求めている．左右とも足長は 22cm であるが，左のほうが奥に着地しているので左のピクセル数（98.5）は右（100）よりも少ない．

$$L_{lt,rt} = \frac{100 + 98.5}{2} = 99.25$$

この平均ピクセル数（99.25）を実際の足長である 22cm 相当とし，歩幅のピクセル数から歩幅 L_{step} を計算で求める．

$$22 : 99.25 = L_{step} : 228$$

$$L_{step} = \frac{22 \times 228}{99.25} \fallingdotseq 50.54 \text{ (cm)}$$

同様にして，重複歩距離などの矢状面の距離を求める．

2）歩行速度の算出

体幹（肩峰，股関節など）のマーカから一歩行周期分の進行方向の移動距離を求める．**図 11** では股関節マーカを用いている．

奥行きを考慮するため，右股関節マーカがおよそ通過している場所を確認する．すると，奥行きにおいて，股関節マーカは床反力計中央と手前のあいだを通過していることがわかる．進行方向 1.02m の床反力計奥行き中央が 492 ピクセル，床反力計奥行き手前が 540 ピクセルであることから，その平均値を用いて 516 ピクセルとし，こ

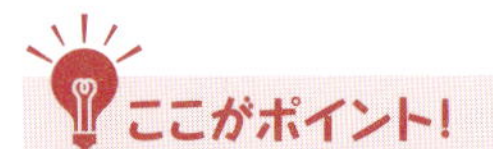

画面の中央付近で撮影できた画像を使う．画像の端では矢状面ではなく斜めの画像となっているため，誤差が生じやすくなってしまう．

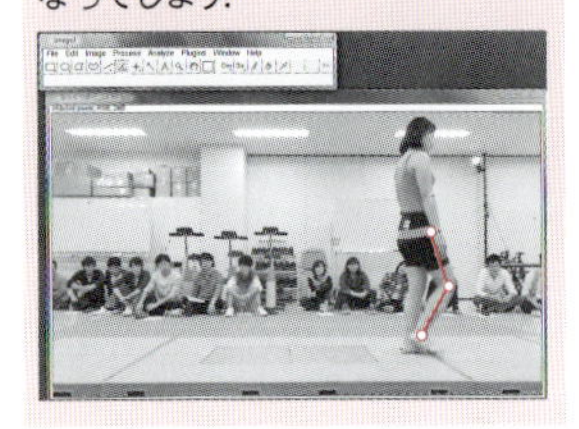

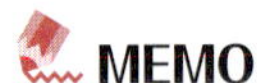

フリーソフト Kinovea を用いる方法
合成した写真を読み込み，足部が通過している床反力計中央付近を線で結び，その距離の値で較正すると，左右の踵を結んだ線上にその距離が表示される．

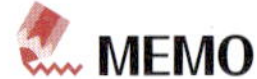

撮影と同時に三次元動作解析装置（Vicon612〔Vicon Motion Systems〕）で計測し，市販ソフト（Bodybuilder〔Vicon Motion Systems〕）で重心位置と所要時間から速度を求めて精度を確認したところ，歩行速度は1.19m/秒であり，撮影から計算で求めた結果とほぼ一致した．

れが 1.02m に相当している．

次に，股関節マーカの位置で見た進行方向の移動距離は 590.667 ピクセルであるので，これを距離 D に換算すると

$$D = \frac{590.667 \times 1.02}{516} \fallingdotseq 1.16 \ \text{(m)}$$

となる．Kinovea で距離を求めると，1.16m となった（**図 12**）．

続いて，その一歩行周期分のコマ数（静止画の総枚数 − 1）から所要時間を求める．たとえば，60fps で一歩行周期分の静止画が 60 枚であれば所要コマ数は 59 コマであり，その所要時間 t は

$$t = \frac{59}{60} \fallingdotseq 0.98 \ \text{(秒)}$$

となる．以上のことから，歩行速度 v は

$$v = \frac{1.16}{0.98} \fallingdotseq 1.18 \ \text{(m/秒)}$$

となる．

3）一歩行周期の関節角度の算出

ImageJ を起動する．一歩行周期の最初の静止画を開き，角度計測のマークをクリックする．角度を求めたい関節中心とその隣り合う関節中心を順にクリックする（**図 13**）．クリックすべき位置がわかりにくいときは，Image/Zoom のところで画面を拡大表示し，ハンドマークで計測したい場所が表示されるよう移動してからクリックするとよい．3 点クリックできたら，Analyze/Measure をクリックすると Results 画面に結果が表示される．この操作を一歩行周期分，順に行う．そして，Results 画面の数値を Microsoft Excel に変換して作図する．

なお，撮影と同時に三次元動作解析装置（Vicon612〔Vicon Motion Systems〕）で計測し，市販ソフト（Bodybuilder〔Vicon Motion Systems〕）で膝関節屈曲角度を求めて精度を確認したところ，**図 14** のような結果となった．歩行周期 15〜40％付近で若干の誤差が認められた．膝関節屈曲位で体重を支持する際の膝関節回旋や内反などの影響が考えられる．

Kinovea の角度ツールを用いれば，角度の計測も行える（**図 15**）．動画上に角度計

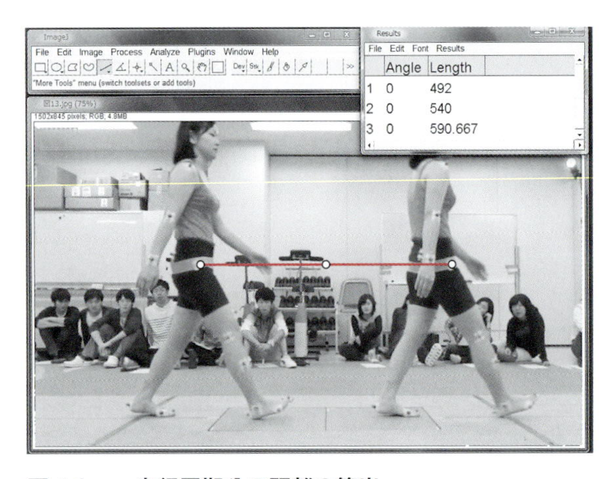

図 11　一歩行周期分の距離の算出
ImageJ 使用例．手順は，①一歩行周期の最初と最後の写真の位置を合わせて合成した画像を作成し，体幹のマーカから移動距離を求める．奥行きの位置として，右股関節マーカが床反力計の中央〜手前の部分を通過している．②床反力計中央および手前のピクセル数を計測して平均値を求める．この値は床反力計の幅 1.02m に相当している．③股関節マーカの移動距離のピクセル数を計測し，移動距離に換算する．

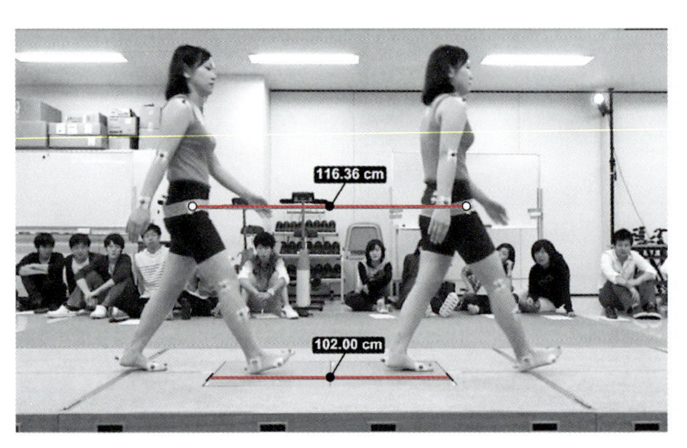

図 12　距離の算出
Kinovea 使用例．対象となるマーカが通過しているであろう床反力中央から手前の部分付近でドラッグして求めたところ，1.1636m となった．

	Area	Mean	Min	Max	Angle
1	0	0	0	0	179.338
2	0	0	0	0	179.255
3	0	0	0	0	177.141
4	0	0	0	0	173.088
5	0	0	0	0	171.577
6	0	0	0	0	169.572
7	0	0	0	0	168.288
8	0	0	0	0	166.076
9	0	0	0	0	165.672

図 13　角度の算出
9 フレーム目の画像を開いて計測したところ．角度計測タブをクリック後，股関節マーカ→膝関節マーカ→足関節マーカの順にクリックし，Analyze/Measure をクリックすれば結果が表示される．

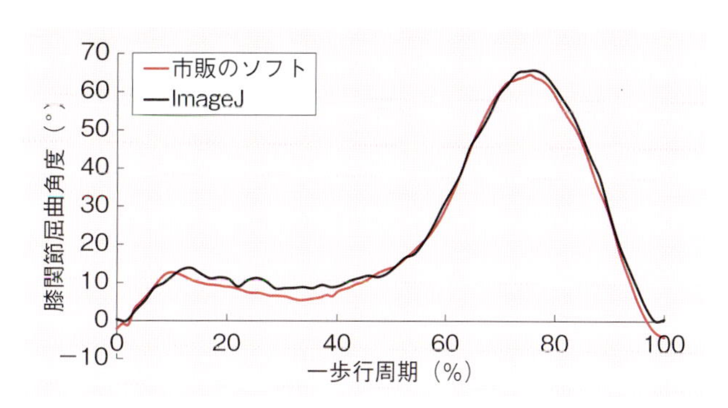

図 14　膝関節屈曲角度算出の精度
横軸は一歩行周期を 100% として計算し，ImageJ で求めた膝関節屈曲角度と，三次元動作解析装置（Vicon612〔Vicon Motion Systems〕）で計測して市販のソフト（Bodybuilder〔Vicon Motion Systems〕）で求めた膝関節屈曲角度との差を示している．

a

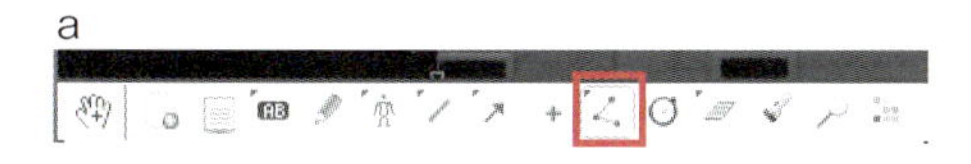

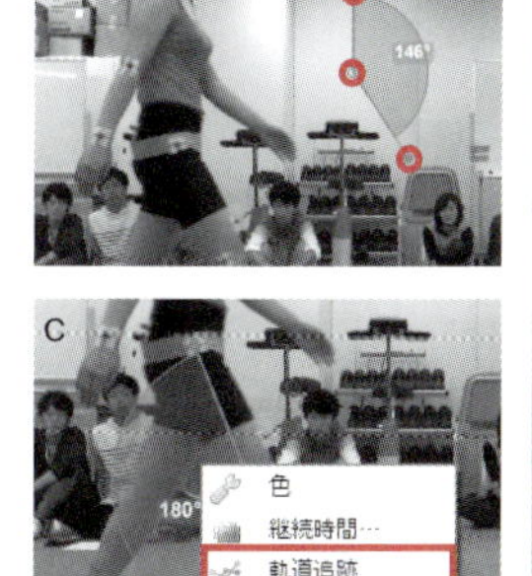

c

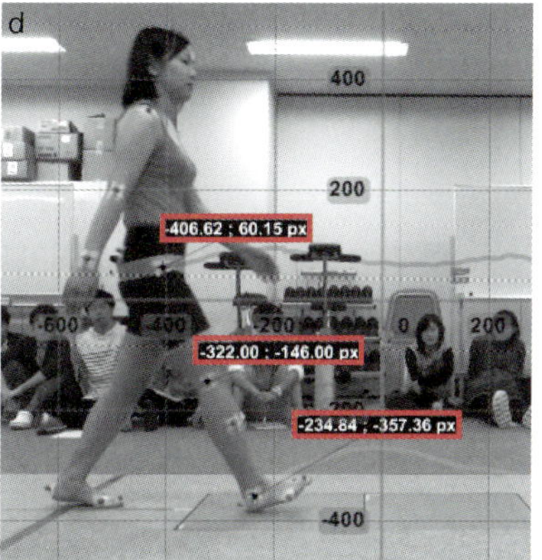

図 15　角度の算出
Kinovea 使用例．ソフトを起動して動画を開き，Key images controls 内にあるツールバー（a）の角度のボタンをクリックしてから画面上にドラッグすると角度計が表示される（b）．この画面上で角度計の 3 点の丸の位置をドラッグして適当な位置に合わせると，角度を求めることができる．角度計の上で右クリックして軌道追跡をクリックし（c），1 コマずつ送りながら角度を構成する 3 点の軌跡（ここでは膝関節角度を算出しているので，股関節中心，膝関節中心，足関節中心の位置）を追跡すると，その 3 点の座標データが出力される（d）．そこから，Microsoft Excel などで三角関数を用いて角度を求める．

を表示させることができるのでイメージとしてとらえやすい．ただし，連続する角度計測の数値を出力するには煩雑さを伴う．

■参考文献

1）臨床歩行分析研究会（監修），江原義弘ほか（編）．臨床歩行計測入門．東京：医歯薬出版；2008.

MEMO

二次元動作解析ソフト

Kinovea では，動画に角度を表示させることが可能である．しかし，Microsoft Excel などのスプレッドシートへの出力は 1 コマ分のみであるため，コマ送りしながら出力する必要がある．あるいはその角度を構成する 3 点の軌跡を追跡し，その 3 点の座標データを出力し，Microsoft Excel 上で三角関数を用いて角度を求めることとなる．したがって，角度計測については ImageJ のほうが使いやすい．

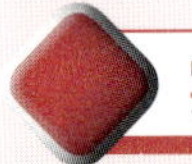

実習

実習課題．歩行速度が歩幅や下肢関節角度に及ぼす影響

1）実習目的

撮影された動画から歩行における歩幅と速度を測定し，歩行速度の変化による歩幅への影響を理解する．

2）対象

被検者１人，検査者１人．

3）使用機材

歩行する 5m 以上の平坦なスペース．

動画撮影できるビデオカメラやデジタルカメラ（動画撮影 60fps でプログレッシブ走査で撮影できるもの），三脚，マーカとなるもの５個．

4）実習手順

①被検者はショートパンツとタンクトップを着用する．

②被検者の右側の肩峰，大転子，大腿骨外側上顆（膝関節屈伸軸），外果，第５中足骨骨頭の５か所にマーカを貼る．

ここがポイント!
マーカを貼る５か所については，関節中心の求め方（Lecture 12 参照）を応用する．

③被検者は歩行路中央付近で立位をとり，全身のマーカがとらえられるようカメラの位置を確認する．その後，歩行路上を数回歩いてカメラの画面中央付近で確実に一歩行周期がとれるよう，歩行の開始位置を調節する．

④歩行路中央に距離がわかるような印をつけるか，左右それぞれの足長を計測しておく．

⑤歩行速度を自覚的に通常，ゆっくり，速いと変化させて数回ずつ撮影しておく．

5）データ処理

講義で述べた手順に従ってデータ処理を行い，歩行速度，歩幅，下肢関節角度を求める．

6）考察

歩行速度の増加に伴い歩幅や角度がどのように変化しているか，作図を行って確認し（**図 1〜3**），歩行速度増加による影響について考察する．

a

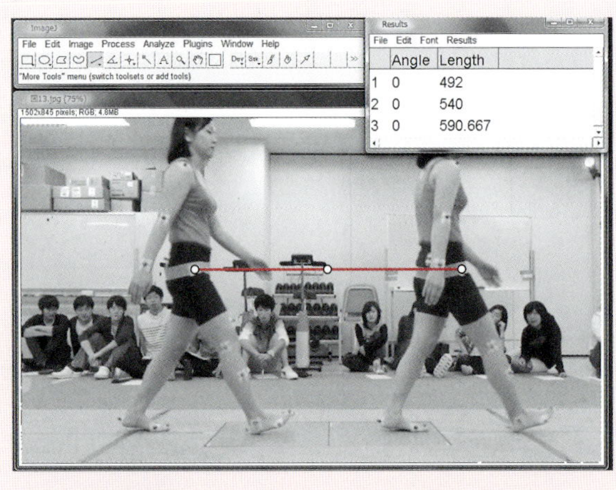

b

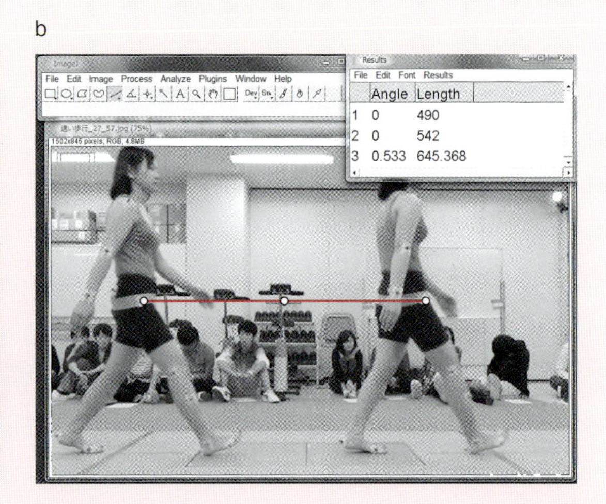

図 1　歩行速度
a：通常歩行速度（1.18m/秒）　b：速い歩行速度（1.36m/秒）

a

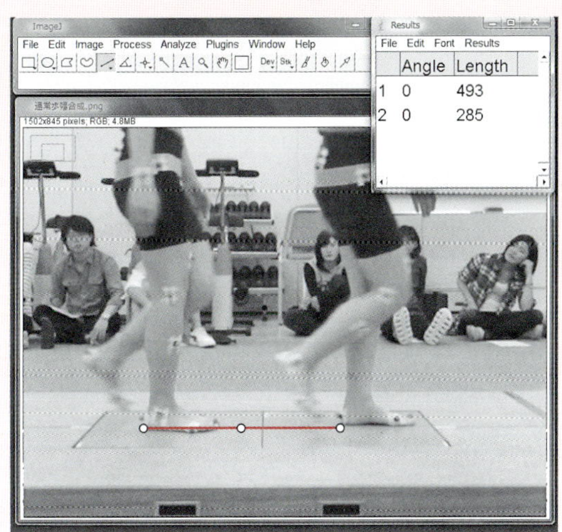

b

File Edit Image Process Analyze Plugins Window Help
File Edit Font Results
Angle Length
1 0 490
2 0 309

図２　歩幅

a：通常歩行　$L_{step} = \frac{1.02 \times 285}{493} \fallingdotseq 0.59$（m）

b：速い歩行　$L_{step} = \frac{1.02 \times 309}{490} \fallingdotseq 0.64$（m）

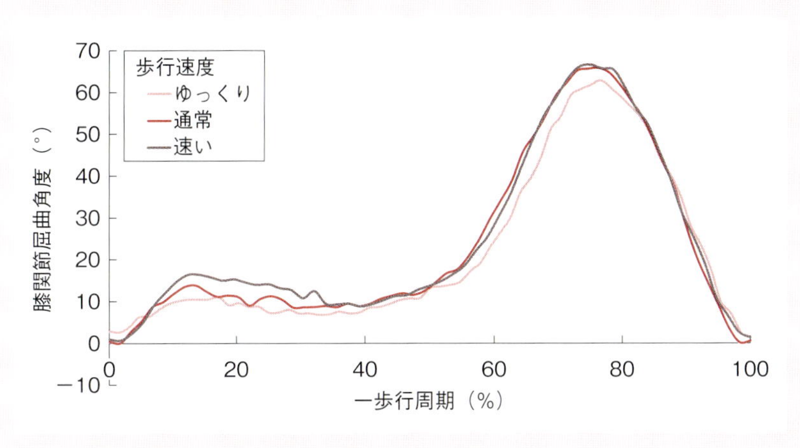

図３　歩行速度による膝関節屈曲角度の違い

一歩行周期の 15～20% の部分の屈曲角度に差が認められる．

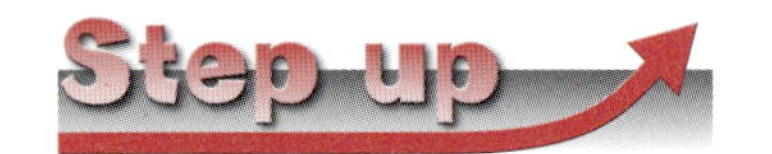

片麻痺患者の歩行における歩行補助具の有無による歩幅および重複歩距離への影響

片麻痺患者の動画を用いて，歩行補助具の有無が歩幅および重複歩距離に与える影響について考察する．左片麻痺（ブルンストロームステージ上肢Ⅳ，下肢Ⅴ，感覚脱失）の症例の裸足歩行において，歩行補助具なしの場合とT字杖を使用した場合の歩行時の重複歩距離を比較した．

1）歩行補助具なしの歩行

三脚でカメラを固定し，矢状面の動画を撮影する．連続した麻痺側，非麻痺側の初期接地から立脚中期に相当する静止画2枚を選び，合成した写真を作成する．左足長の21.5cmを較正値として歩幅や重複歩距離を求める．

麻痺側が接地したときの歩幅（右の踵から左の踵までの距離）は約16.4cm（図1a），非麻痺側が接地したときの歩幅（左の踵から右の踵までの距離）は約14cm（図1b），右の重複歩距離（右の踵から右の踵のまでの距離）は約30.2cmとなった（図1c）．左右とも歩幅が狭く，特に，麻痺側で支持したときの，非麻痺側の歩幅は麻痺側の歩幅よりも狭い．

2）T字杖を使用した歩行

麻痺側が接地したときの歩幅（右の踵から左の踵までの距離）は約31cm（図2a），非麻痺側が接地したときの歩幅（左の踵から右の踵までの距離）は約30cm（図2b），右の重複歩距離（右の踵から右の踵までの距離）は約62cmとなった（図2c）．T字杖を使用することで，歩幅も重複歩距離も2倍程度となった．

本症例においては感覚が脱失しており，裸足歩行では麻痺側下肢のみで支えると支持している感覚や麻痺側足底面内に存在している圧作用点の位置の感覚のフィードバックがなく，前方への重心移動が困難となっているのではないかと考えられる．また，非麻痺側で支持した際には後方にある麻痺側との歩幅が狭いために，遊脚の振り子の幅が小さくなり，麻痺側の振り出しも狭くなったのではないかと考えられる．

以上のことから，T字杖の使用は支持基底面を増やすとともに，下肢の振り幅に影響を及ぼすことがわかった．

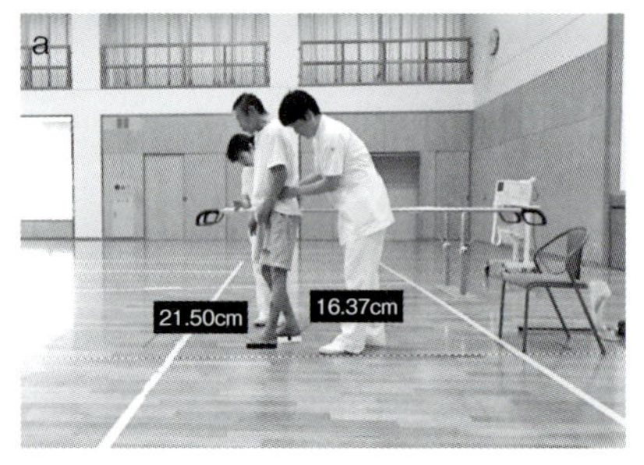

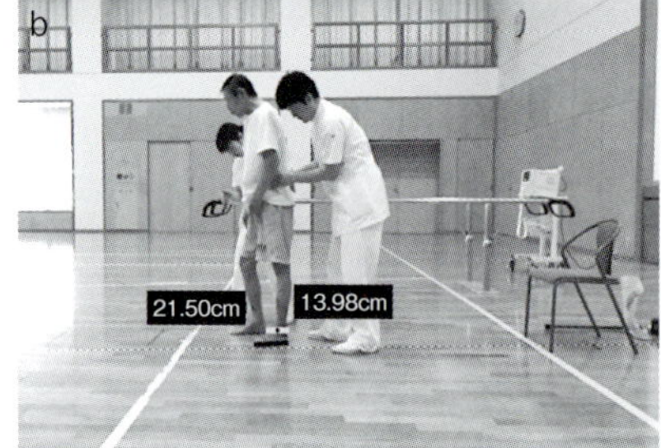

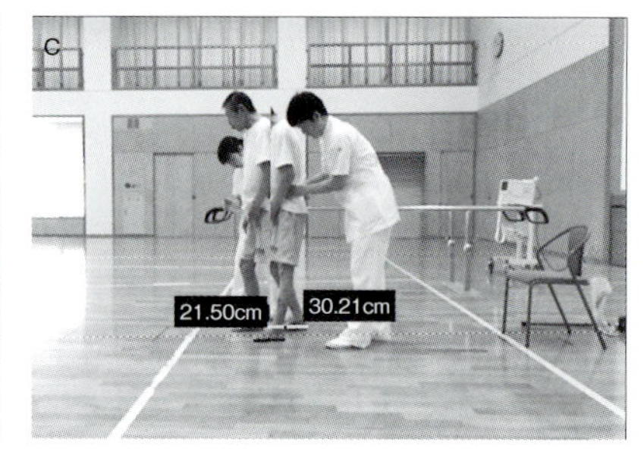

図1　片麻痺者の裸足時の歩行分析
麻痺側の左足長（21.5cm）を基準とし，Kinoveaを用いて算出．a：右踵から左踵までの歩幅　b：左踵から右踵までの歩幅　c：右踵から右踵までの重複歩距離

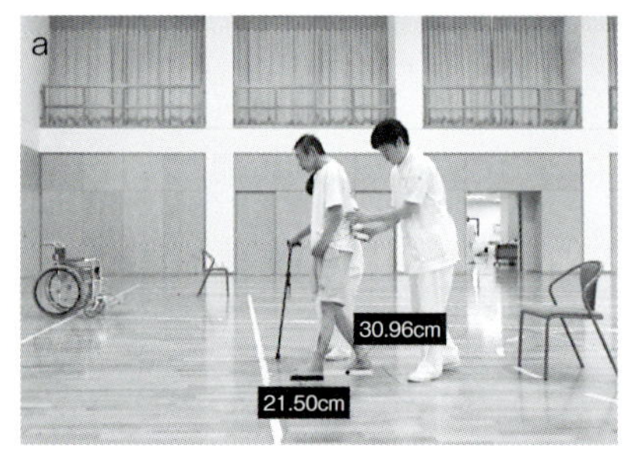

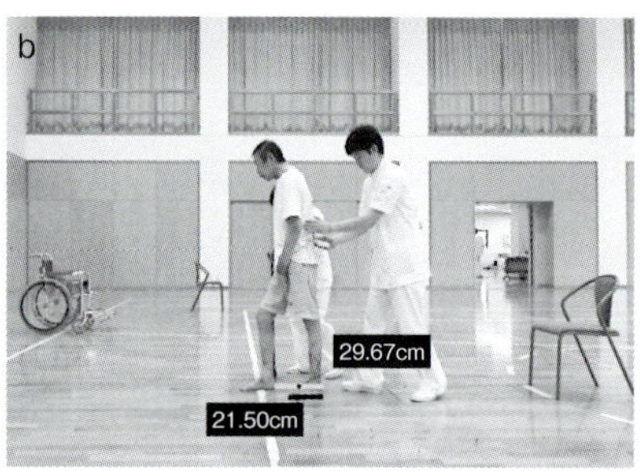

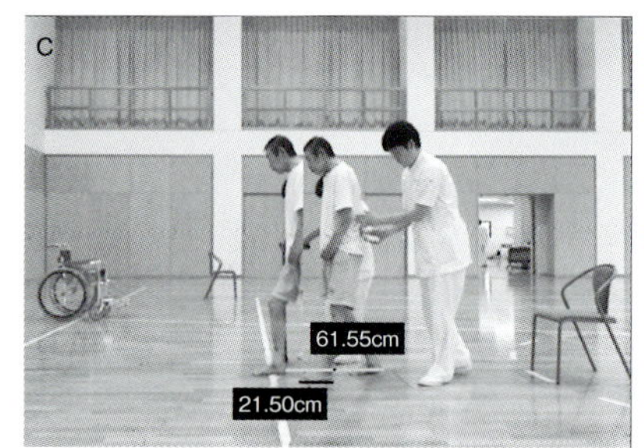

図2　片麻痺者のT字杖使用時の歩行分析
麻痺側の左足長（21.5cm）を基準とし，Kinoveaを用いて算出．a：右踵から左踵までの歩幅　b：左踵から右踵までの歩幅　c：右踵から右踵までの重複歩距離

LECTURE 14

歩行

到達目標

・歩行の距離・時間因子の計測方法を理解し，実施できる．
・歩行時の下肢関節角度の計測方法，関節モーメントの求め方を理解し，計測ならびに計算の実施ができる．

この講義を理解するために

この講義では，機器を用いた歩行の計測と計算の手法を学び，実施します．機器を用いた歩行分析をするためには，歩行に関連した用語や歩行時の重心，下肢関節角度の推移などの運動学（キネマティクス），運動力学（キネティクス）の知識が不可欠です．歩行分析を学ぶにあたり，以下の項目をあらためて学習しておきましょう．

□ 歩行周期について学習しておく（『臨床運動学』）．
□ 歩行の距離・時間因子とその標準値について学習しておく（『臨床運動学』）．
□ 歩行時の重心と床反力作用点の動きについて学習しておく（『理学療法評価学 II』 Lecture 27）．
□ 歩行時の下肢関節角度，床反力，関節モーメントについて学習しておく（『臨床運動学』）．

講義を終えて確認すること

□ 歩行時の足跡とその所要時間の計測から歩行の距離・時間因子の計測が実施でき，歩行速度による影響を理解できた．
□ 三次元動作解析装置や電気角度計を用いた歩行時下肢関節角度の計測が実施でき，歩行速度による影響を理解できた．
□ 三次元動作解析装置および床反力計を用いた歩行の計測が実施でき，関節モーメントを求め，歩行速度による影響とそのメカニズムを理解できた．

1. 歩行分析

ストップウォッチ（stopwatch）

歩行分析の計測では，ストップウォッチやメジャーを用いて距離因子や時間因子を測るものや，電気角度計を用いて動作時の関節角度を測るもの，三次元動作解析装置を用いるものなど，さまざまな手法がある．これらを用いて客観的データを計測するまえに，いわゆる正常歩行とその用語について解説する．

1）歩行周期

ランチョロスアミーゴ（Rancho Los Amigo）方式

一歩行周期とは，観察している側の下肢の踵が接地してから次に同じ側の踵が接地するまでのことを指し，大きく立脚相と遊脚相に分かれている．この歩行周期の分類は従来，理学療法士・作業療法士の養成課程において用いられてきた分類と，国際的に使用されているランチョロスアミーゴ方式がよく知られている．従来式の用語の特徴はある時点を指したものであり，対してランチョロスアミーゴ方式のそれは期間を示したものといえる．そして，後者は健常歩行でも病的歩行でも対応できる用語となっている．

従来式では立脚相の踵接地から踵離地までは比較的細かく定義されているものの，踵離地から足趾離地までの長い期間は何も用語が定められていない．さらに遊脚相は漠然とした定義であり，それぞれの時点を定めるのが難しい．対してランチョロスアミーゴ方式では定義が明確であり，およその期間を定めやすい．また，立脚相では立脚側の荷重の程度で分類されているところも特徴である（**図 1**）．立脚相の最後である前遊脚期では，荷重は反対側へ移行している期間であるために，まさに遊脚相の前の準備段階として位置づけられている．**表 1** に従来式とランチョロスアミーゴ方式の各相のおよその対応をあげた．また，**図 2** はランチョロスアミーゴ方式における，右下肢を観察肢としたときの歩行周期分類を示す．

初期接地（initial contact）
荷重応答期（loading response）
立脚中期（mid stance）
立脚終期（terminal stance）
前遊脚期（preswing）
遊脚初期（initial swing）
遊脚中期（mid swing）
遊脚終期（terminal swing）

2）歩行における距離因子と時間因子（図 3）

歩行の距離因子には，歩幅，重複歩距離，歩隔がある．歩幅（ステップ長）は一側の足部接地位置から他側の足部接地位置までの距離，重複歩距離（ストライド長）は一側の足

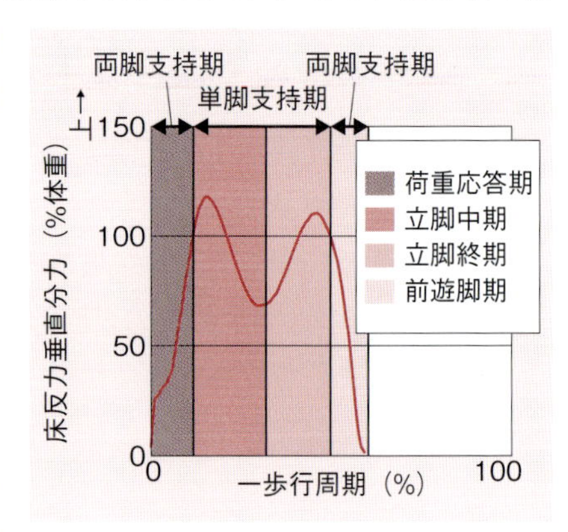

図 1　歩行時の床反力垂直分力についての歩行周期の時期による区分

表 1　従来式とランチョロスアミーゴ方式の対応

従来式			ランチョロスアミーゴ方式					
	反対下肢	観察下肢	時期 反対下肢	時期 観察下肢	期間 観察下肢	期間 割合	接床状態による分類	機能的分類
		踵接地 足底接地		① 初期接地 →	(初期接地)	(0%)		荷重受け継ぎ
	足趾離地		② 脚離地 →		荷重応答期	12%		
立脚相 (60%)		立脚中期 踵離地		③ 踵離地 →	立脚中期	19%	立脚期 (60%)	単脚支持
	踵接地 足底接地		④ 初期接地 →		立脚終期	19%		
		足趾離地		⑤ 脚離地 →	前遊脚期	12%		
	立脚中期	加速期	⑥ 両側の下腿が矢状面で交差した瞬間 →		遊脚初期	13%		遊脚肢の 振り出し
遊脚相 (40%)	踵離地	遊脚中期	⑦ 観察肢の下腿が床に対し直角になった瞬間 →		遊脚中期	12%	遊脚期 (40%)	
		減速期			遊脚終期	13%		
		踵接地		⑧ 初期接地 →	(初期接地)	(0%)		

LECTURE 14

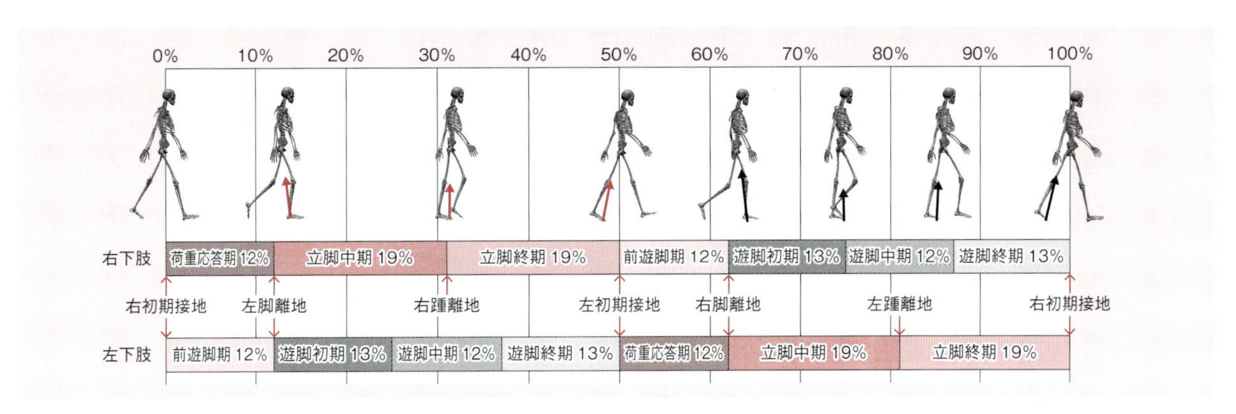

図 2　ランチョロスアミーゴ方式による歩行周期分類（観察下肢を右下肢としたとき）
：右足の床反力ベクトル，　：左足の床反力ベクトル

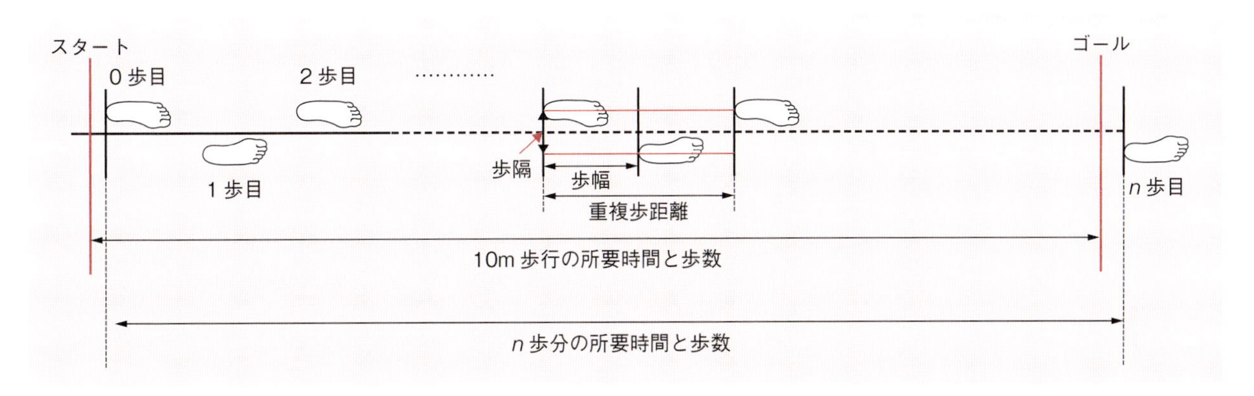

図 3　歩行における距離因子と時間因子

部接地位置から再び同側の足部接地位置までの距離をいう．歩隔は左右の踵中央間の距離をいう．

歩行の時間因子には，歩行速度，歩行率，ステップ時間，ストライド（重複歩）時間，立脚時間，遊脚時間，両脚支持時間，単脚支持時間などがある．歩行速度は単位時間あたりの進行方向への移動距離のことをいう．歩行率（ケイデンス）は単位時間あたりの歩数のことをいい，通常は1分あたりの歩数で示す．

歩幅（あるいは重複歩距離）および歩行率は歩行速度によって変化し，歩行速度の増加に伴って増大する（Step up 参照）．

MEMO
ステップ時間，立脚時間，遊脚時間などの一歩行周期中の細かな時間をストップウォッチで計測するのは困難である．動画を撮影し，コマ数からおよその所要時間を求めるとよい（Lecture 13 参照）．

2. メジャーとストップウォッチを用いた歩行分析

床面を歩行し，何らかの方法で床面に足跡をつけ，メジャーとストップウォッチを用いて距離因子や歩行率，歩行速度を求めることができる（実習課題 1 参照）．

3. 動作解析装置などの機器を用いた歩行分析

三次元動作解析装置などの機器を用いることで，歩行時のさまざまなパラメータを求めることが可能である．下肢関節角度のみであれば電気角度計を用いればよい．三次元動作解析装置を利用できるのであれば，重心の位置や下肢関節角度を求めることが可能である．さらに床反力計を用いれば，床反力の計測ならびに下肢関節モーメントを求めることもできる．

1）電気角度計による下肢関節角度の計測

電気角度計（ゴニオメータ，図 4）を用いて動作中の下肢関節角度を計測する場合，ゴニオメータセンサを計測したい部位の長軸に平行になるように固定しておく．

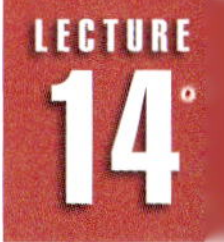

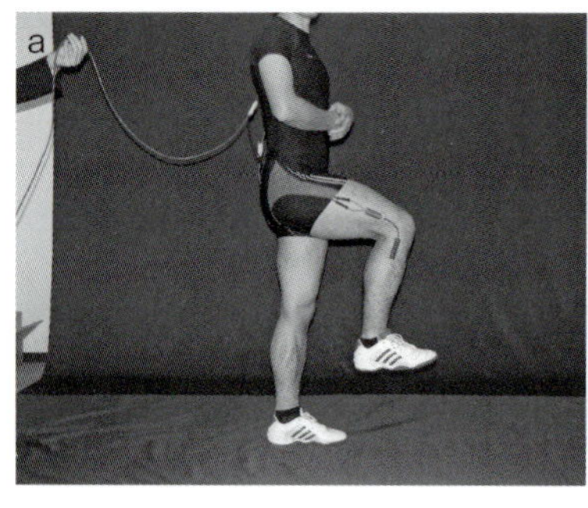
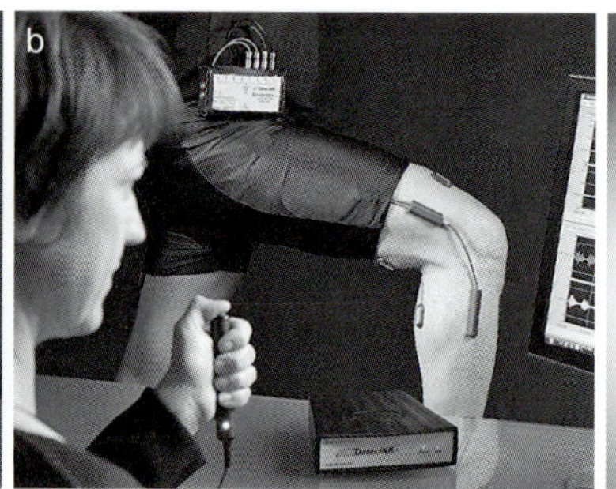
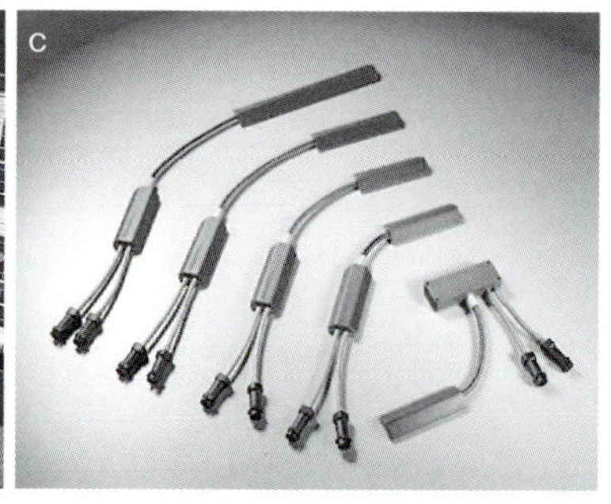

図4 電気角度計の例（バイオメトリクス）
a：ゴニオメータセンサを装着した被検者．b：検査者の手許でスイッチを押して，その瞬間の関節角度を測定する．
c：2軸ゴニオメータセンサの例．計測する関節角度の部位によって装着するものが異なる．

ゴニオメータセンサの大きさや種類によって計測できる部位や計測できる方向が異なり，計測する方向では1軸（屈曲－伸展のみ），2軸（屈曲－伸展，橈屈－尺屈など2種類）などがある．

複数個所の関節角度を計測する場合には，同期をかけて計測できることが望ましい．

2）三次元動作解析装置による計測

（1）歩幅，歩行率，歩行速度，重心位置，関節角度

各関節中心に相当する，あるいは関節中心を計算で求められるような被検者の部位にマーカを貼付し，そのマーカの位置について三次元動作解析装置を用いて計測する．そして，マーカの位置から，重心位置および歩行速度，関節角度，歩幅，歩行率などを求めることができる．そのためには，後の計算に必要な個所にマーカを貼る必要がある．たとえば，重心を求める場合には体幹上部にもマーカを貼付しなければならない（マーカの貼付個所および計算方法はLecture 12参照）．

歩行速度を求める場合には，重心位置から重心の進行方向の変位をその所要時間で除すればよい．

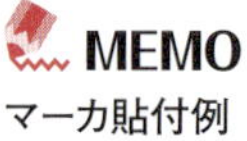
MEMO
マーカ貼付例

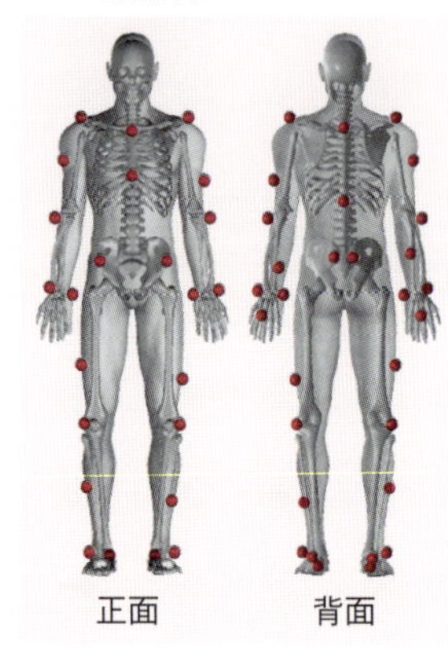

関節角度において回旋を求めたり，外旋して歩行したりしているような場合，各体節をマーカで定義して計算を行う．そのために1つの体節あたり一直線上にない3か所以上のマーカを貼る．

三次元動作解析装置に付属のソフトがあれば，その計測手法にならってマーカを貼付して計測することで同様の内容を求めることができる．体験義足や装具を装着したり，重りを持たせて動作したり，何らかの装備を装着したりするときには，その要素を計算に含める必要があるため，付属のソフトでは計算ができない可能性がある．その場合には，身体の重心とそれ以外の物体の重心を別に求めて，それぞれの質量がわかれば重心の合成が可能である．

いずれにしても動作解析装置を用いて計測・解析を行う場合には，計算方法の原理を学び，妥当な計測・解析方法であるかどうか判断する．

（2）下肢関節モーメント

関節モーメント▶『臨床運動学』p23（Lecture 3）

関節モーメントは，静止時であれば筋張力と力の腕（アーム）の長さの積で表すことができる．動作時には筋張力を計測することができないため，床反力計で得られた床反力データと関節中心の位置から，重力による影響，慣性力による影響，隣接する体節の動きの影響，外力による影響などを考慮して求める．計算は床に近い体節から上方の体節へと進める．床反力計から離れていくに従って，考慮すべき慣性力や隣接する体節の動きといった影響が増えていくので，ソフトを利用するとよい．足関節ではこれらの影響が少ない．

たとえば，膝関節では床反力が膝関節中心の後方を通っているとき，床反力によっ

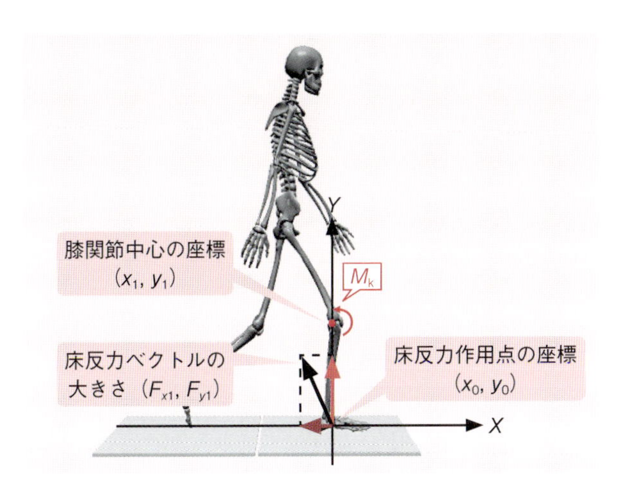

図 5　膝関節伸展ー屈曲モーメントの計算方法
時刻 t_1 のときの膝関節の関節中心の座標を（x_1，y_1）（単位：mm），床反力作用点の座標を（x_0，y_0）（単位：mm），床反力ベクトルの大きさを（F_{x1}，F_{y1}）としたとき，膝関節モーメント M_k（伸展方向を＋とする）は，$-F_{x1}(y_1-y_0)+F_{y1}(x_1-x_0)$ となる．

て膝を屈曲させるモーメントとしてはたらくので，それにつり合うような膝関節伸展モーメントが生じているととらえることができる．このときの膝関節モーメントは，床反力の大きさと膝関節中心から床反力の作用線へ降ろした垂線の距離との積で近似値を求めることができる．伸展方向のモーメントをプラスとした場合，進行方向を X，鉛直方向を Y とし，時刻 t_1 のときの膝関節中心の座標を（x_1，y_1）（単位：mm），床反力作用点の座標を（x_0，y_0）（単位：mm），床反力ベクトルの大きさを（F_{x1}，F_{y1}）としたとき，膝関節モーメント M_k を求めると，

$$M_k=-F_{x1}(y_1-y_0)+F_{y1}(x_1-x_0)$$

となる（**図 5**）．

また，膝関節中心の後ろを床反力ベクトルが通っているとき，この床反力ベクトルが膝のより後方を通って膝関節中心からの距離が離れたり，床反力ベクトルが大きくなったり，あるいはその両方がみられたりすると，膝関節伸展モーメントはより大きな値となる．

ソフトを利用する場合には，その計測方法に則って計測を行う．そのほか，計算式を入力するタイプのソフトや計算ソフトに数式を入力する場合には，マーカの貼付位置や計算方法が妥当となるよう，計算の原理を学んでおく．

■**参考文献**

1）中村隆一ほか（編）．運動学実習，第 3 版．東京：医歯薬出版：2004．pp101-113.

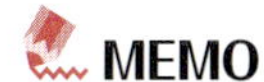

MEMO

床反力と関節モーメントのつり合いの例

立位で足部の位置を変えずに倒れない範囲で上体を前に少し倒してみる．最大に傾けたとき，足関節底屈筋がはたらいていることが感じられるだろう．このときの右足関節底屈モーメントは

　右足関節底屈筋の筋張力×足関節中心から底屈力の作用線へのアームの長さ

となる．一方で足関節底屈筋の筋張力による足関節周りの内的モーメントと，床反力による足関節周りの外的モーメントがつり合っていると考えることができ，右足関節周りの外的モーメントは

　右床反力ベクトルの大きさ×右足関節中心から床反力作用線へのアームの長さ

とつり合っていると考えられる．上体を前に倒すと足関節中心からアームの長さ（垂線━━）が大きくなるため，直立位と比べて前傾位の立位では大きな足関節底屈モーメントが必要になることがわかる．

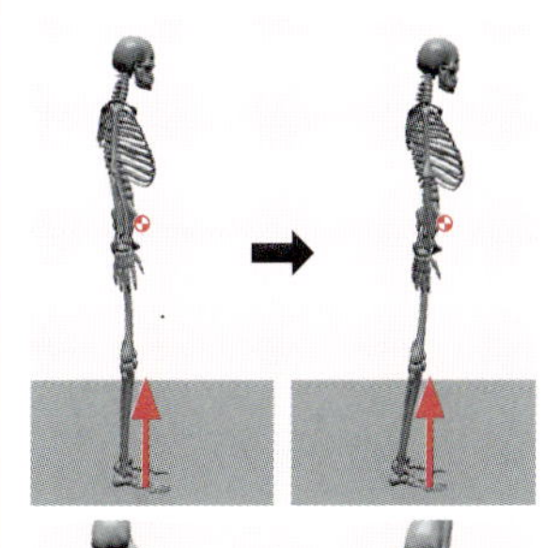

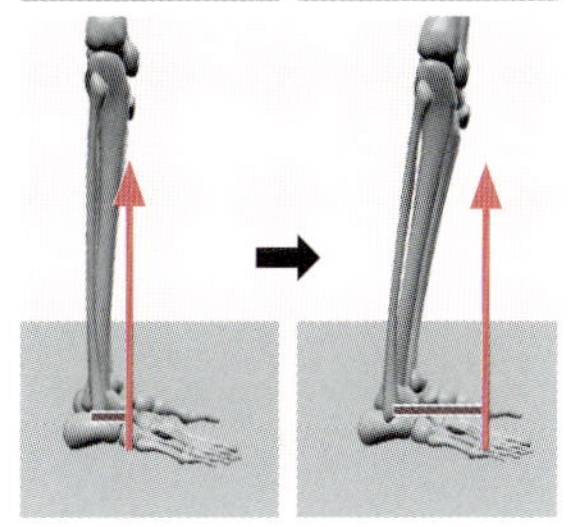

LECTURE 14

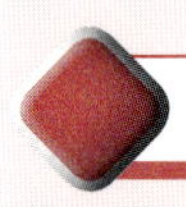

実習

実習課題 1．歩行の距離・時間因子の計測

1）実習目的

歩行の足跡を追跡しながらその所要時間を計測し，歩行速度が歩行パラメータに及ぼす影響を理解する．

2）対象

1グループ4人以上とし，被検者1人，所要時間を測る人2人，記録者1人の役割を分担する．

3）使用機材

炭酸マグネシウム（$MgCO_3$；各種運動用具の滑り止め），巻尺2種（2m以上のもの3個，15m以上のもの1個，精度mm），10m＋6m以上の歩行路，ストップウォッチ（精度1/100秒）．

4）実習手順

（1）10m歩行計測の準備

屋内平地に歩行路として10m＋6m以上のスペースを確保し，**図1**のように10m歩行計測開始地点と終了地点にわかりやすくテープなどで印をつける．歩き始め，および歩き終わるときには大きな加速と減速を伴うため，10m歩行の前3m以上手前から歩き始め，10m歩行の後3m以上を歩いてから歩行終了とする．歩行速度の変化が歩幅や重複歩距離，歩行率に影響を及ぼすため，10mの歩行路上では定常状態の歩行を計測するよう心がける．

（2）計測

歩行路を確認する．床に足跡を残すため，被検者は足底に炭酸マグネシウムの粉をつけてから歩行する（**図2a**）．最初に自覚的に快適な歩行速度による通常歩行を行う．

所要時間は2通り計測するため，2人の検査者による所要時間の計測を行い，同時にそのうちの1人が歩数を計測する．まず1人目の検査者が，開始地点から終了地点までのあいだを被検者の体幹が通過したときの①所要時間を計測する（**図2a**）．

2人目の検査者は，開始地点を越えて最初に接地したとき（0歩目）から終了地点を越えて最初に接地したとき（n歩とする）までの②歩数と③所要時間を計測する（**図2a**）．記録者はその場で聞き取り，記録用紙（**表1**）に記録する．

歩行後に長い巻尺を用いて④ n 歩分の距離を計測し（**図2b**），短い巻尺を用いて歩行路中央付近の連続した足跡3歩分で⑤歩幅，⑥重複歩距離，⑦歩隔の距離を計測する（**図2c**）．床に対して斜めの角度から観察すると足跡が見やすい．計測結果を記録者が記録用紙（**表1**）に記入する．

MEMO

計測が正しく行われているか，その都度検証する．以下のような場合には計測が正しく行われていない可能性があるので計測のやり直しを勧める．

- ④ n 歩分の歩行距離が10mよりも短い（長い）にもかかわらず，③所要時間が①所要時間よりも明らかに長い（短い）場合
- ④ n 歩分の歩行距離が10±（⑤歩幅×2）の範囲に収まっていない場合
- ⑥重複歩距離が⑤歩幅の2倍に近い値になっていない場合；定常状態の部分で計測できていない．
- 速度を変えて歩行した場合に①および③の所要時間がゆっくり>普通>速いの順に長くなり，⑤歩幅がゆっくり<普通<速いの順に長くなり，② n 歩分の歩数はゆっくり>普通>速いの順に少なくなる傾向になるが，それとは異なる状況になっている．

気をつけよう!

2人の検査者は常に被検者の後方にいるようにし，ペースメーカーにならないよう注意する．

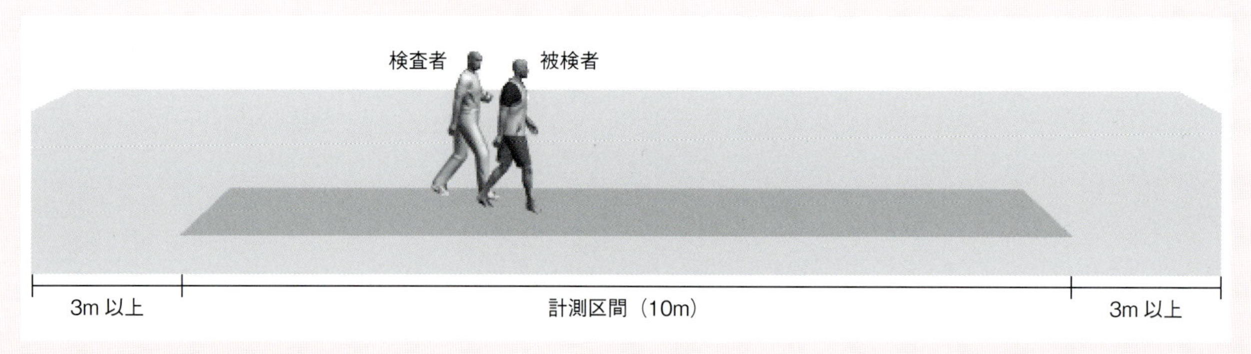

図1　10m歩行計測の歩行路

歩行速度による違いをみるために，自覚的にゆっくり歩く，速く歩くなど，複数回計測を行う．

5）計算

(1) ①の結果から⑧歩行速度を求める．

歩行速度（m/秒）＝10m÷①所要時間（秒）

(2) ②③の結果から⑨1分あたりの歩行率を求める．

歩行率（歩数/分）＝②n（歩）÷③n歩分の所要時間（秒）×60（秒）

(3) ③④の結果から⑩歩行速度を求める．

歩行速度（m/秒）＝④n歩分の距離（m）÷③n歩分の所要時間（秒）

(4) ②④の結果から⑪歩幅を求める．

歩幅＝④n歩分の距離（m）÷②n（歩）

6）考察

歩行速度の増加に伴う⑨歩行率，⑪歩幅の変化について考察する．性別による差を検証したり，Step up の図1のように相関関係を検証したりするとよい．

MEMO

計測が正しく行われているか検証する．以下のような場合には計測が正しく行われていない可能性がある．

- ⑧と⑩の歩行速度の値に乖離がみられる場合
- ⑤と⑪の歩幅の値に乖離がみられる場合

いずれの場合もn歩の数え方が間違っている可能性あり．開始地点を過ぎて最初の1歩目は0歩目とし，それ以降を1，2，3……と数える．

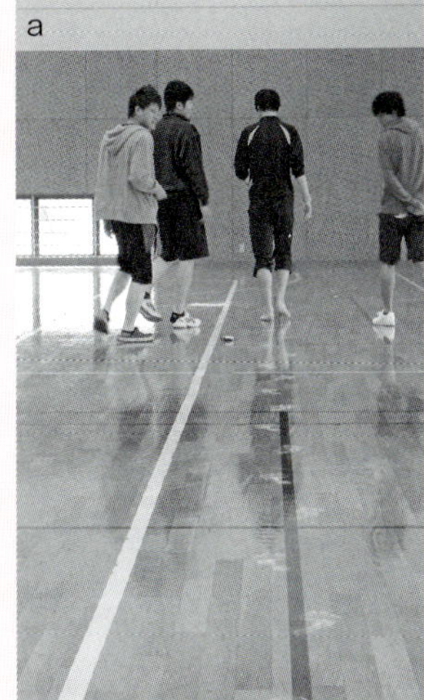
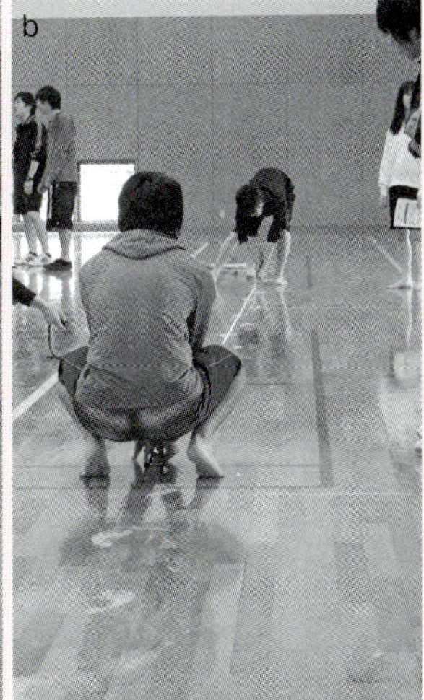
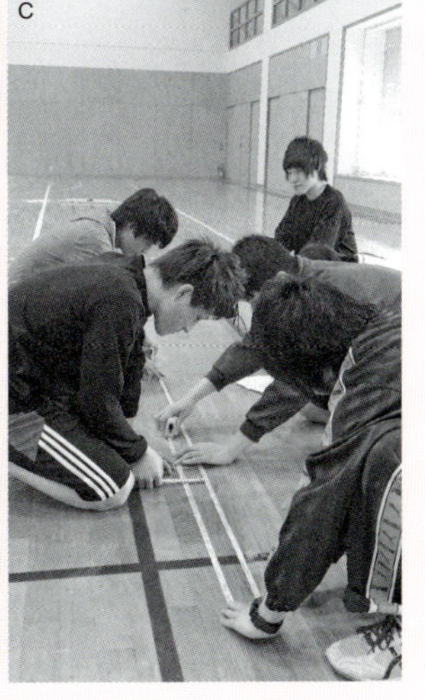

図2 10m歩行計測

a：床に足跡を残すため，被検者は足底に炭酸マグネシウムの粉をつけてから歩行する．1人目の検査者は，開始地点から終了地点までのあいだを被検者の体幹が通過したときの所要時間を計測する．2人目の検査者は，被検者が開始地点を越えて最初に接地したとき（0歩目）から終了地点を越えて最初に接地したとき（n歩とする）までの歩数と所要時間を計測する．

b：歩行後に長い巻尺を用いてn歩分の距離を計測する．

c：歩行後に短い巻尺を用いて歩行路中央付近の連続した足跡3歩分で歩幅，重複歩距離，歩隔の距離を計測する．

表1 計測記録

計測項目			計算項目		
①所要時間（10m）		秒	⑧歩行速度＝10m÷①		m/秒
②歩数（＝n）		歩	⑨歩行率（1分あたり）＝②÷③×60		歩/分
③所要時間（n歩分）		秒	⑩歩行速度＝④÷③		m/秒
④歩行距離（n歩分）		m	⑪歩幅＝④÷②		m
⑤歩幅		m			
⑥重複歩距離		m			
⑦歩隔		m			

実習課題 2. 三次元動作解析装置を用いた歩行分析

1）実習目的

三次元座標計測によって歩行における身体各部の座標位置を計測し，できれば床反力計で歩行時の床反力も計測して，ソフトで求めた歩行パラメータ間の関係を理解する．

2）対象

被検者1人，検査者2人以上．被検者はショートパンツとタンクトップを着用する．

3）使用機材

三次元動作解析装置とマーカを用意し，床反力計があれば同期をかけて計測する．

4）実習手順

必要な個所にマーカを貼付し，マーカの位置と床反力計があれば床反力を計測する．

歩行速度を変えて数回計測を行う．床反力を計測している場合には1つの床反力計に片側下肢が載るように調整して歩く必要がある．そのため，リハーサルを行って歩行開始位置を調整する（Lecture 13 参照）．

5）計算

(1) 計測結果から関節中心を求め，重心の位置を計算し，重心の速度や加速度を求める（Lecture 12 参照）．

(2) 関節中心の座標から関節角度を求める．

(3) 左右の下肢それぞれの床反力データを計測しているのであれば，下肢関節モーメントを求める．

(4) 必要なデータを出力する．

例：重心の位置，速度，加速度/関節角度/関節モーメント/床反力データ（床反力ベクトルの大きさ，圧作用点）

6）作図と考察

計算した結果に基づき，床反力データや踵付近のマーカの位置，膝関節屈曲角度の推移から一歩行周期分を抽出して作図する．また，立脚相のある時期における下肢関節の連動をみるために，特徴的な時期がわかるように作図をする．たとえば，床反力垂直分力では2峰性の増減を示すので，2つの最大値とそのあいだの最小値の時期をⅠ期，Ⅱ期，Ⅲ期とし，その時期に注目して記載する（**図3**）．そのほかにも，歩行時関節角度の最大値がみられる時期に注目するとよい．

これらの図を作成して，歩行速度の増加に伴う床反力の変化，関節角度の変化や関節モーメントの変化を確認する（Step up 参照）．

図3　歩行の時期の例

歩行時床反力ベクトル垂直分力を参考に，2つの最大値と，そのあいだの最小値の現れる時期を順にⅠ期，Ⅱ期，Ⅲ期とする．

MEMO

一歩行周期の抽出法

・踵のマーカの座標の上下成分（高さ）を使う
踵離地から遊脚期にかけて高くなり，初期接地から低くなることを利用して抽出する．

・膝関節屈曲－伸展角度を使う
二重膝作用によって2回屈伸するという特徴的な動きがみられるので，これを利用する．

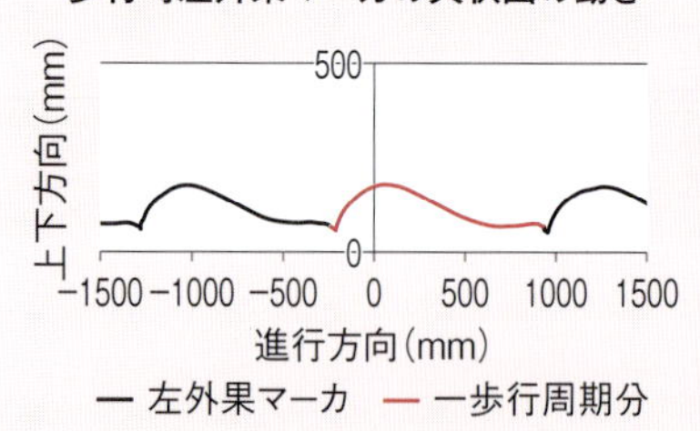

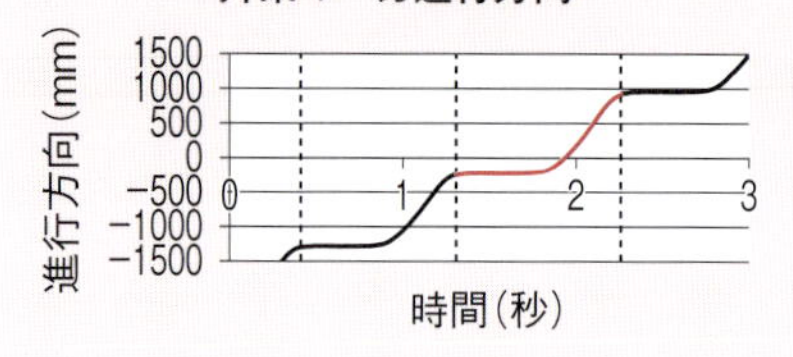

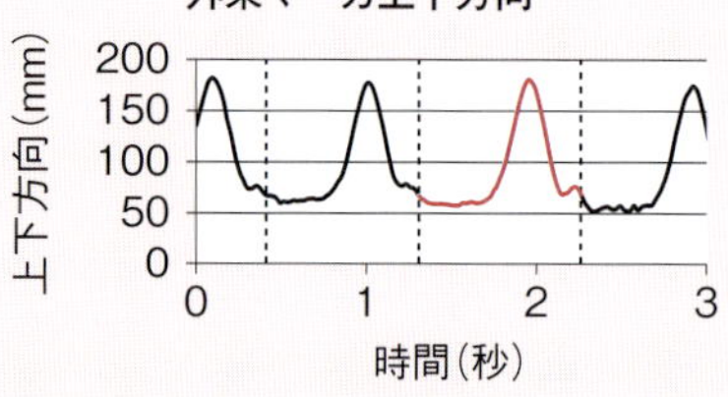

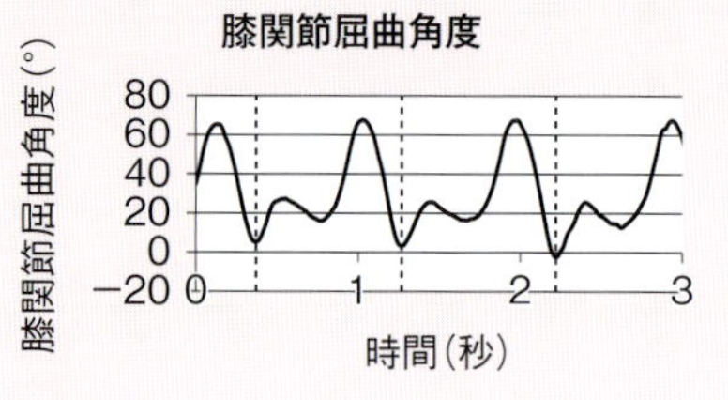

Step up

歩行データの計測および計測データを比較するときの留意点

歩行に関するパラメータの比較や計測にはいくつかの留意点がある．

1）歩行パラメータの正規化

複数の被検者で比較する場合，体格による影響を除いて比較する．たとえば，床反力データでは，安静立位時の床反力垂直分力（N）で除して正規化した値を用いて比較する．

下肢関節モーメントは力（床反力）とレバーアーム（関節中心から床反力ベクトルまでの距離）の積に近似し，その値は体重および関節を挟んだ体節の長さに比例している．体節の長さは身長に比例している．よって，関節モーメントは安静立位時の床反力垂直分力（N）と身長で除して正規化した値を用いて比較する．

2）歩行速度の影響

歩幅（あるいは重複歩距離）および歩行率は，歩行速度に比例して増大する．歩行速度が増大するとき，歩幅は女性よりも男性のほうが大きく，歩行率は男性よりも女性のほうが大きくなる（図1）．さらに，歩行速度の増大に伴って床反力垂直分力のⅠ・Ⅲ期の値が増大し，そのあいだにあるⅡ期の値は減少する（図2）．これは重心の鉛直方向の加速度と連動したもの（Lecture 12 Step up 参照）である．

矢状面で観察できる下肢関節屈伸・底背屈角度も，歩行速度に比例して増大傾向となる（図3）．関節モーメントはほぼ力（床反力）とレバーアーム（関節中心から床反力ベクトルまでの距離）の積であり，そのいずれか，あるいは双方が増大すると，歩行速度の増加に伴って下肢関節モーメントも増大傾向になる（図4）．図5は，Ⅰ期における矢状面から見たときの体節の位置関係と床反力ベクトルを示している．歩行速度の増加に伴って，膝関節から床反力ベクトルまでのレバーアームと床反力ベクトルの大きさが大きくなり，その結果，Ⅰ期の膝関節伸展モーメントも大きな値となったことがわかる（図4）．

以上のことから，計測パラメータを比較する際には，歩行速度を考慮する．また，パラメータを比較するときは，一歩行周期に要した時間を100%として換算し，グラフを作成して比較する．

3）床反力計の位置による影響

床反力計を用いた計測では，使用する床反力計の大きさや枚数，その配置によって歩行に影響を及ぼす．特に床反力計2枚で計測を行う場合には，1枚に一側下肢のみが載るよう被検者へ指示し，それぞれの下肢の反力を計測する必要がある．床反力計の位置に合わせて接地してしまうと，歩行速度や歩幅に影響を及ぼすため，床反力計にそれぞれの足部が載せられるよう，被検者の歩行開始の位置を前後に調節し，足合わせをする（Lecture 13 参照）．

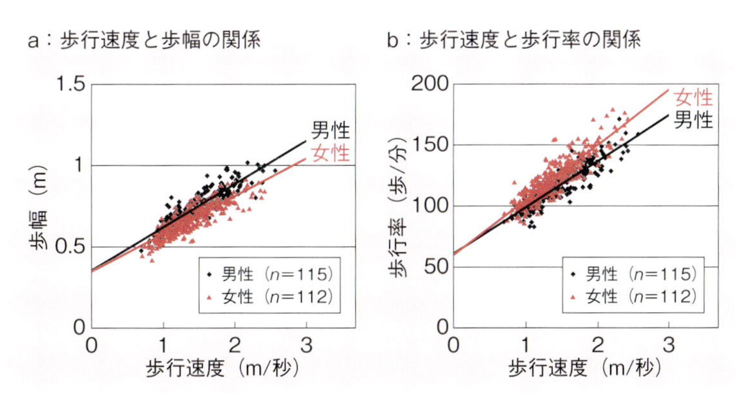

図1 歩行速度が歩幅と歩行率に及ぼす影響
若年健常者を対象に，歩行速度と歩幅，歩行率の関係を示す．

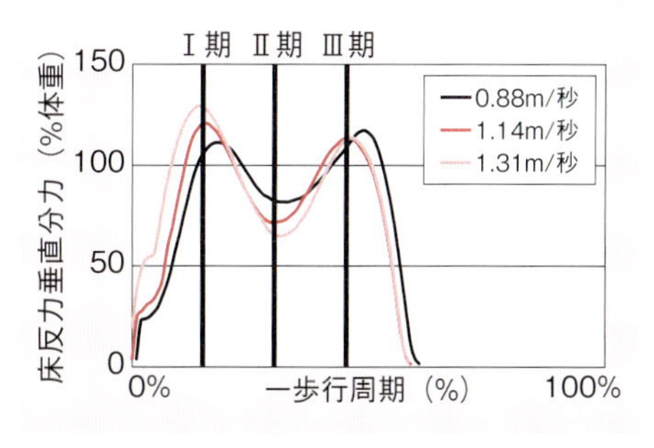

図2 歩行速度の増加に伴う床反力の変化
速い歩行では，Ⅰ期の最大値はより大きく，Ⅱ期の最小値はより小さくなる．

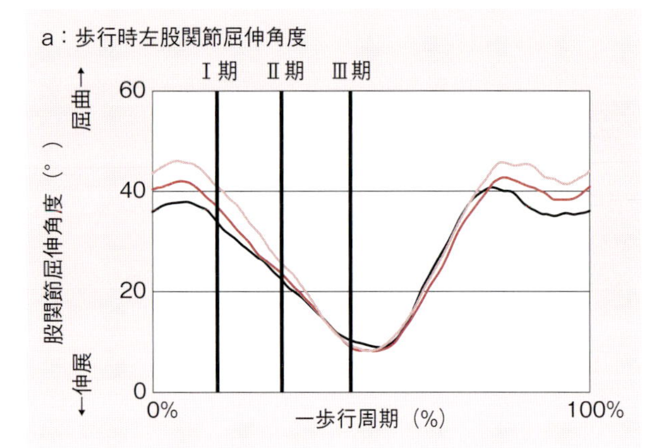

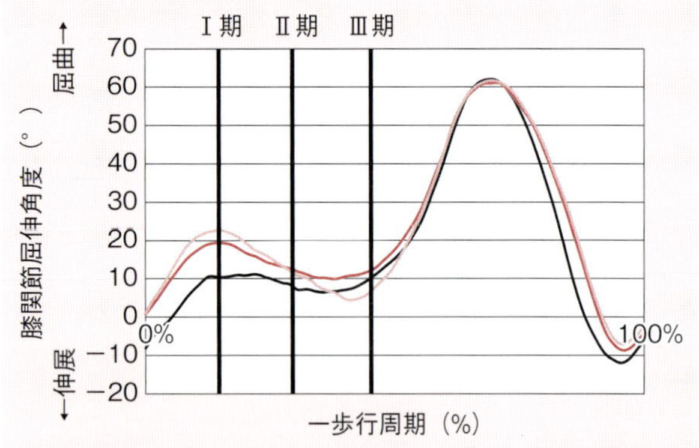

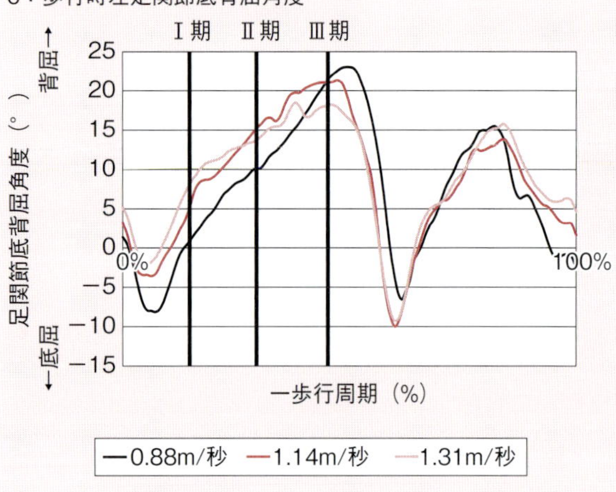

図３　歩行速度の増加に伴う下肢関節角度の変化

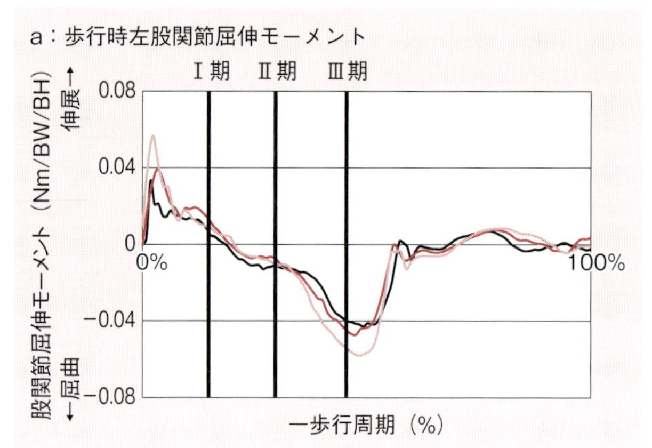

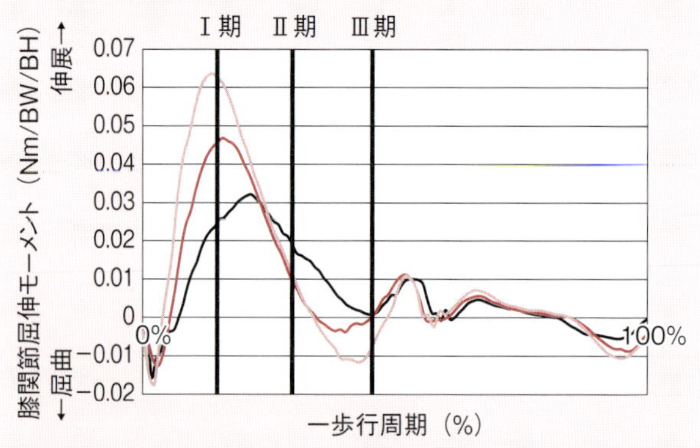

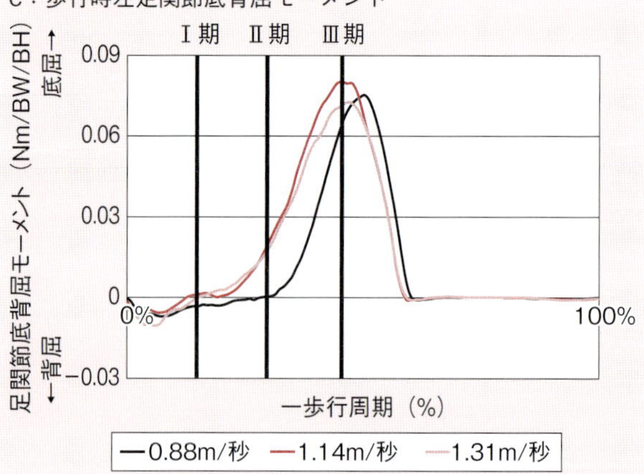

図４　歩行速度の増加に伴う下肢関節モーメントの変化

Ⅰ期において，歩行速度の増加に伴い膝関節伸展モーメントが増大している．BW：body weight（＝安静立位時の床反力垂直分力），BH：body height.

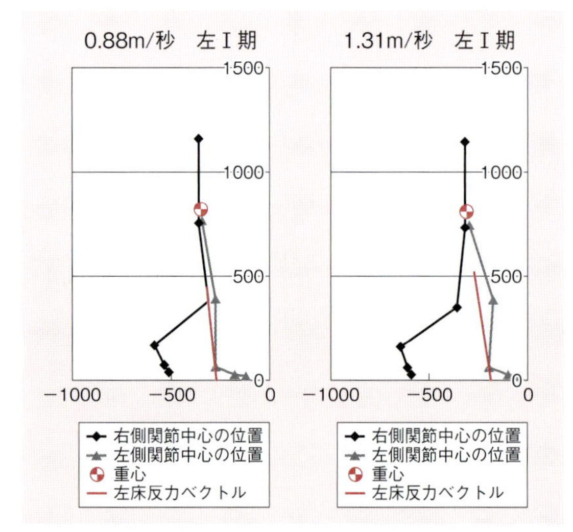

図５　歩行速度の違いによる下肢関節中心と床反力ベクトルの位置関係

歩行速度の増加に伴って膝の屈曲角度，床反力ベクトルの大きさが増加し，かつ膝関節と床反力ベクトルの距離が増大するために，Ⅰ期における膝関節伸展モーメントが大きくなったことがわかる．

注１：関節中心の座標の単位は mm.

注２：床反力作用点の座標から床反力ベクトルの大きさに従って表示しているが，単位は N であるため，あくまでも位置関係を理解するために表示している．

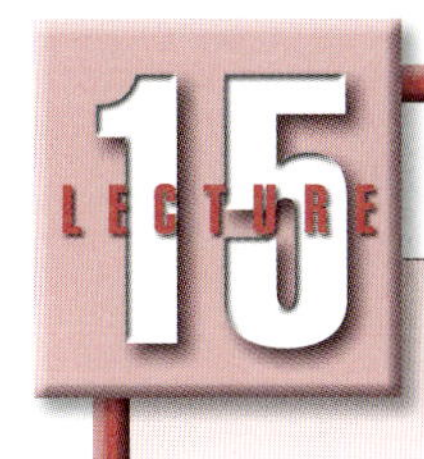

呼吸と循環

到達目標

・ヒトが運動を行う際に必要なエネルギーと代謝のしくみを理解する．
・運動時の呼吸・循環応答を理解する．
・運動負荷試験の種類と実施方法について理解する．

この講義を理解するために

ヒトは呼吸系（肺），循環系（心臓），骨格筋が共同してはたらくことで，はじめて身体を動かすことができます．言い換えれば，どれか一つでも欠けると運動を制限する因子となります．対象者に対して，何らかの「身体を動かす」という負荷を加える理学療法士・作業療法士にとって，骨格筋のみならず，運動時の呼吸・循環器の生理的反応を理解することは重要です．また同様に，運動に必要なエネルギー基質や，その供給機構についての理解も必要不可欠になります．

この講義では，運動時のエネルギー代謝および，運動時に呼吸，循環系がどのように反応するかを学習します．さらに各種運動負荷試験の特徴や実施方法を習得することで，運動耐容能を正しく評価する手法を学習します．

呼吸・循環の運動学実習を学ぶにあたり，以下の項目をあらかじめ学習しておきましょう．

□ 運動時のエネルギー基質である糖質，脂質，蛋白質を理解しておく．
□ 呼吸器の解剖生理を復習しておく．
□ 循環器の解剖生理を復習しておく．

講義を終えて確認すること

□ ATP を再合成するために必要なエネルギー基質とエネルギー代謝が理解できた．
□ 運動時の呼吸反応を理解できた．
□ 運動時の循環反応を理解できた．
□ 運動負荷試験の種類とその特徴を理解できた．
□ 運動負荷試験の実施方法を理解できた．

講義

1. エネルギー基質と供給機構

アデノシン三リン酸（ATP：adenosine triphosphate）

クレアチンリン酸（CP：creatine phosphate）

ヒトが運動を行う際のエネルギーとなるのはアデノシン三リン酸（ATP）であり，ATPが分解するときに放出されるエネルギーを用いてヒトは運動を行っている．運動を継続するためには，常にATPを再合成し，供給しなければならない．ATPの再合成には，糖質，脂質，蛋白質のエネルギー基質が必要であり，これらのエネルギー基質を利用し，ATP-CP系，解糖系，有酸素系のエネルギー供給機構でATPを再合成する．

1）運動時のエネルギー基質

運動時のエネルギー基質には，糖質，脂質，蛋白質があり，これらはATPを再合成するために重要なエネルギー源である．なかでも糖質と脂質は，ATPを再合成する主なエネルギー源になる．

（1）糖質

TCA回路（tricarboxylic acid cycle）

糖質は細胞にとって重要なエネルギー源で，摂取した糖質は腸管から吸収され，肝臓と筋でグリコーゲンとして貯蔵される．グリコーゲンは必要に応じてグルコースに分解され，血中に放出される．糖質はATP再合成のため解糖系で分解され，TCA回路および電子伝達系で利用される．

（2）脂質

遊離脂肪酸（FFA：free fatty acid）

体内の脂質量はヒトにより大きく異なるが，体重の約20%とされている．食物から摂取された脂質は，脂肪組織においてトリグリセリドとして体内に貯蔵される．トリグリセリドは，必要に応じてグリセロールと遊離脂肪酸（FFA）に分解され，血中に放出される．ATP再合成のために解糖系，TCA回路などで利用される．

（3）蛋白質

摂取された蛋白質はアミノ酸となって体内に吸収され，ATP産生のために用いられる．蛋白質からのエネルギー供給の割合は，糖質や脂質と比べて小さい．高強度の運動時にはほとんど利用されず，持久的な運動時に用いられるが，全体の5～10%程度である．

2）運動時のエネルギー供給源の変化

運動時に使用されるエネルギー基質は常に一定ではなく，運動強度や運動時間により変化する．高強度の運動では糖質が主に使用され，脂質はほとんど使用されない．一方，低強度の運動では脂質の使用が多くなる．また同一運動強度下では，運動開始直後は糖質が主に使用されるのに対し，運動時間が長くなるにつれ脂質が使用される割合が多くなる（**図1**）[1]．

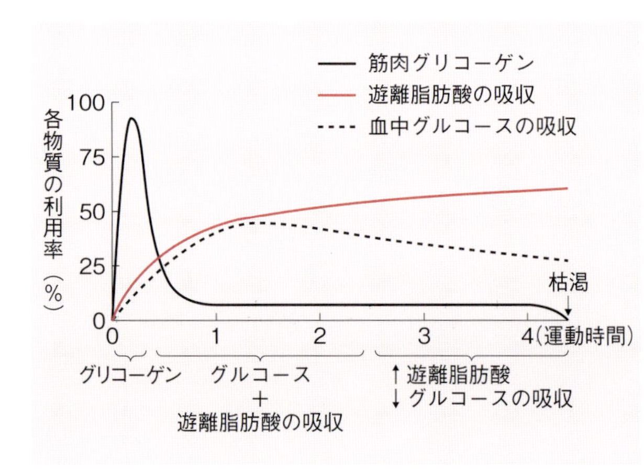

（山田　茂ほか．運動生理生化学．培風館：1990．pp47-166[1]）

図1　運動強度と糖質および脂質の利用

3）エネルギー供給機構

筋収縮にはATPが必要であるが，筋内部にあるATPはきわめて微量であるため，持続した筋収縮が不可能である．運動を継続して行うためにはエネルギー基質を利用し，ATPを再合成する必要がある．

ATP再合成には，ATP-CP系，解糖系，有酸素系の3つのエネルギー供給機構がある．ATP-CP系と解糖系ではATPの再合成に酸素を使用しないことから，無酸素系と呼ばれる．有酸素系はTCA回路，電子伝達系からなる．3 つの ATP 再合成過程には，エネルギーの供給速度，供給時間など**表 1** に示す特徴がある．

表 1 ATP 再合成過程の特徴

	エネルギー供給速度	エネルギー供給時間	酸素の使用
ATP-CP 系	最も速い	7～8 秒	酸素（−）
解糖系	中間	32～33 秒	酸素（−）
有酸素系	最も遅い	長時間	酸素（＋）

(1) ATP-CP 系

筋内部に存在する ATP と同様の高エネルギー化合物であるクレアチンリン酸（CP）が分解されるなかで発生するエネルギーを用いて，ATP を再合成する過程である．エネルギーの供給速度は最も速いが，CP の量には限りがあるため，供給時間は 7～8 秒と短い．

(2) 解糖系

筋中の糖質が乳酸まで分解されるなかで発生するエネルギーを用いて，ATP を再合成する過程である．解糖系では乳酸まで分解されることが特徴であり，乳酸系と呼ばれることもある．エネルギー供給時間は 32～33 秒である．

(3) 有酸素系

体内に取り込んだ酸素を用いて，ミトコンドリア内で行われる TCA 回路と電子伝達系で，ATP を再合成する過程である．有酸素系はエネルギー供給速度が最も遅いが，酸素が十分に供給され，体内の糖質や脂質がなくならない限り，長時間のエネルギー供給が可能である．

MEMO
TCA 回路（トリカルボン酸回路）と電子伝達系
TCA 回路とは有酸素系代謝に関する重要な化学反応で，酸素を利用して複雑な過程の後，最終的に水素（H^+）が産生される．TCA 回路で ATP が再合成されるのではなく，TCA 回路で生成された H^+ が電子伝達系に取り込まれ，最終的に電子伝達系で ATP が再合成されるのである．

4) エネルギー代謝

ヒトが単位時間あたりに利用（放出）するエネルギー量を代謝量という．代謝量の測定は，必要栄養量の決定や疾患の診断などに重要である．エネルギー量の種類には，基礎代謝量，エネルギー代謝率，代謝当量がある．

(1) 基礎代謝量

基礎代謝量（BMR）は，ヒトが正常に生命を維持するために必要な覚醒時の代謝量であり，体重，性別，年齢などの要因に依存する．一般に成人の BMR は 1,500～2,000kcal/日とされている．

基礎代謝量（BMR：basal metabolic rate）

(2) エネルギー代謝率

ヒトの代謝量は身体活動の強さに比例して増加する．エネルギー代謝率（RMR）は，活動による代謝量の増加が BMR の何倍に相当するかを表し，運動や身体活動の強度を表す指標として用いられる．RMR は以下の式で求めることができる．

RMR＝(運動代謝量－安静代謝量)/BMR

エネルギー代謝率（RMR：relative metabolic ratio）

(3) 代謝当量

代謝当量（METs）は，RMR と同様に身体活動の強度を表す指標で，安静代謝量の何倍に相当するかを表したものである．1MET を安静椅子座位での酸素消費量（1MET ＝酸素摂取量 3.5mL/kg/分）と規定しており，活動量が安静椅子座位の何倍に相当するかを表している．日常生活活動と運動のエネルギー消費量を**表 2** に示す．RMR は日本独自の方法であるのに対し，METs は世界的に使用されており，現在では METs が多く用いられる．METs は以下の式で求めることができる．

METs＝運動代謝量/安静代謝量

代謝当量（METs：metabolic equivalents）

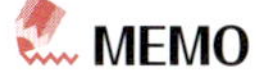
MEMO
MET は単数形で，複数形では METs と表示する．

2. 運動時の呼吸・循環応答

継続した運動を行うためには酸素が必要であり，酸素を取り入れる量を酸素摂取量（$\dot{V}O_2$），最大に取り入れる量を最大酸素摂取量（$\dot{V}O_2max$）という．$\dot{V}O_2max$ が多いほど ATP の再合成量が多く，運動耐容能に優れる．この $\dot{V}O_2max$ に影響を及ぼすのは，主に呼吸器系，循環器系，骨格筋である．呼吸器系により酸素を取り込み，循環器系で酸素を全身に送り，骨格筋で酸素を消費する（ワッサーマンの歯車）．すなわ

酸素摂取量（oxygen consumption：$\dot{V}O_2$）
最大酸素摂取量（maximal oxygen consumption：$\dot{V}O_2max$）

ワッサーマン（Wasserman）の歯車

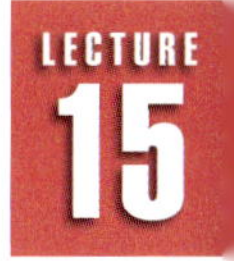

表 2　日常生活活動および運動におけるエネルギー消費量（METs）

METs	日常生活活動	運動
1～2	食事，洗面，車の運転，ラジオ，読書	座位，立位，ゆっくりとした歩行(1～2km/時)
2～3	調理，皿洗い，モップかけ	ややゆっくりした歩行(3km/時)
3～4	炊事全般，洗濯，買い物(軽い物)，ラジオ体操	普通の歩行(4km/時)
4～5	入浴，床みがき，卓球	やや速めの歩行(5km/時)
5～6	階段昇降，農作業	速めの歩行(6km/時)
6～7	雪かき，まき割り，テニス	ゆっくりとしたジョギング(4～5km/時)
7～8	水泳，エアロビック，スキー	ジョギング(8km/時)

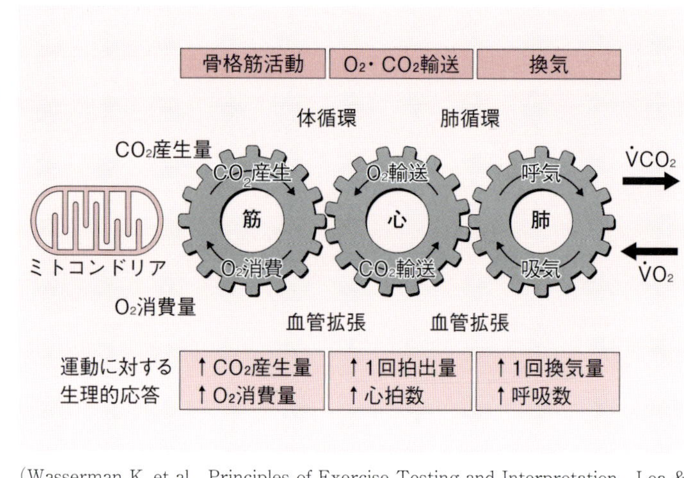

(Wasserman K, et al. Principles of Exercise Testing and Interpretation. Lea & Febiger；1987[3])

図 2　エネルギー供給動態の概念図

ち，ヒトが運動するためには肺，心臓，骨格筋のはたらきが重要であり，いずれかの機能が障害されても運動の継続が困難になる（**図 2**）[2,3]．

$\dot{V}O_2$ はフィックの式により求めることができる．

酸素摂取量＝心拍出量×動静脈酸素較差

＝1 回拍出量×心拍数×動静脈酸素較差

フィック（Fick）の式

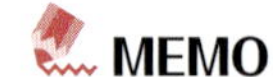

MEMO

動静脈酸素較差（arterial-venous difference oxygen：a-vDO_2）

動脈血と静脈血の酸素含有量の差である．運動時には末梢における酸素の取り込みが増加するために，動脈血の酸素含量は変化しないにもかかわらず，静脈血酸素含量が低下するため，運動強度の増大とともに較差は大きくなる．

1）運動時の換気応答

肺の中を出入りするガス量のことを換気量といい，1 回換気量（TV）は 1 回の呼吸による換気量，分時換気量（MV）は 1 分間の換気量のことをいう．MV は TV と 1 分間の呼吸数（RR）によって求めることができる．

運動強度が増加すると，それに伴い RR，TV が増加する．その結果，MV も同様に増加する．軽強度の運動では TV の増加が主であるが，運動強度が増加するにつれ RR も増加する．高強度の運動になり TV が肺活量の 50％に達すると，TV はそのレベルにとどまるが，RR はさらに増加するため，高強度運動時は TV よりも RR の増加に依存することになる．

1 回換気量（tidal volume：TV，V_T）
分時換気量（minute volume：MV，V_E）
呼吸数（respiration rate：RR）
心拍出量（cardiac output：CO）
心拍数（heart rate：HR）
1 回拍出量（stroke volume：SV）
最高心拍数（maximal heart rate：HRmax）

2）運動時の循環応答

（1）1 回拍出量，心拍出量，心拍数

心拍出量（CO）は心臓が 1 分間に全身に送り出す血液量で，心拍数（HR）と 1 回拍出量（SV）の積で求められる．CO は運動強度の増加とともに最大運動時まで直線的に増加する．HR も同様に運動強度に比例してほぼ直線的に増加する．ヒトの最高心拍数（HRmax）は 220－年齢で求められ，加齢とともに減少する．SV は運動強度の増加とともに増加するが，$\dot{V}O_2max$ の約 40％程度の強度になるとプラトーに達し，これ以上運動強度が増加しても SV の増加はみられない．そのため $\dot{V}O_2max$ の 40％以上の強度になると，CO の直接的な増加は主に HR の増加に依存する（**図 3**）．

（2）運動時の血圧反応

血圧は心拍出量と末梢血管抵抗により規定されており（血圧＝心拍出量×末梢血管抵抗），一般的に運動強度の増加とともに収縮期血圧はほぼ直線的に上昇する．拡張期血圧は運動形態によりその反応は異なり，自転車エルゴメータやランニングなどの大筋群を用いた律動的で全身的な運動（動的運動）を行った場合には，末梢血管抵抗が下がることで拡張期血圧はほとんど変化しない．一方，重量挙げなど静的で局所的な運動（静的運動）では，筋収縮により末梢血管が圧迫され血管抵抗が増大するた

気をつけよう！

運動強度と酸素摂取量

健常者では，運動強度が増加すると酸素摂取量も比例して増加する．そのため，酸素摂取量も運動強度を示す指標として用いられることがあるが，酸素摂取量はあくまでも体内に取り込める酸素の量を表す．

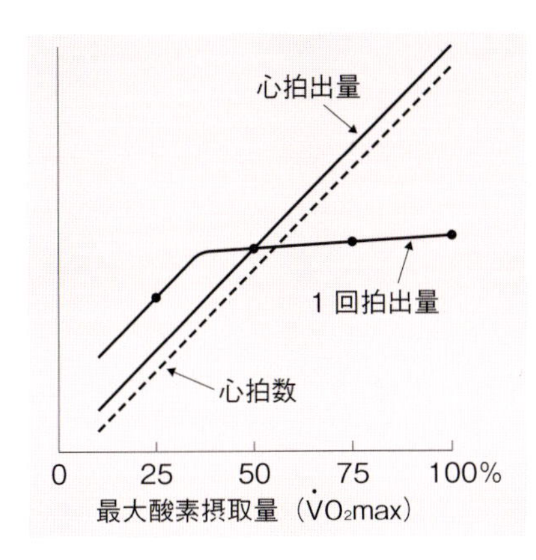

図３　漸増運動負荷時の心拍出量，心拍数，1 回拍出量の変化

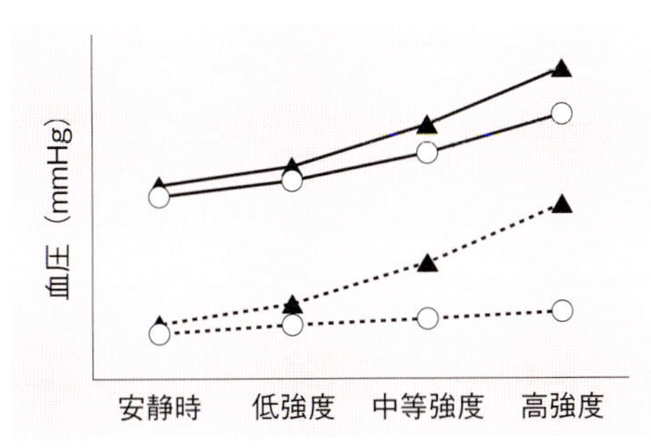

（増田　卓ほか〈編〉．循環器理学療法の理論と技術．メジカルビュー社；2009．pp218-225[4]）

図４　運動種目の違いによる血圧反応
○：動的運動（歩行，自転車など），▲：静的運動（筋力トレーニング）．━：収縮期血圧，┅：拡張期血圧．

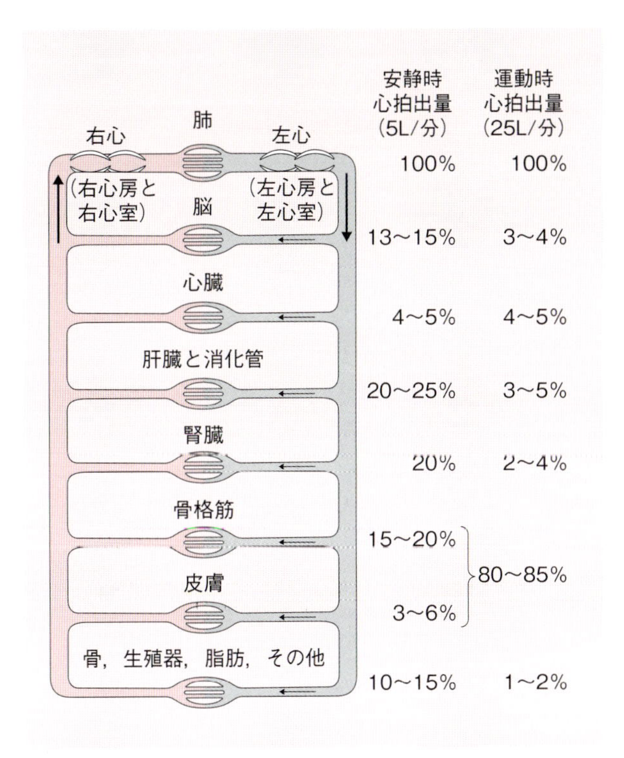

（斉藤　満〈編著〉．循環Ⅱ 運動時の調節と適応．ナップ；2007．pp54-63[5]）

図５　安静時および運動時の血流配分

め，収縮期血圧とともに拡張期血圧も上昇する（**図４**）．

(3) 運動時の血流配分

安静時の CO は 5L/分であるのに対し，最大運動時には 4～5 倍（25L/分）に増大する．CO を各器官へ配分することを「血流配分」と呼び，安静時と運動時の血流配分は大きく異なる．安静時では，相対的に腎臓や消化管など腹部臓器への血流配分が多く 20～30%を占め，次いで脳や骨格筋への配分が 15%となる．一方，運動時には，骨格筋や皮膚組織（放熱のため）のように代謝が亢進する器官・組織への血流配分が全体の 80～85%にも増大する．そのため，運動時に代謝が亢進しない器官（腎臓，消化管など）では，血流配分が減少する（**図５**）．

覚えよう！
運動形態の違いにより，運動時の血圧反応は異なる．

3. 運動負荷試験

1）運動耐容能の指標

(1) 最大酸素摂取量

最大酸素摂取量（$\dot{V}O_2max$）は，漸増による負荷量が増加しても $\dot{V}O_2$ がそれ以上に上昇しない限界に達した $\dot{V}O_2$ であり，被検者の意欲や自覚的症状に依存しない最大運動能力を示す．

(2) 最高酸素摂取量

最高酸素摂取量（Peak $\dot{V}O_2$）は運動負荷試験中に記録された最高の酸素摂取量であり，運動耐容能を評価するうえで有用な指標である．年齢，性別により正常値は異なり，被検者の意欲や負荷量に左右される．実際の臨床では，下肢疲労，息切れなどの出現により $\dot{V}O_2max$ の到達は困難であり，自覚的最大負荷での運動終点の Peak $\dot{V}O_2$ を $\dot{V}O_2max$ の代用として用いる．Peak $\dot{V}O_2$ は運動耐容能の指標以外にも，重症

ここがポイント！
Peak $\dot{V}O_2$ と $\dot{V}O_2max$ の違い
$\dot{V}O_2max$ は漸増による負荷量が増加しても $\dot{V}O_2$ がそれ以上に上昇しない最大運動能力であるのに対し，Peak $\dot{V}O_2$ はその検査時に記録された $\dot{V}O_2$ の最高値である．実際の臨床では，被検者に $\dot{V}O_2max$ まで負荷をかけることは難しく，Peak $\dot{V}O_2$ が使用される．

心疾患患者の予後予測の指標（10mL/kg/分以下では予後不良）や，心移植の適応基準（14mL/kg/分以下で移植の適応）としても用いられる．

(3) 嫌気性代謝閾値

嫌気性代謝閾値（AT：anaerobic threshold）

嫌気性代謝閾値（AT）は，運動強度を漸増する過程で，有酸素的代謝に無酸素的代謝によるエネルギー産生が加わる直前の運動強度と定義されており[5]，運動耐容能の評価や運動処方の際によく用いられる．心疾患患者の至適運動強度としても推奨されている．

2) 運動負荷試験

運動耐容能（運動負荷に耐えうる能力）を評価するために，各種の運動負荷試験がある．運動負荷試験は，病態の評価，重症度判定，運動処方の決定，治療効果の判定などに幅広く用いられる．また運動負荷試験を行う際に，呼吸器・循環器の各種パラメータを計測することで，運動耐容能の評価に加え，運動を制限する因子についてもある程度推測することができる．運動負荷試験には，歩行や階段昇降を中心とした簡便な方法や，呼気ガス分析装置を用いた心肺運動負荷試験などがある．

心肺運動負荷試験（CPX：cardiopulmonary exercise test）

なお，臨床で運動負荷試験を実際に行うのは，心不全などの疾患を抱えた患者が対象となる．その際には，運動負荷試験の禁忌（**表3**）および運動負荷の中止基準（**表4**）をあらかじめ確認しておく．

運動負荷試験中は心拍数，血圧，心電図変化，不整脈の有無，自覚症状をモニタリングしながら行う．基本的に運動負荷試験は症候限界性であり，最終的には息切れ，下肢疲労により試験の継続が不可能になる場合が多いが，実習で示す運動負荷試験の中止基準に該当すれば，直ちに試験を中止する．また最大運動負荷後，急に運動をやめると，副交感神経の過剰な反応による徐脈や血圧低下が起こる場合があるため，負荷終了後も低強度でのクールダウンを数分間行う．

6分間歩行テスト（6MWT：6-minute walking test）
漸増シャトルウォーキングテスト（ISWT：incremental shuttle walking test）

(1) フィールドウォーキングテスト

フィールドウォーキングテストは，フィールド（平地）上を歩くことで，運動耐容能の評価を行うことができる．大型な測定機器を必要とせず，簡便に運動耐容能が計測できることから，臨床的にもよく用いられる方法である．主なものに，6分間歩行テスト，漸増シャトルウォーキングテストがある．

(2) 心肺運動負荷試験

心肺運動負荷試験（CPX）は，呼気ガス分析を併

表3　運動負荷試験の禁忌

絶対禁忌	1. 2日以内の急性心筋梗塞 2. 内科治療により安定していない不安定狭心症 3. 自覚症状または血行動態異常の原因となるコントロール不良の不整脈 4. 症候性の高度大動脈弁狭窄症 5. コントロール不良の症候性心不全 6. 急性の肺塞栓または肺梗塞 7. 急性の心筋炎または心膜炎 8. 急性大動脈解離 9. 意思疎通の行えない精神疾患
相対禁忌	1. 左冠動脈主幹部の狭窄 2. 中等度の狭窄性弁膜症 3. 電解質異常 4. 重症高血圧* 5. 頻脈性不整脈または徐脈性不整脈 6. 肥大型心筋症またはその他の流出路狭窄 7. 運動負荷が十分行えないような精神的または身体的障害 8. 高度房室ブロック

*原則として収縮期血圧＞200mmHg，または拡張期血圧＞110mmHg，あるいはその両方とすることが推奨されている

日本循環器学会ほか．循環器病の診断と治療に関するガイドライン（2011年度合同研究班報告）：【ダイジェスト版】心血管疾患におけるリハビリテーションに関するガイドライン（2012年改訂版）
http://www.j-circ.or.jp/guideline/pdf/JCS2012_nohara_d.pdf（2016年8月閲覧）

表4　運動負荷の中止基準

1. 症状	狭心痛，呼吸困難，失神，めまい，ふらつき，下肢疼痛（跛行）
2. 兆候	チアノーゼ，顔面蒼白，冷汗，運動失調
3. 血圧	収縮期血圧の上昇不良ないし進行性低下，異常な血圧上昇（225mmHg以上）
4. 心電図	明らかな虚血性ST-T変化，調律異常（著明な頻脈ないし徐脈，心室性頻拍，頻発する不整脈，心房細動，R on T，心室期外収縮など），Ⅱ～Ⅲ度の房室ブロック

日本循環器学会ほか．循環器病の診断と治療に関するガイドライン（2011年度合同研究班報告）：【ダイジェスト版】心血管疾患におけるリハビリテーションに関するガイドライン（2012年改訂版）
http://www.j-circ.or.jp/guideline/pdf/JCS2012_nohara_d.pdf（2016年8月閲覧）

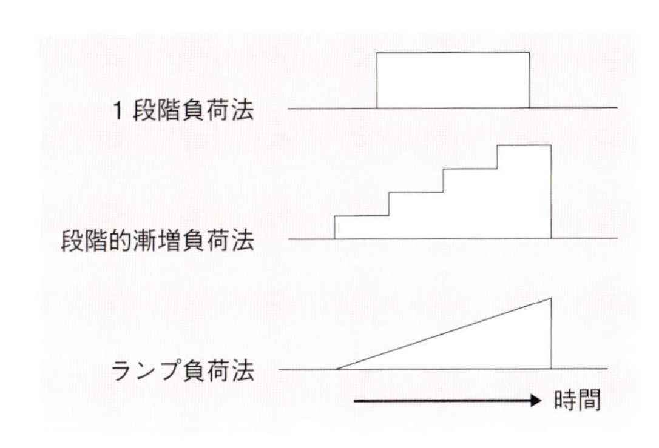

図 6　運動負荷プロトコルの種類

表 5　トレッドミルによる段階的漸増負荷プロトコル（ブルース法）

段階	Ⅰ	Ⅱ	Ⅲ	Ⅳ	Ⅴ	Ⅵ	Ⅶ
スピード（マイル/時）	1.7	2.5	3.4	4.2	5.0	5.5	6.0
傾斜角（%）	10	12	14	16	18	20	22

1 マイル（mile）は約 1.6km.

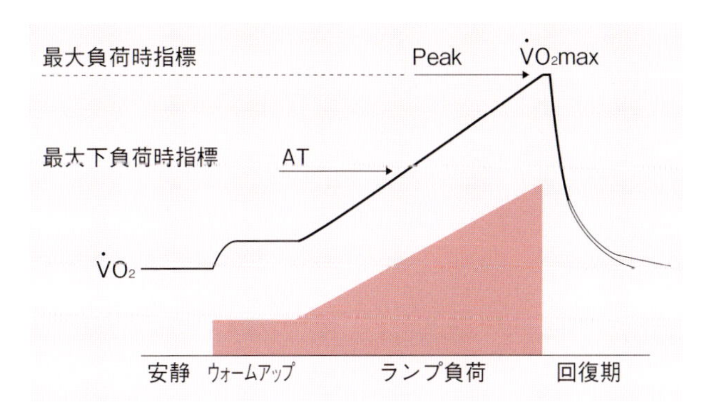

図 7　ランプ負荷時の代表的な評価指標

■は仕事率（work rate），単位はワット/分.

用した運動負荷試験の方法で，運動中の換気能力，心ポンプ機能や血流分布をはじめ，末梢のエネルギー代謝に関する情報が得られ，呼吸・循環・代謝の総合的運動耐容能の指標として用いられる．フィールドウォーキングテストと異なり，大がかりで高価な測定機器が必要になるため，どの施設でも測定ができるわけではない．CPX の結果は，運動耐容能の評価のほかにも，冠動脈疾患（狭心症など）の診断，循環器疾患の重症度評価や予後指標，運動処方の決定などにも用いられる．

3）運動負荷のプロトコル

運動負荷のプロトコルには，1 段階負荷法，段階的漸増負荷法，直線的漸増負荷法（ランプ負荷法）があるが，一般的には最高酸素摂取量（Peak $\dot{V}O_2$）や AT など，運動耐容能の重要な指標が得られるランプ負荷法が使用される（**図 6**）．

ランプ（ramp）負荷法

（1）1 段階負荷法

最も基本的なプロトコルで，一定の負荷に対する呼吸・循環動態を分析する方法である．漸増負荷法で運動処方された運動強度での安全性や，呼吸・循環応答の確認のために実施されることが多い．

（2）段階的漸増負荷法

主にトレッドミルで使用され，負荷（歩行速度や傾斜角）を段階的に増加させる方法である．負荷は数段階に設定されており，ブルース法（**表 5**）などさまざまなプロトコルがある．

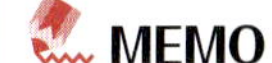
MEMO
ブルース（Bruce）法
トレッドミルの速度と勾配を約 3 分の間隔をあけて徐々に増加させる．

（3）ランプ負荷法

ランプ負荷法は，運動強度を直線的に増加させる方法である（**図 7**）．$\dot{V}O_2$ を直線的に増加させることで，非常に多くの呼吸・循環応答の指標を詳細に測定することができることから，心肺運動負荷試験ではランプ負荷法を用いることが多い．通常は自転車エルゴメータを用いて，10～15 分でオールアウト（疲労困憊）になるように，10～40W/分の割合で運動強度を増加させて行う．

■引用文献

1）山田　茂ほか．運動生理生化学．東京：培風館；1990．pp47-166.
2）Wasserman K, et al. Exercise physiology in health and disease. *Am Rev Respir Dis* 1975；112（2）：219-249.
3）Wasserman K, et al. Principles of Exercise Testing and Interpretation. Philadelphia：Lea & Febiger；1987.
4）増田　卓ほか（編）．循環器理学療法の理論と技術．東京：メジカルビュー社；2009．pp218-225.
5）斉藤　満（編著）．循環Ⅱ 運動時の調節と適応．東京：ナップ；2007．pp54-63.

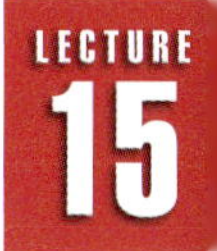

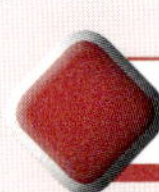

実習

ここがポイント!
測定は人の往来の少ない平地で，歩きやすい廊下を使用する．ATS（アメリカ胸疾患学会）のガイドラインでは，30m の直線コースが推奨されているが，実施施設の状況によってはこの限りではない．方向転換のポイントにはコーンなどの目印を置き，方向転換がスムーズに行えるよう準備する．

MEMO
パルスオキシメータ
プローブを指先や耳に装着し，脈拍数と SpO_2 を測定する医療機器.
主観的運動強度（RPE：ratings of perceived exertion）

MEMO
ボルグスケールと修正ボルグスケール
いずれも運動強度を心理的な尺度で表したもので，ボルグスケールは 6 から 20 までの 15 段階で構成されており，若年者では 1 段階が心拍数 10 に相当する．息切れの評価には修正ボルグスケールを用いる.

実習課題 1．6 分間歩行テスト

6 分間歩行テスト（6MWT，**図 1**）は，6 分間のあいだに患者が最大限に歩ける距離を測定する方法で，簡便で特殊な測定機器を必要としないため，臨床的に最も使用されている方法である．ただし，6MWT は被検者のモチベーションや努力に大きく依存するというデメリットもある.

1）実習目的

正確に 6MWT を測定し，運動耐容能の評価を理解する.

2）対象

被検者数人，検査者 1 人.

3）使用機材

ストップウォッチ，折り返し地点の目印となるもの（コーンなど），休憩用の椅子，パルスオキシメータ，血圧計，メジャーなど歩行距離を計測できるもの，主観的運動強度（RPE）スコアなど.

4）実習手順

6MWT 測定時には**図 2**[1] のような記録用紙を用いるとよい.

①椅子上で安静座位をとり，測定のオリエンテーションを行う.

②測定前の脈拍，血圧，経皮的酸素飽和度（SpO_2），呼吸困難と全身的な疲労感（**表 1** の修正ボルグスケール）を測定する.

③測定の準備が整えば計測を開始

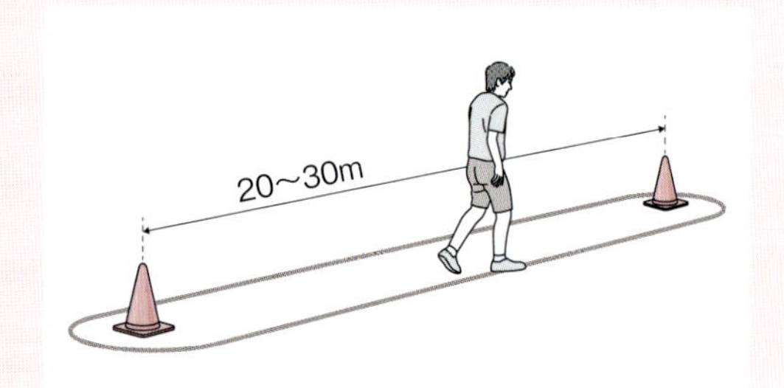

図 1　6MWT の測定

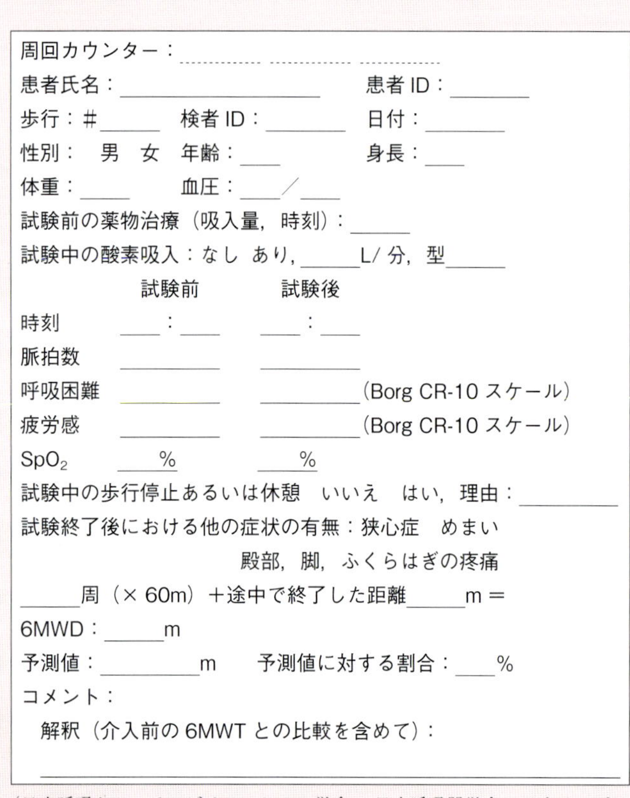

周回カウンター：
患者氏名：＿＿＿＿＿＿　患者 ID：＿＿＿＿
歩行：#＿＿＿　検者 ID：＿＿＿＿　日付：＿＿＿＿
性別：　男　女　年齢：＿＿　身長：＿＿
体重：＿＿＿　血圧：＿＿／＿＿
試験前の薬物治療（吸入量，時刻）：＿＿＿
試験中の酸素吸入：なし　あり，＿＿＿L/ 分，型＿＿＿
　　　　　試験前　　　　試験後
時刻　　＿＿：＿＿　　＿＿：＿＿
脈拍数　＿＿＿＿　　＿＿＿＿
呼吸困難　＿＿＿＿　　＿＿＿＿(Borg CR-10 スケール)
疲労感　＿＿＿＿　　＿＿＿＿(Borg CR-10 スケール)
SpO_2　＿＿%　　＿＿%
試験中の歩行停止あるいは休憩　いいえ　はい，理由：＿＿＿＿
試験終了後における他の症状の有無：狭心症　めまい
　　　　　殿部，脚，ふくらはぎの疼痛
＿＿＿周（× 60m）＋途中で終了した距離＿＿＿m ＝
6MWD：＿＿＿m
予測値：＿＿＿＿m　　予測値に対する割合：＿＿%
コメント：
　解釈（介入前の 6MWT との比較を含めて）：

（日本呼吸ケア・リハビリテーション学会 / 日本呼吸器学会 / 日本リハビリテーション医学会 / 日本理学療法士協会〈編〉．呼吸リハビリテーションマニュアル－運動療法，第 2 版．照林社；2012．p134[1]）

図 2　6MWT の記録用紙

表 1　ボルグスケールと修正ボルグスケール

ボルグスケール		修正ボルグスケール	
6	何も感じない	0	何も感じない
7	非常に楽である	0.3	
8		0.5	非常に弱い
9	かなり楽である	1	
10		1.5	
11	楽である	2	弱い
12		2.5	
13	ややきつい	3	中程度
14		4	
15	きつい	5	強い
16		6	
17	かなりきつい	7	とても強い
18		8	
19	非常にきつい	9	
20	最大限のきつさ	10	非常に強い
		⟆	
		●	絶対的最大

する．テスト中の声かけは時間経過のみで，それ以外の声かけは基本的に行ってはいけない．

④テストが終了し，もし疲れているようであれば椅子を準備する．

⑤テスト終了後の脈拍，血圧，経皮的酸素飽和度（SpO_2），呼吸困難と全身的な疲労感および6分間の総歩行距離（6MD）を測定する．

経皮的酸素飽和度（SpO_2：percutaneous oxygen saturation）

6分間総歩行距離（6MD：6-minute walking distance）

5）考察

6MWTの結果は，年齢，性別または基礎疾患などによって大きく異なり，臨床的には個人の縦断的な検討が推奨されている．年齢，性別を考慮した健常者の6MD標準値は，以下の式で求めることができる．

男性：歩行距離(m)＝7.57×身長(cm)－5.02×年齢－1.76×体重(kg)－309

女性：歩行距離(m)＝2.11×身長(cm)－5.78×年齢－2.29×体重(kg)＋667

実習課題2．漸増シャトルウォーキングテスト

漸増シャトルウォーキングテスト（ISWT）は，6MWTと同様に平地歩行時の歩行距離を測定する方法であるが，6MWTと大きく異なる点は，1分ごとに歩行速度が増す漸増負荷試験で，被検者の努力による依存度が少なく，6MWTよりも運動耐容能を反映するメリットがあることである．

1）実習目的

正確にISWTを測定し，運動耐容能の評価を理解する．

2）対象

被検者数人，検査者1人．

3）使用機材

ISWT専用CDとCDプレイヤー，折り返し地点の目印となるもの（コーンなど），パルスオキシメータ，血圧計，メジャーなど歩行距離を計測できるもの，主観的運動強度（RPE）スコアなど．

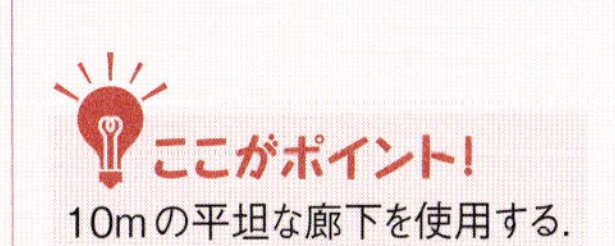

10mの平坦な廊下を使用する．

4）実習手順

開始前には，検査に関するオリエンテーションと脈拍，血圧，SpO_2の測定を行う．

①開始の合図とともに歩行を開始する．歩行スピードは，専用のCDから流れる発信音に合わせて歩行する．歩行速度は12段階に分けられており，徐々に発信音の間隔が短くなり，歩行スピードが増す．

②息切れが強く歩行の継続が困難になった場合や，その他の理由で歩行の継続が困難になった場合，また発信音についていけなくなった時点で終了とし，その歩行距離を記録する．

③6MWT同様，総歩行距離およびテスト中・テスト後の脈拍，血圧，SpO_2，RPEを測定する（**図3**）．

5）考察

ISWTの結果は6MWT同様，年齢，性別または基礎疾患などによって大きく異なる．ISWTは最高酸素摂取量（Peak $\dot{V}O_2$）との相関も高く，総歩行距離の結果からPeak $\dot{V}O_2$の予測が可能である．

Peak $\dot{V}O_2$(mL/kg/分)＝4.19＋0.025×総歩行距離(m)

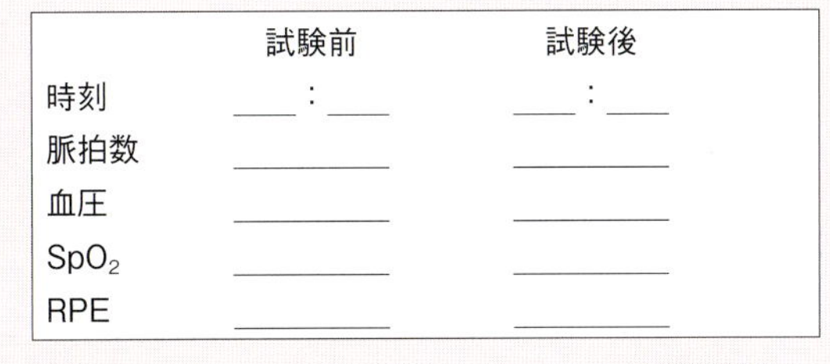

	試験前	試験後
時刻	＿＿：＿＿	＿＿：＿＿
脈拍数	＿＿＿＿	＿＿＿＿
血圧	＿＿＿＿	＿＿＿＿
SpO_2	＿＿＿＿	＿＿＿＿
RPE	＿＿＿＿	＿＿＿＿

図3　漸増シャトルウォーキングテストの記録用紙

実習課題3．心肺運動負荷試験

1）実習目的

正確に心肺運動負荷試験（CPX）を測定し，運動耐容能の評価を理解する．

LECTURE 15

表 2　運動負荷試験中止基準（アメリカスポーツ医学会）

絶対的中止基準
・Q 波のない誘導で 1.0mm 以上の ST 上昇 ・運動強度を増しても 10mmHg 以上の収縮期血圧低下がみられ，その他の虚血所見がみられる ・中等度から重度の狭心症 ・中枢神経障害（運動失調，めまい，失神などの前駆症状） ・灌流不全の徴候（チアノーゼなど） ・持続性心室頻拍 ・心電図または収縮期血圧測定が技術的に困難 ・被検者による中止要請
相対的中止基準
・2mm 以上の水平型または下降型の ST 偏位，QRS 変化，または著明な軸変化 ・運動強度を増しても 10mmHg 以上の収縮期血圧低下がみられ，その他の虚血所見がない ・胸痛の増大 ・疲労，息切れ，喘鳴，下肢の痙攣，跛行 ・持続性心室頻拍以外の不整脈 ・被検者の異常な外見（顔つき，皮膚温低下，冷や汗など） ・高血圧反応（収縮期血圧 250mmHg 以上，拡張期血圧 115mmHg 以上，またはそのいずれか） ・心室頻拍と判別できない脚ブロック

2）対象

被検者数人，検査者 1 人.

3）使用機材

呼気ガス分析装置一式，運動負荷装置（エルゴメータ，トレッドミル），血圧計，心電図，パルスオキシメータ，RPE スコア，緊急時に備えて AED（除細動器）などの救急器具・物品.

4）実習手順

①各機器の準備および設定（運動負荷のプロトコル参照）を行う.

②被検者に検査についての具体的な説明，問診，身体所見を行い，問題がなければ心電図，血圧計，マスクを装着する.

③運動負荷開始前の安静時データ（心電図，血圧，酸素摂取量，ガス交換比，分時換気量）に問題がなければ開始する.

④運動負荷試験中は心拍数，血圧，心電図変化，不整脈の有無，自覚症状をモニタリングしながら行う.

⑤基本的に運動負荷試験は症候限界性であり，最終的には息切れ，下肢疲労により試験の継続が不可能になる場合が多いが，**表 2** に示す運動負荷試験の中止基準に該当すれば直ちに試験を中止する.

⑥また，最大運動負荷後，急に運動をやめると，副交感神経の過剰な反応による徐脈や血圧低下が起こる場合があるため，負荷終了後も低強度でのクールダウンを数分間行う.

5）考察

Peak $\dot{V}O_2$ の基準値は，男性は－0.38×年齢＋52.1，女性は－0.23×年齢＋40.4 で求められる.

AT の基準値は，男性は－0.22×年齢＋32.3，女性は－0.16×年齢＋27.8 で求められる.

■引用文献

1）日本呼吸ケア・リハビリテーション学会呼吸リハビリテーション委員会ワーキンググループ / 日本呼吸器学会呼吸管理学術部会 / 日本リハビリテーション医学会呼吸リハビリテーションガイドライン策定委員会 / 日本理学療法士協会呼吸理学療法診療ガイドライン作成委員会. 呼吸リハビリテーションマニュアル－運動療法，第 2 版. 東京：照林社；2012. p48，p134.

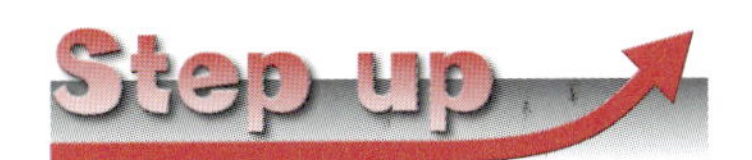

1. 漸増負荷中の各パラメータの変化

ランプ負荷試験では，運動強度を直線的に漸増させるため，呼気ガス分析による各換気パラメータを詳細に評価することができる．ランプ負荷中の各換気パラメータの変化について解説する（図1）．

1）運動開始から嫌気性代謝閾値まで

ランプ負荷中の$\dot{V}O_2$は，運動強度に比例して直線的に増加する．同様に$\dot{V}CO_2$と$\dot{V}E$（分時換気量）も，低い運動強度（AT強度以下）では直線的に増加する．運動強度がATを超えると，無酸素性代謝により乳酸（La^-）生成が増加し，重炭酸イオン（HCO_3^-）で緩衝される際にCO_2産生も加わる．そのため$\dot{V}CO_2$は，ATを超えた地点からは$\dot{V}O_2$よりも速く増加するようになる．運動時の$\dot{V}E$は$\dot{V}CO_2$と密接に関連し調節されているため，$\dot{V}E$は$\dot{V}CO_2$に比例して増加する．その結果，$\dot{V}E/\dot{V}CO_2$は変化しないのに対して，ATを超えると$\dot{V}E/\dot{V}O_2$は上昇する．

呼気ガス分析法によるAT決定のための基準を以下に示す．

①ガス交換比の運動強度（$\dot{V}O_2$）に対する上昇点

②$\dot{V}CO_2$の$\dot{V}O_2$に対する上昇点（V-slope法）

③$\dot{V}E/\dot{V}CO_2$が増加せずに$\dot{V}E/\dot{V}O_2$が増加する点

④終末呼気二酸化炭素分圧（$P_{ET}CO_2$）が変化せず終末呼気酸素分圧（$P_{ET}O_2$）が増加する点

⑤$\dot{V}E$の$\dot{V}O_2$に対する上昇点

V-slope法（図2）

縦軸に$\dot{V}CO_2$，横軸に$\dot{V}O_2$のデータをプロットしたもの．ATポイントまでは45°で上昇するが，ATを超えると$\dot{V}O_2$に対して，$\dot{V}CO_2$が上昇するため非直線的に増加を始める．この変曲点がATポイントとして用いられる．

2）嫌気性代謝閾値から最高酸素摂取量まで

AT以上の運動強度がさらに増加すると，$\dot{V}E$は$\dot{V}CO_2$に対しても非直線的に上昇し始める．AT強度以上の運動時に$\dot{V}E$の$\dot{V}CO_2$に対する上昇点を，呼吸性補償作用点（respiratory compensation point：RCP）と呼び，RCPになるとCO_2を排出してpHを維持，是正しようとするはたらきが始まる．RCPになると$\dot{V}CO_2$よりも$\dot{V}E$が増加するため，$\dot{V}E/\dot{V}CO_2$は上昇し始める（$\dot{V}E/\dot{V}CO_2$-slope，図3）．RCPがみられると，運動限界の直前であることを示す．さらに運動強度が増加し，これ以上運動を継続することができなくなった地点がPeak $\dot{V}O_2$である．

2. 心肺運動負荷試験データの活用法

CPXで得られた検査値は，運動耐容能の評価のみではなく，実際の理学療法場面でも，至適運動強度の設定に用いられる．特に呼吸器疾患，循環器疾患，代謝系疾患の運動強度の設定に，CPXの検査結果が使用される．

1）呼吸器疾患

慢性閉塞性肺疾患（COPD）を代表とする呼吸器疾患患者の運動療法の一つに，全身持久力トレーニングがある．COPD患者では肺機能障害により，運動耐容能が低下する患者が多く，運動耐容能改善を目的に全身持久力トレーニングが行われる．全身持久力トレーニングには，自転車エルゴメータやトレッドミルを使用する場合が多く，その運動強度の設定にCPXのデータが用いられる．

至適運動強度としてPeak $\dot{V}O_2$の40～80%が推奨されている．Peak $\dot{V}O_2$の60～80%で負荷する方法を高強度負荷，Peak $\dot{V}O_2$の40～60%で負荷する方法を低強度負荷とし，それぞれ患者の重症度や目的に応じて，負荷強度を設定する（表1）．高度の呼吸不全や肺性心を合併している場合は，低強度負荷法が適する．

2）循環器疾患

急性心筋梗塞，心臓外科手術後，心不全などの循環器疾患患者では，心機能の低下により運動耐容能が低下していることも多く，運動耐容能や循環動態改善のために全身持久力トレーニングが行われる．呼吸器疾患と同様に，自転車エルゴメータやトレッドミルを用いる場合が多く，循環器疾患患者の運動強度にATレベルでの運動が推奨されている．循環器疾患患者の至適運動強度にATを用いる根拠として，

①長時間の持続的運動が可能．

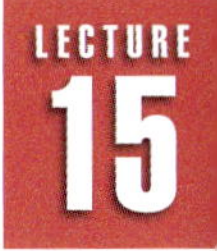

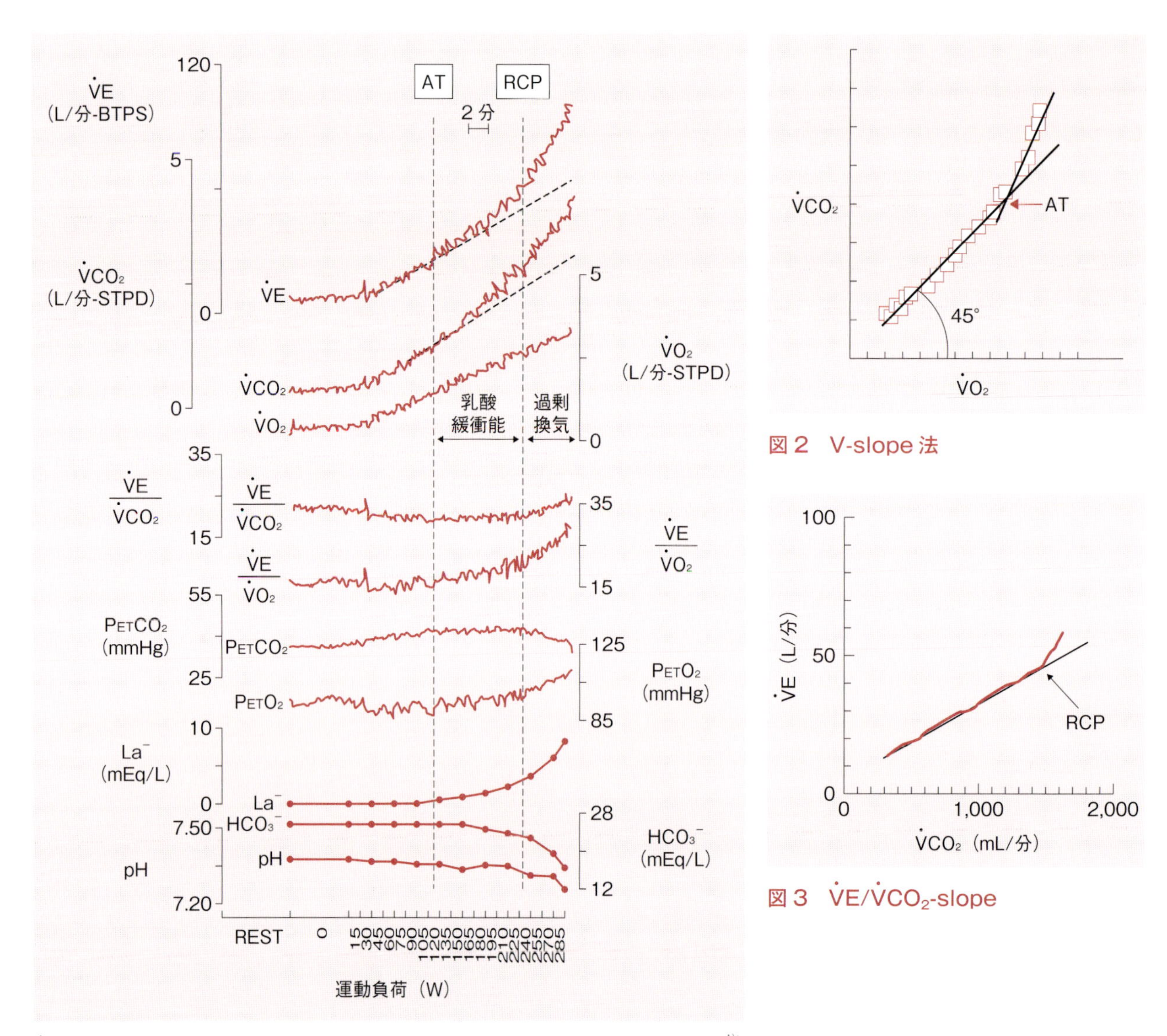

図 2 V-slope 法

図 3 $\dot{V}E/\dot{V}CO_2$-slope

（Wasserman K, et al. Principles of Exercise Testing and Interpretation. Lea & Febiger; 1987[1]）

図 1 自転車エルゴメータによる運動負荷漸増における各パラメータの変化

表 1 高強度負荷と低強度負荷

負荷の強さ	高強度負荷（high intensity）	低強度負荷（low intensity）
定義	・患者個々の $\dot{V}O_2$ peak に対して 60～80% の負荷	・患者個々の $\dot{V}O_2$ peak に対して 40～60% の負荷
利点	・同一運動刺激に対して高い運動能力の改善がみられ，生理学的効果は高い	・在宅で継続しやすい ・抑うつや不安感の改善効果は大きい ・リスクが少ない ・アドヒアランスが維持されやすい
欠点	・すべての患者に施行は困難（特に重症例） ・リスクが高いため，付き添い，監視が必要 ・患者のアドヒアランス低下	・運動能力の改善が少ない ・運動効果の発現に長時間を要す
適応	・モチベーションが高い症例 ・肺性心，重症不整脈，器質的心疾患などがないこと ・運動時に SpO_2 が 90% 以上であること	・高度な呼吸困難症例 ・肺性心合併例 ・後期高齢者

（日本呼吸ケア・リハビリテーション学会 / 日本呼吸器学会 / 日本リハビリテーション医学会 / 日本理学療法士協会〈編〉．呼吸リハビリテーションマニュアル－運動療法，第 2 版．照林社；2012．p48[2]）

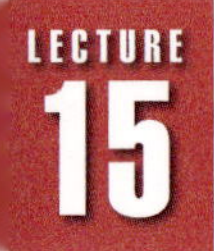

②心筋に悪影響を与える代謝内分泌系の変化が生じにくい．

③冠危険因子改善のために好ましい強度．

④AT 以上の強い運動では左室収縮能が低下する危険性がある．

などがあげられている．

3）代謝系疾患（糖尿病）

糖尿病治療における運動療法には，インスリンの感受性を亢進させ，血糖値を下降させる効果があるなど，重要な役割がある．実際の運動強度には，Peak $\dot{V}O_2$ の 50％前後の強度が最適とされている．

■引用文献

1） Wasserman K, et al. Principles of Exercise Testing and Interpretation. Philadelphia：Lea & Febiger；1987.
2） 日本呼吸ケア・リハビリテーション学会呼吸リハビリテーション委員会ワーキンググループ／日本呼吸器学会呼吸管理学術部会／日本リハビリテーション医学会呼吸リハビリテーションガイドライン策定委員会／日本理学療法士協会呼吸理学療法診療ガイドライン作成委員会（編）．呼吸リハビリテーションマニュアル－運動療法，第2版．東京：照林社；2012．p48，p134.

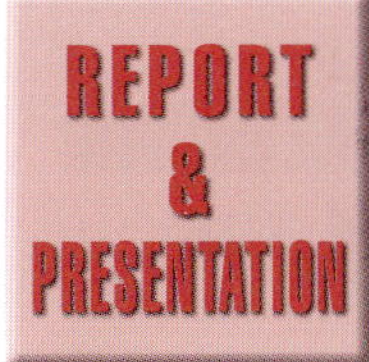

レポート，プレゼンテーション

到達目標

・レポートの書き方やプレゼンテーションのしかたを理解する．
・各 Lecture で行った実習成果をまとめ，レポートやプレゼンテーションで他者に報告する．
・実習成果をレポートやプレゼンテーションでまとめることを通じて，これまで学んできた運動学に関する内容を再度復習する．

レポート，プレゼンテーションの目標とするもの

これまでの Lecture では，運動学で学んだ身体運動・動作の特徴やその仕組みについて，種々の方法を用いて実際に観察することを通じ広く学習してきました．

この章では，それらの実習成果をまとめて発表する手段であるレポートの書き方とプレゼンテーションのしかたを説明します．

それぞれの Lecture で取り組んだ実習内容について，この章を参照しながら，レポートやプレゼンテーションをつくりあげてみてください．そして，実習成果をレポートやプレゼンテーションでまとめることを通じて，運動学で学んできた身体運動・動作の特徴やその仕組みについて再確認し，さらに理解を深めていきましょう．

学習を終えて確認すること

□ レポートの書き方やプレゼンテーションのしかたがわかった．
□ 実習成果を実際にレポートやプレゼンテーションで報告し，実習内容についての再度復習すべき部分がわかった．

comment

今後の学生生活において，授業のなかでレポートやプレゼンテーションを課せられる機会はますます増えていきます．また，就職すると勤務先での勉強会や学会発表などといったさまざまな場面で，自分が行った成果や考えを他者にわかりやすく伝えるスキルが要求されます．各 Lecture で得られた実習成果をもとにレポートやプレゼンテーションで報告し，第三者にわかりやすく伝えるスキルを磨いてください．

レポートの書き方

1. レポートとは

実験レポートは，自分が行った実験内容を他者に報告するものである．したがって，読み手がその内容を理解できるように，シンプルかつクリアに書くことが大切になる．

2. レポートの構成

一般的に，実験レポートは次の構成で書く．

①表題（表紙）
②目的
③方法
④結果
⑤考察
⑥文献
⑦図表

以下，この構成に従って説明する．

1）表題（表紙）

レポートには必ず表紙をつける．表紙には、表題（タイトル），提出日，授業名，担当教官名，所属学部（学科），学生番号，作成者名を記載する．表紙の記載例を**図 1** に示す．

2）目的

何のために実験を行うのか，実験を通して知りたいことは何かを具体的に書く．

3）方法

実験目的を達成するために，どのような実験を行ったのかを書く．方法には下記の項目について，読み手が追試できるように詳細に書く．なお，文章はすでに行ったことを書くので過去形を用いる．

①対象
被検者の人数，属性（性別，年齢，身長，体重など）を記す．

②使用機材
実験で使用した装置や測定器具などを記す．

③実験手順
どのように実験を進めていったのか，手順について時間を追って記す．

4）結果

行った実験から得られた事実を書く．得られた事実に対する解釈や，そこから推察されることは「考察」の項で書くようにする．

結果の文章を書くにあたっては，まず，測定データをグラフや表で提示すべきか，それとも文章のみでまとめるべきかを考える．データの全体的な傾向を示したいのであればグラフを，データの数値そのものを示したいのであれば表を用いるとよい．グラフや表の作成方法は後述する．

結果に書く内容は，実験目的を踏まえて必要なことがらをまとめる．結果をグラフや表を用いて示す場合は，そこから読み取れたことを必ず文章で説明し，文章中にグラフや表の通し番号を明記する．なお，結果における文章の時制は過去

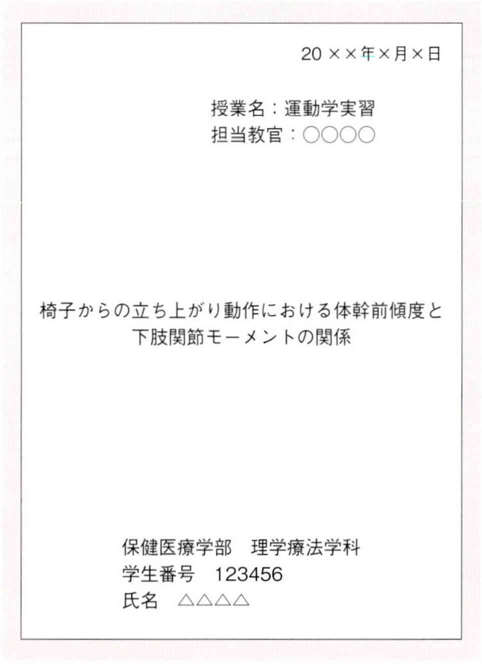

20××年×月×日

授業名：運動学実習
担当教官：○○○○

椅子からの立ち上がり動作における体幹前傾度と
下肢関節モーメントの関係

保健医療学部　理学療法学科
学生番号　123456
氏名　△△△△

図1　レポートの表紙

形を用いる．

5）考察

実験結果から何がいえるのか，実験の目的と関連づけて自分の考えを書く．考察は，実験目的に基づいた結果の要約から始め，すでに報告されている理論や成果との比較，得られた結果の解釈，予期しない結果が得られた場合にはその原因の推察，実験方法の問題点や改善の提案などの観点から書き進める．また，自分の考えを述べるときには，文献を調べて客観的な根拠を示しながら書く．根拠のない単なる思いつきや主観的な感想を書かないように注意する．

6）文献

レポートを作成する際に引用または参考にした文献は，出典をしっかりと書く．書式についてはさまざまなので，ここでは一例を紹介する．担当教官から決められた書式が提示された場合には，それに従う．

ア）本の場合

著者名：書籍名．版数，出版社名，発行年．

（記載例）

1）中村隆一，斎藤宏，長崎浩：基礎運動学．第6版補訂，医歯薬出版，2003.

イ）論文の場合

著者名：論文名．雑誌名および発行巻：頁－頁，発行年．

（記載例）

2）小野晃ほか：静的・動的姿勢制御能の若年者と高齢者の比較．日本生理人類学会誌　4：7-13，1999.

なお，文献は本文での引用順に記載し，文献の先頭に通し番号をつける．本文中の引用した箇所には，上付きで文献番号と片括弧をつける．

（本文中記載例）

「小野ら[2)]は若年者と高齢者の随意的な重心移動距離を比較し，若年者に比べて高齢者で重心移動距離が減少することを報告している．」

「静止立位時の重心動揺は，加齢とともにその軌跡長や面積が増加する[5)]．」

7）図表

（1）グラフ（図2）

グラフには，線グラフ，棒グラフ，円グラフ，散布図などいくつかの種類がある．どのグラフを使ったらよいかは，データをどう示したいかにより使い分けする．たとえば，線グラフは時間の経過に伴う計測値の変化を表現するのに適しており，棒グラフは量の大小を比較するのに適している．また，円グラフは計測値の全体に対する割合を表現するのに適しており，散布図は2種類のデータ間の関係性を表現するのに適している．

グラフを作成するときに注意すべき点は以下の通りである．

①グラフには通し番号と題目をつける．グラフの通し番号および題目はグラフの下に記載する．

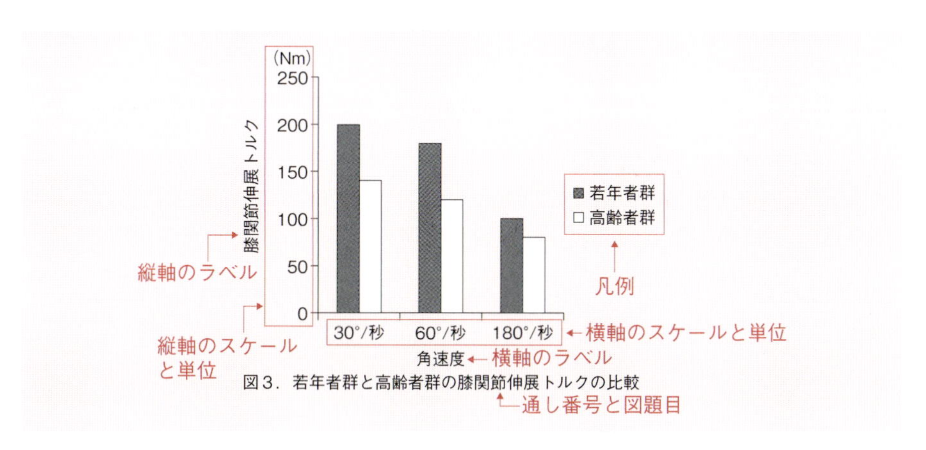

図2　グラフの作成

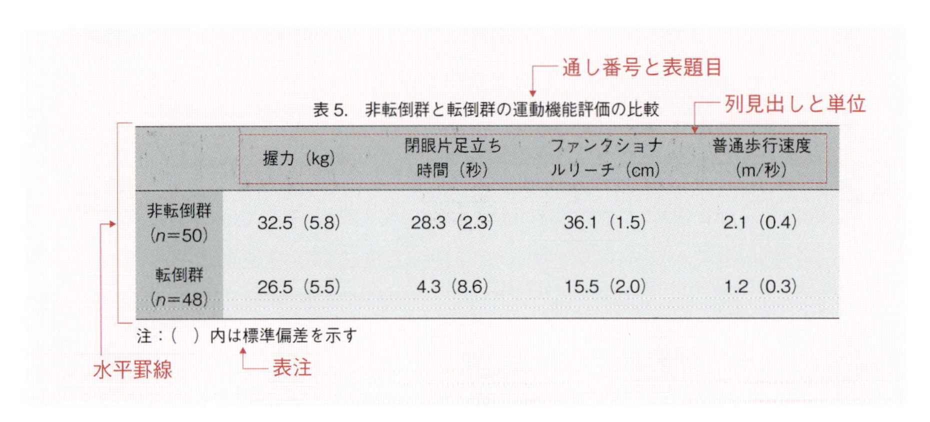
表5．非転倒群と転倒群の運動機能評価の比較

	握力（kg）	閉眼片足立ち時間（秒）	ファンクショナルリーチ（cm）	普通歩行速度（m/秒）
非転倒群（n=50）	32.5（5.8）	28.3（2.3）	36.1（1.5）	2.1（0.4）
転倒群（n=48）	26.5（5.5）	4.3（8.6）	15.5（2.0）	1.2（0.3）

注：（ ）内は標準偏差を示す

図３　表の作成

②グラフ軸のスケール設定をする．軸のスケールをどのように設定するのかによって，データの見え方が変わるので注意する．グラフ軸にはスケールとともに単位も書く．

③グラフ軸にはラベルをつける．横軸のラベルは軸の下に左から右に横書きし，縦軸のラベルは軸の左側に下から上に向かう横書きにする．

(2) 表（図3）

表を作成するときに注意すべき点は以下の通りである．

①表には通し番号と題目をつける．表の通し番号および題目は表の上に記載する．

②比較するデータは上から下へ縦に並べる．ただし，データの時系列変化を示したい場合は，左から右へ並べたほうがよい．

③罫線はできるだけ少なくする．縦の罫線は使用しない．横の罫線は列の見出しの上と下，そして表の一番下の3本にする．

3. レポートを作成するうえでの注意点

レポートを作成する際には，次のような行為を絶対にしないよう留意しなければならない．

1）剽窃・盗用

他人のアイディアや文章を盗んで自分のものとして発表することをいう．レポートにおいては，書籍やWebサイトなどに掲載されている文章や資料をコピー&ペーストし，出典を示さずに自分のレポートに使用したり，友人や先輩が作成したレポートを写したりすることなどをいう．

2）データの改ざん，ねつ造

実際のデータを故意に書き換えたり，やってもいない調査や実験のデータをあたかも存在するように作成したりすることをいう．

4. レポートの書式

レポート用紙はA4サイズとし，縦長横書きで使用するのが一般的である．本文の文字フォントは明朝体10〜12ポイントにするのが基本であろう．1枚の用紙のなかに，文字数と行数を40字×30行（1,200字）程度に設定して作成する．担当教官から決められた書式が提示された場合には，それに従う．

口頭発表（プレゼンテーション）のしかた

1. プレゼンテーションとは

レポートとプレゼンテーションの大きな違いは，レポートが一方的な意見の伝達であるのに対して，プレゼンテーションは双方向的なコミュニケーションという点である．つまり，プレゼンテーションは他者に自分が行ってきたことを伝えるだけでなく，伝えた内容を正しく理解してもらい，その内容についての議論がなされなければならない．そのためには，プレゼンテーションにわかりやすさが求められる．以下に，わかりやすいプレゼンテーションをするうえでの発表原稿やプレゼンテーションツールの作成方法，ならびに発表の仕方について述べる．

2. 発表原稿

プレゼンテーションには決められた持ち時間がある．学会や研究会などに参加すると，しばしば制限時間を守らないで発表を続ける光景を目にするが，これは研究内容がどんなにすばらしいものであったとしても，聴衆に良い印象を与えるものではない．さらに，制限時間内に伝えられる情報量には限りがある．よって，聴衆に発表内容を理解してもらうために，どのような情報をいかに伝えていくかを事前に精査しておくことが重要である．このようなことから，特に口頭発表に慣れていない人には，発表までにあらかじめ発表原稿を作成しておくことをおすすめする．

発表原稿を作成する際には，次のことに注意をする．話すスピードは，単に原稿を読むだけであれば1分間あたり400字程度は可能である．しかし，これでは聴衆が発表内容を理解するのは難しい．したがって，1分間あたりの文字数は280字程度が望ましいであろう．文章は1文をできるだけ短くし，平易な表現にすると理解されやすい．文末の形式は「です，ます体」の話し言葉の形式にする．文章には意図的に読点を入れたり段落を分けたりして，発表するときに間が入るように作成する．

発表原稿が完成したら，原稿をもとに発表練習をする．練習は，パソコンの画面にスライドを映しながら，発表原稿をただ黙読するのではなく，声に出して読んでみる．原稿を読むときにはストップウォッチで時間を計り，制限時間内に終了するか確かめる．もし，制限時間を超過するようであれば，話すスピードを上げるのではなく，発表原稿の文字数を減らすようにする．また，発表練習をする際には，第三者に聞いてもらいアドバイスをもらうのがよい．一人で練習する場合にはスマートフォンやICレコーダーなどの機器で録音し，自身で聞き返してチェックする．読みにくい，聞きとりにくい，あるいは理解しにくい表現などがあったら文章を修正し，発表原稿を推敲する．

3. プレゼンテーションツール

口頭発表において，Microsoft PowerPointなどのプレゼンテーションツールを使用することで，聴衆に視覚的な情報伝達を可能にし，口頭のみの発表に比べて発表内容をより理解してもらえるようになる．その半面，プレゼンテーションツールのできが聴衆の発表内容の理解に大きな影響を与える．したがって，聴衆に発表内容をしっかりと理解してもらうために，わかりやすいプレゼンテーションツールを作成するようこころがける．以下にプレゼンテーションツールを作成するにあたって，注意すべき事項をまとめる．

最初に，プレゼンテーションツールは発表原稿の内容にあわせて構成をつくる．全体的な情報量は発表時間との兼ね合いになるが，聴衆が1枚のスライドの内容を理解するにはある程度の時間が必要なので，情報過多にならないようにする．一般的に，1分間でスライド1枚を目安にして構成をする．たとえば，7分間の口頭発表の場合，「表題」で1枚，「目的」で0～1枚，「方法」で図表を使用して2～3枚，「結果」と「考察」で図表を使用して2～3枚，「結論」で1枚が構成の目安になるであろう．

1枚のスライドのなかにたくさんの情報を入れると，聴衆にとって読みにくいばかりでなく，伝えたい情報が何なのかさっぱりわからなくなる．1枚のスライドにつき伝えたい情報は1つに絞り，内容が瞬時に理解できるものにする．また，情報は文章で示すより図表を多用したほうが理解されやすい．

スライドに文字を入れる場合には，文字数をできるだけ減らして短く，かつ単純な表現にする．1枚のスライド

椅子からの立ち上がり動作における
体幹前傾度と下肢関節モーメントの関係

目的

体幹前傾度による立ち上がり動作様式の相違
が下肢関節モーメントに及ぼす影響を検討

方法

被検者：健常男性 20 人（18～22 歳）

計測機器：三次元動作解析装置
床反力計 2 台

図．立ち上がり動作の計測

結果

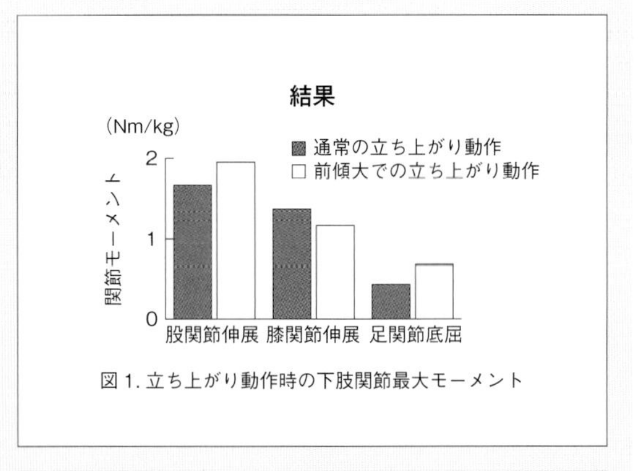

図 1．立ち上がり動作時の下肢関節最大モーメント

考察

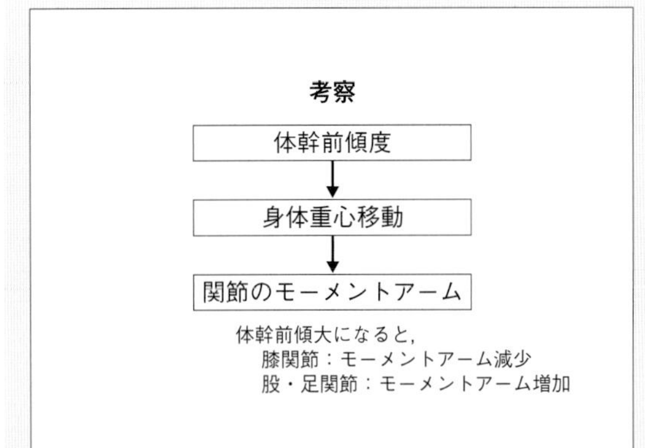

結論

・体幹前傾大で立ち上がると，
膝関節伸展最大モーメント減少
股関節伸展、足関節底屈最大モーメント増加

・体幹前傾度による身体重心移動の違いが各関
節のモーメントアームを変化

図 4　スライドの例

に入れる文章の行数は 8 行程度にとどめ，1 行あたりの字数は 20 字以内にする．書体はゴシック体を用いる．

図表については，わかりやすさを求めるならば表よりグラフを用いたほうがよい．グラフを用いてデータを示す場合は，データから何を伝えたいのかを明らかにして，それに適したグラフの種類を選択する（詳しくは，レポートの書き方「**7）図表**」を参照のこと）．グラフや表はシンプルで見やすいものを作成する．また，1 枚のスライドに複数のグラフや表を入れない．

図 4 に，スライドの例を示す．

4. 発表

人前で話すことは緊張するものであるが，だからといって原稿を見たまま顔を下げて，自信なさげに小さな声で発表したのでは，自分たちが一生懸命に行った実習成果を聴衆に伝えることはできない．プレゼンテーションは一方的な意見の伝達ではなく，双方向的なコミュニケーションであるということを忘れず，背筋を伸ばし前を向いて，ときにはプレゼンテーションツールが映し出されているスクリーンを指さしながら，大きくはっきりした声で，相手に伝わるように話す．そして，発表の最後には，被検者をはじめとする協力者への謝辞を述べて，締めくくる．

また，発表が終わったあとには必ず質疑応答の時間がある．聴衆からの質問に返答するときには，まず質問に対する直接的な答えを伝えてから，そのあとでその理由を説明するとよい．

参考文献

1） 鎌倉矩子ほか（編）．PT・OT 学生のための運動学実習，生体力学から動作学まで．東京；三輪書店：1994．pp1-11.
2） 畠山雄二ほか（訳）．実験レポート作成法．東京；丸善出版：2014.
3） 中村隆一ほか（編）．運動学実習，第 3 版．東京；医歯薬出版：2012．pp1-5.
4） 内山　靖（編）．標準理学療法学 専門分野 理学療法研究法，第 2 版．東京；医学書院：2006．pp160-175.
5） 草間　悟．勉強・研究・発表の技法．東京；南江堂：1999．pp11-32.
6） 佐藤　望（編著）．アカデミックスキルズ，大学生のための知的技法入門，第 2 版．東京；慶應義塾大学出版会：2012．pp137-150.
7） 宮野公樹．研究発表のためのスライドデザイン，「わかりやすいスライド」作りのルール．東京；講談社：2015.

索引

記号・数字・欧文索引

和文索引

中山書店の出版物に関する情報は，小社サポートページを御覧ください．
https://www.nakayamashoten.jp/support.html

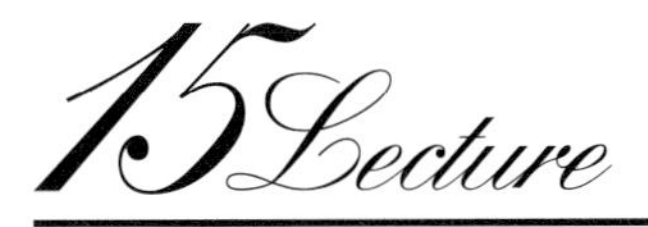

15レクチャーシリーズ

理学療法・作業療法テキスト
運動学実習

2016年9月20日　初版第1刷発行 ©〔検印省略〕
2022年2月10日　　　第2刷発行

総編集……………石川　朗・種村留美

責任編集…………小島　悟・小林麻衣

発行者……………平田　直

発行所……………株式会社 中山書店
〒112-0006　東京都文京区小日向4-2-6
TEL 03-3813-1100（代表）振替 00130-5-196565
https://www.nakayamashoten.jp/

装丁………………藤岡雅史

DTP………………株式会社　明昌堂

印刷・製本………三松堂株式会社

ISBN978-4-521-73666-2
Published by Nakayama Shoten Co., Ltd.　　Printed in Japan
落丁・乱丁の場合はお取り替えいたします